Vous avez rendez-vous ?

Nicolas Waldorf

Les meilleurs conseils
COIFFURE
pour trouver
VOTRE STYLE

SOLAR
EDITIONS

Vous avez rendez-vous ? ... avec Nicolas Waldorf !

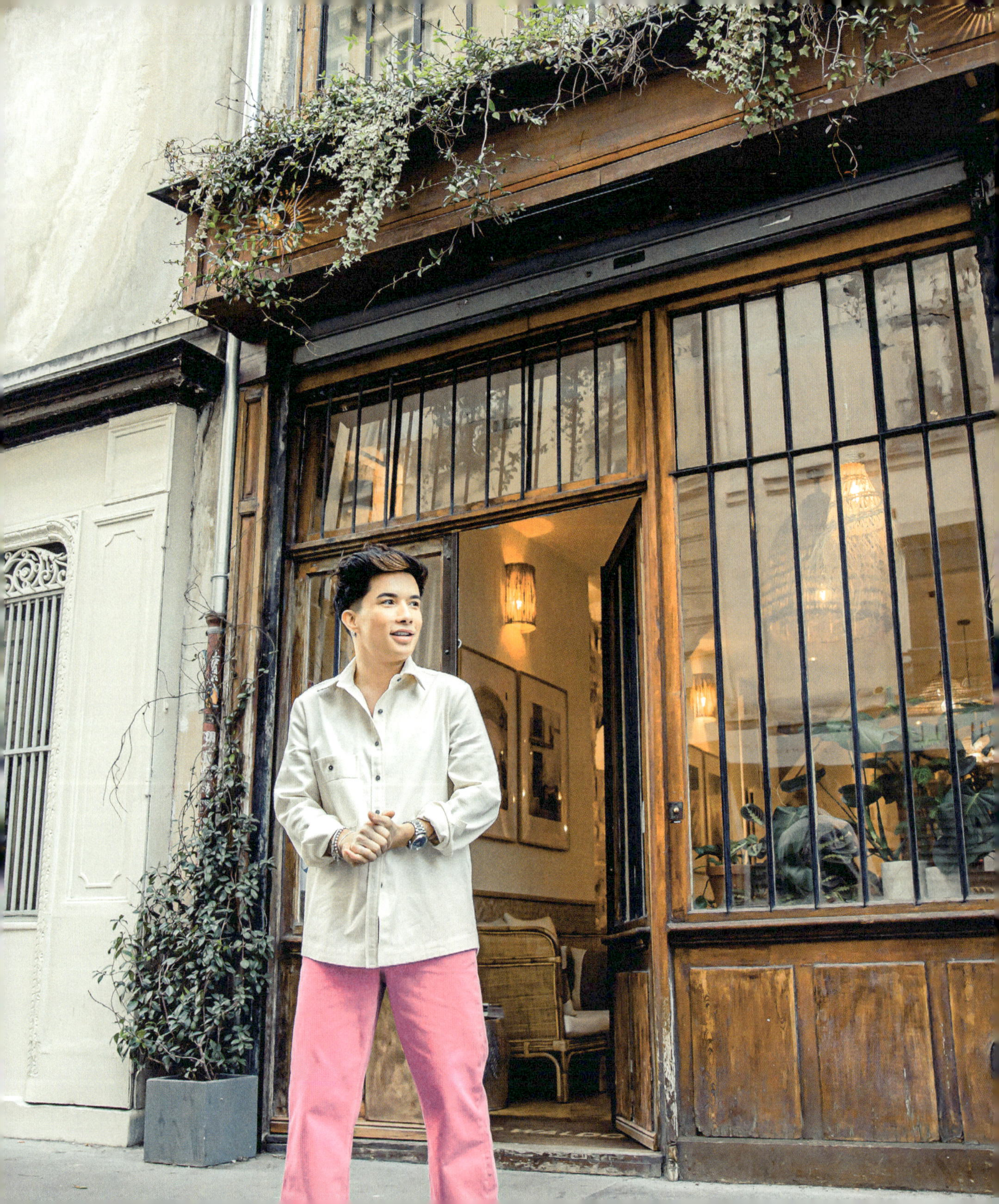

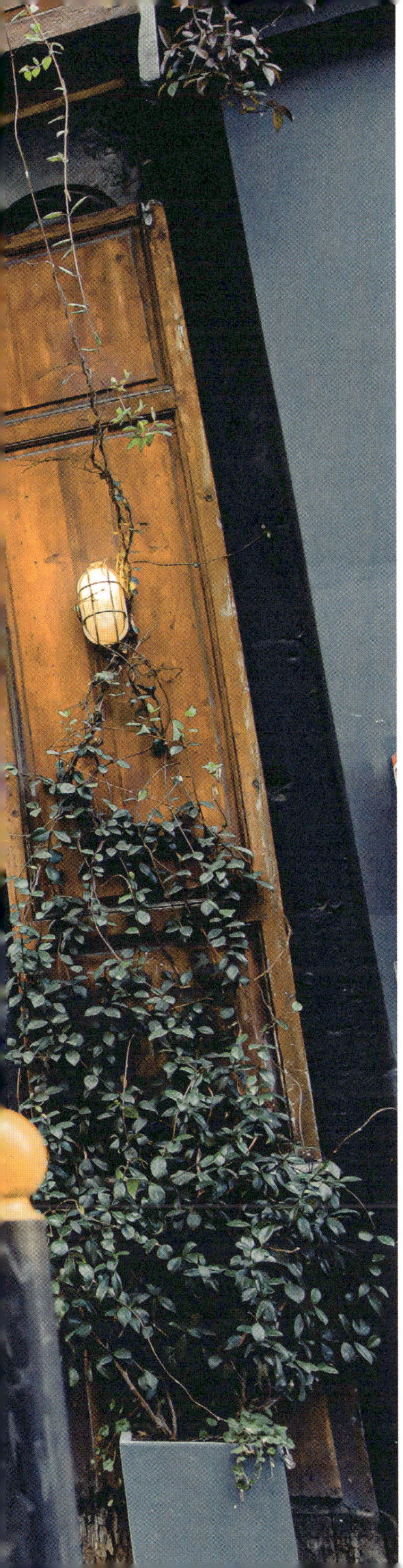

« Tu vas laver des têtes sales toute ta vie ! »

Si mes clientes sont ravies de passer la porte de mon salon, croyez-moi, mes parents, eux, auraient aimé que je fasse autre chose de ma vie… Pourtant, avec l'ouverture de mon grand salon, mon restaurant, la boutique de décoration d'intérieur et mon émission, j'ai eu raison de croire en mon destin exceptionnel. Dès ma naissance, j'étais voué à l'extraordinaire. Je suis né à Paris en 1986, mais je n'étais pas seul. Non ! Des quadruplés ! Un frère jumeau, deux sœurs jumelles et moi, nés dans une famille multiculturelle, un côté sicilien, un autre vietnamien. Un mélange explosif, mais qui assurait dans mes gènes un bon capital cheveux.

Dans ma famille, on fait des études. D'ailleurs, je me destinais naturellement à être avocat. Petit, j'avais une sensibilité dingue aux cheveux ! Dès que je voyais une pelote de laine, j'en faisais une chevelure, ça pouvait m'occuper des heures ! Je me souviens d'une peluche Schtroumpfette avec des cheveux jaunes, chez ma grand-mère, je la coiffais, je lui ondulais les cheveux avec les doigts, je lui faisais la raie sur le côté, je lui donnais du volume. Mais je ne voyais pas ça comme un métier. Je savais voir la beauté en chacun, j'étais très sensible à l'esthétique, et cette obsession est restée.

Quand j'étais jeune, j'allais chez le coiffeur parce qu'il fallait y aller, ce n'était ni agréable ni désagréable. Je me rappelle encore la tondeuse en métal froid qui passait dans ma nuque et le « cac cac cac » des ciseaux de ce vieux coiffeur qui s'occupait de tous les hommes de la famille. Et puis, il est mort, et on s'est retrouvés chez des coiffeurs plus modernes, c'était le début des grandes chaînes de salons, très aseptisés, tout blancs. Et à l'adolescence, je les ai désertés, je me laissais aller. Un jour, on m'a forcé à aller chez le coiffeur et là, j'ai rencontré l'homme avec qui j'ai passé mes deux premières années de coiffure, c'est lui qui m'a donné envie. C'était une évidence, c'était ça que je voulais faire ! On voyait des femmes entrer complexées, elles sortaient avec une autre démarche, elles étaient fortes. Ce n'était plus le vieux coiffeur familial, c'était des mecs branchés, ultra lookés, décomplexés, ils sortaient en bande, au salon, ils racontaient leurs nuits de folie, ils auraient fait fondre même les clientes les plus distantes.

Moi, du haut de mes 16 ans, avec mon front boutonneux à tendance gras, ma raie sur le côté et mes petites chaussures cirées, je rêvais d'être eux au moins une fois.

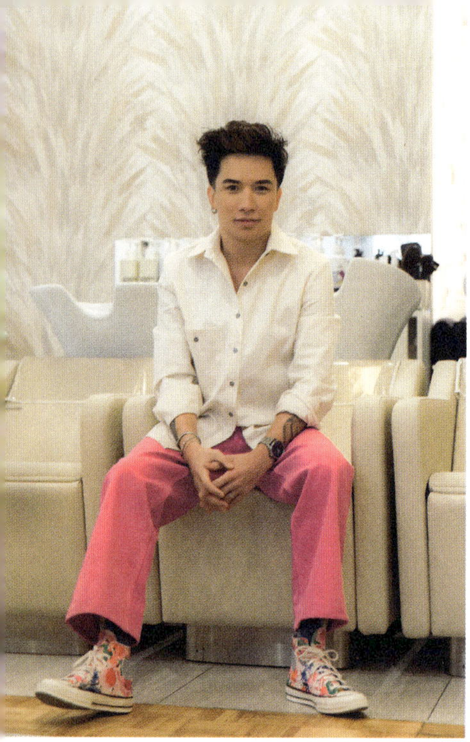

Mes parents pensaient que j'allais gâcher ma vie, c'est ma grand-mère qui a payé mon école de coiffure.

J'allais leur prouver que je pouvais réaliser mes rêves. À partir de là, mon père ne m'a plus parlé, j'ai dû rapidement faire mes valises. Je ne regrette rien. Je suis épanoui, j'ai voyagé, j'ai coiffé des stars que je n'aurais jamais pu approcher, j'ai rencontré des gens incroyables, ça m'a mené là où je suis. Ce manque de confiance m'a fait pousser des ailes. S'ils avaient cru en moi, c'est sûr, je n'aurais pas eu la même combattivité.

Puis vint la rupture, la toute première, celle dont on pense ne jamais se remettre, qui nous fait manger 10 kg de Häagen-Dazs en écoutant *All By Myself*, quand on se dit qu'on va avaler toute une plaquette de Doliprane en espérant que ça marche. J'avais deux options : me laisser aller et lui courir après alors que je n'arriverais jamais à le récupérer (vous savez bien, les filles, on ne les récupère jamais ceux-là !) ou alors, je venais vivre à Paris. Oui, c'est là que tout se passe, afin de « conquérir le monde », d'essayer de devenir le meilleur dans mon domaine et de faire tellement parler de moi que mon père le regretterait toute sa vie (et j'avoue, j'avais une furieuse envie de clouer le bec à mes parents).

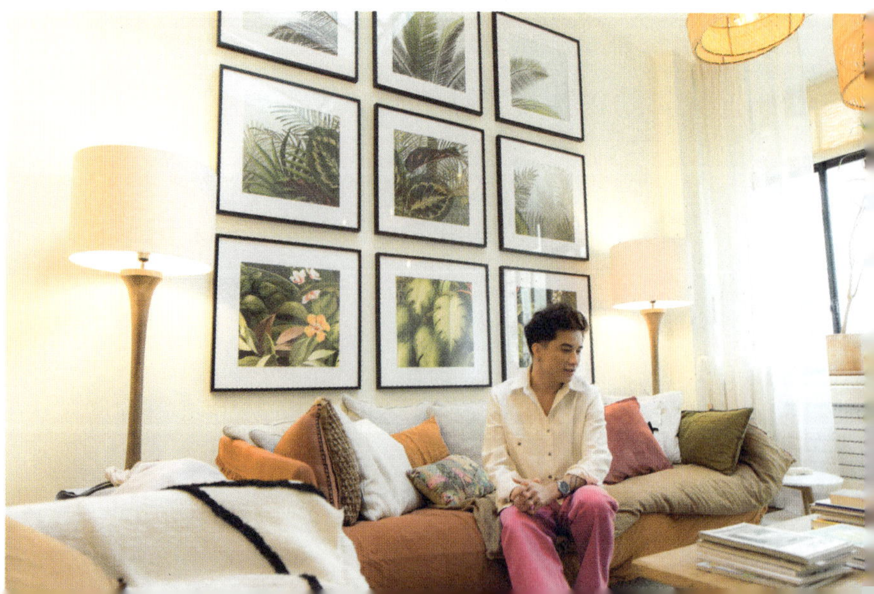

Je ne suis pas devenu Nicolas Waldorf en un jour.

C'est difficile à croire, mais quand j'ai commencé ce métier, c'était sans le soutien de ma famille, et, croyez-moi, c'était cocasse. J'avais vécu dans une belle villa et je me suis retrouvé dans un studio avec une petite fenêtre, sans radiateur, après être passé par une chambre de bonne de 9 m^2 où on vivait à trois. Ne chialez pas, c'était l'une des meilleures périodes de ma vie, car j'étais jeune et fou, et parce qu'à 20 ans, on est invincible, à 20 ans, rien n'est impossible. On traverse les jours en chantant et le plus important, c'est l'amour !

J'ai fait des pieds et des mains pour avoir un poste à responsabilités dès l'âge de 21 ans, ce qui m'a coûté quelques cheveux blancs précoces, je voulais tout tout de suite, je voulais gagner ma vie et manger autre chose que ces satanés palets bretons à 1 euro. J'étais responsable d'un salon à 21 ans. Et encore une rupture ! Ça a marqué un virage dans ma carrière. Je sais ce que vous vous dites, mais qu'est-il arrivé encore à cet être extraordinaire ? Eh bien, je suis allé voir mon patron, j'ai décidé de démissionner en lui disant : « Si je ne pars pas maintenant, je vais te casser la gueule ! » Et je me suis juré de tout faire pour changer ce milieu, où tout était fondé sur l'argent, et de créer un nouvel univers où les coiffeurs seraient les stars, et le métier serait dicté par les clientes.

J'ai travaillé ensuite dans plusieurs salons, notamment dans une chaîne, parce que je voulais comprendre comment un homme parti de rien avait monté 4 000 salons à travers le monde. Ça m'a aidé, j'ai compris ce que je voulais et ce que je ne voulais pas, et comment fédérer les gens. Et là, j'ai monté ma boîte... Vous connaissez la suite.

Je ne sais pas vous, mais moi quand j'étais petit et que j'accompagnais ma grand-mère chez le coiffeur pour sa mise en plis – ça se fait encore, je vous en parlerai plus loin dans le livre – c'était un véritable spectacle. Les femmes s'esclaffaient, elles parlaient de leurs maris, on aurait dit qu'elles tenaient un bordel ! C'était un lieu de vie et d'échanges, et c'est cette ambiance que j'essaie de retrouver chaque jour dans mon salon.

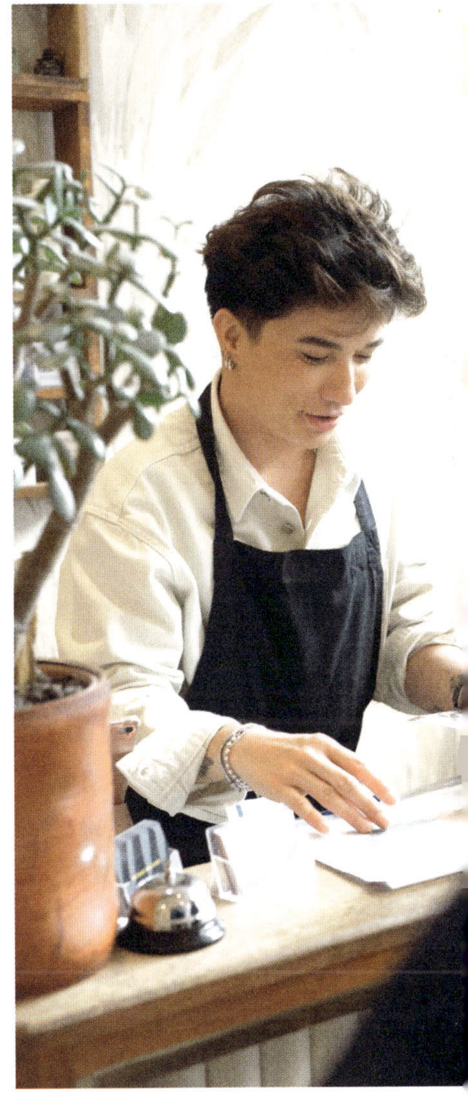

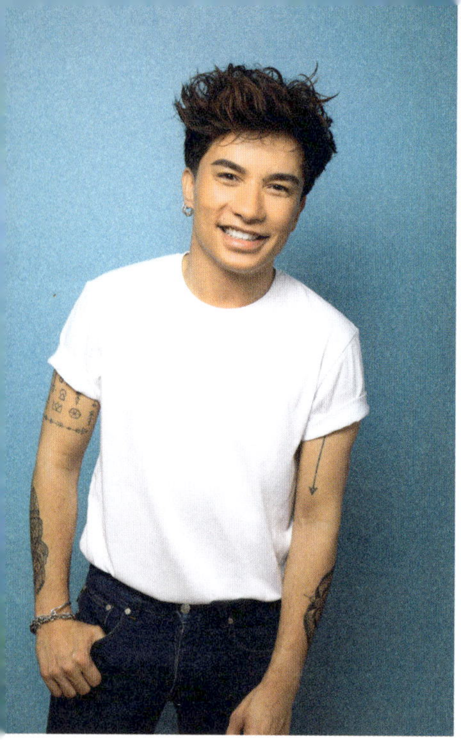

Six mois après l'ouverture du salon Nicolas Waldorf…

… j'ai participé à « Cinq salons qui décoiffent », un concours télévisé, un peu comme « Un dîner presque parfait », mais pour les coiffeurs. Bien évidemment, sans surprise, vous vous en doutez, j'ai gagné ! Et là, mon business a explosé ! Toutes les Parisiennes suiveuses de tendances et les blogueuses modeuses voulaient passer entre mes mains. Trois ans plus tard, j'ai décidé d'ouvrir un restaurant (ben, pourquoi pas, faut bien manger autre chose que les palets bretons !) et j'ai agrandi le salon. Les banques ne voulaient pas m'aider, je leur ai dit : « Je le ferai sans vous et un jour je serai une star ! » Quelques années plus tard, M6 m'a proposé un programme, puis un autre. Ce que je voulais, c'était faire mon métier et qu'il ait du sens, que je puisse aider les gens. C'est là qu'ils m'ont présenté le concept d'« Incroyables Transformations ». D'ailleurs, je vous remercie, c'est grâce à vous qui lisez ce livre.

Je n'ai jamais été motivé par le business, la gloire ou l'argent. J'ai ouvert mon salon parce que j'en avais marre de la politique des autres et de ne pas être valorisé. J'ai créé mon restaurant parce que mes clientes avaient faim et que j'avais la flemme de courir leur chercher des quiches. Et j'ai lancé ma boutique de déco pour qu'elles puissent rentrer avec un souvenir.

Tout ce que j'ai développé, c'est parce que j'étais à l'écoute des gens. Je voulais leur proposer une expérience folle, unique, où tout était à portée de main et accessible. J'ai même lancé un pôle conseil en image pour faire d'incroyables transformations à la maison. Alors, on n'est pas bien chez Waldorf ?

Dans ce métier, on est au service des gens, on est intime avec eux.

On touche la tête de personnes qu'on ne connaît pas, on entre dans leur histoire. On est là dans les plus grands moments de leur vie. Vous allez chez le coiffeur pour votre mariage, avant un rendez-vous galant, avant un entretien, au moment de votre divorce aussi ! On vous accompagne. On est là pour que vous vous sentiez bien dans votre peau. Si j'avais été avocat, je n'aurais jamais pu procurer autant de joie. Je peux vous dire, en écrivant ces lignes, qu'il faut écouter sa voix intérieure et se foutre du jugement des autres, car ce qui est juste, c'est ce que vous pensez.

Souvent, on dit que la cliente la plus dure, c'est celle qui a besoin qu'on l'écoute, une fois que vous l'avez écoutée, vous avez tout gagné. Quand une cliente entre, je l'observe, sa manière de marcher, les bijoux qu'elle porte, a-t-elle assorti son foulard à ses chaussures ? Il y a celles qui arrivent avec les cheveux lavés le matin même, pour ne pas être jugées. On voit tout de suite si une femme est prête à changer dès qu'elle entre dans le salon. J'ai tellement observé les profils des clientes, j'ai vu des romantiques, des nymphomanes, des ambitieuses, des nanas qui avaient besoin d'une revanche, d'autres au bord du gouffre, c'est pour ça que j'aime m'amuser avec elles, elles me fascinent. C'est grâce à cette sensibilité que je parviens à trouver ce qui leur va. Et avec ce livre, nous allons trouver ce qui vous convient.

C'est parti !

Nicolas Waldorf

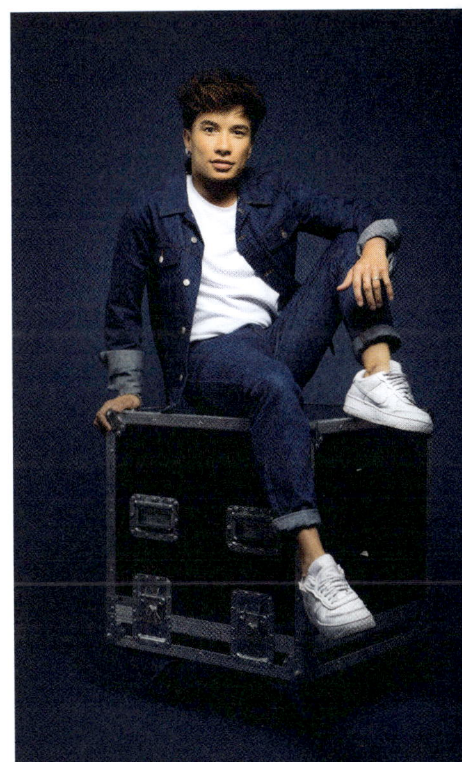

TEST AU FÉMININ

Êtes-vous prête à changer de tête ?

1. La dernière fois que vous êtes allée chez le coiffeur…

- ☐ **A.** Vous vous en souvenez, c'était hier, vous passez toujours avec Rodrigo depuis vingt ans, c'est votre meilleur ami. Tout votre PEL* y est passé.
- ☐ **B.** C'était il y a trois mois, vous n'aviez pas de rendez-vous, vous êtes passée devant un salon. Le résultat n'était pas top.
- ☐ **C.** C'était l'an dernier, en hiver, il neigeait.

2. Votre plan coiffure…

- ☐ **A.** Vous êtes toujours surprenante, car vous tentez les expériences les plus cocaces. Vous faites même parfois peur à votre coloriste.
- ☐ **B.** Vous rafraîchissez votre carré une fois l'hiver venu. Puis vous le laissez pousser l'été pour avoir un côté désinvolte.
- ☐ **C.** Vous venez de vous apercevoir, en regardant un vieil album photo, que vous avez la même coupe depuis le lycée. La phrase préférée de votre coiffeur : « Comme d'habitude ? »

3. Que pensez-vous des coiffures de Lady Gaga ?

- ☐ **A.** Vous la trouvez géniale, elle ose tout et ça vous inspire.
- ☐ **B.** Elle est un peu too much, c'est très rigolo, mais vous n'oseriez jamais copier un de ses styles.
- ☐ **C.** C'est quand même dommage d'avoir autant de talent et aussi peu de goût.

4. Comment était votre style dans les années 2000 ?

- ☐ **A.** Vous avez tout tenté pour ressembler à l'une des chanteuses du groupe L5 et vous retrouvez vos vieilles photos en rigolant avec vos copines, c'était le bon temps.
- ☐ **B.** Vous ne retenteriez plus le style Avril Lavigne, c'était fun, mais heureusement ça vous est passé.
- ☐ **C.** Vous aviez un look assez classique, et au moins vous n'avez pas honte de vos photos de l'époque.

* PEL (Plan d'épargne logement)

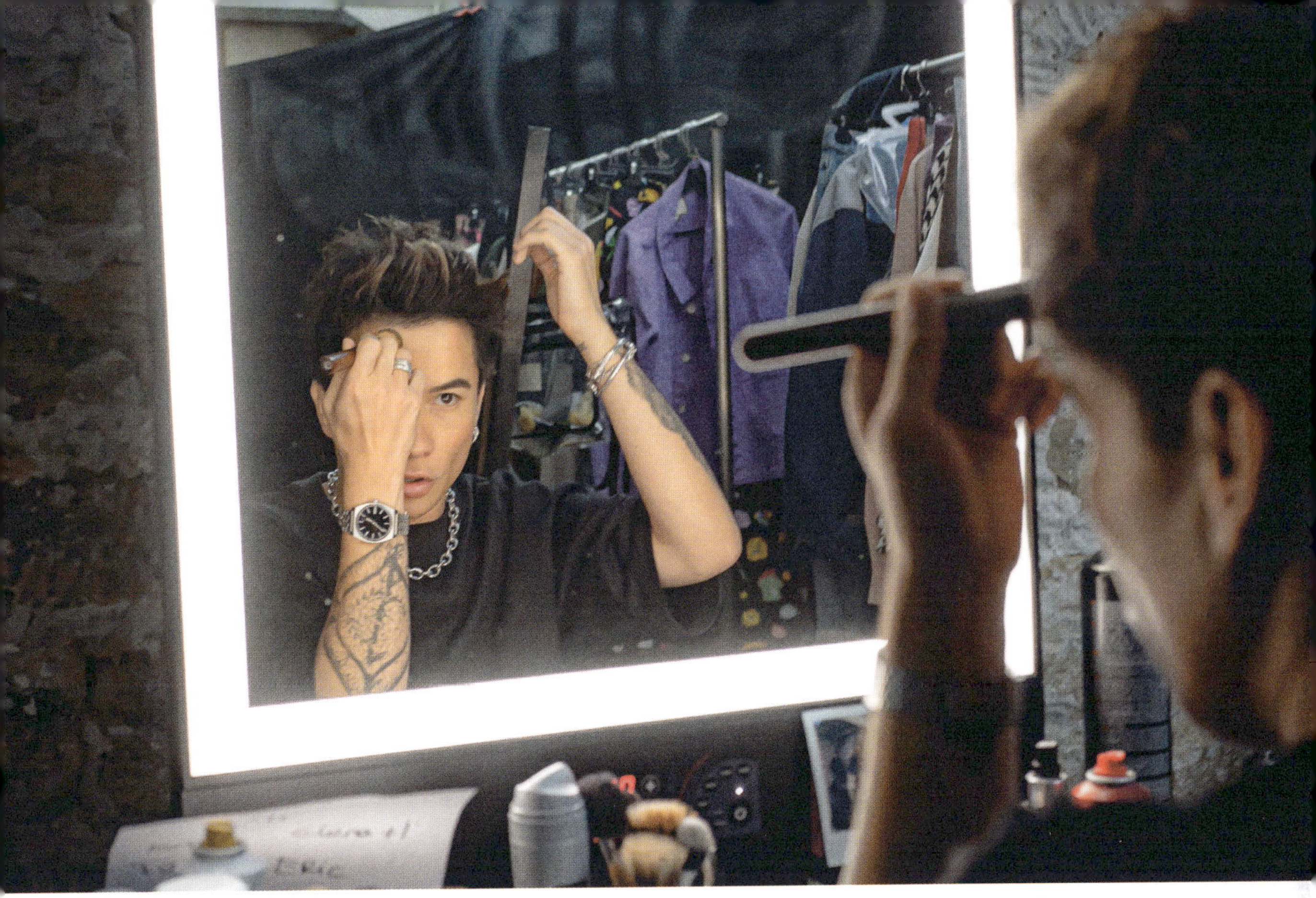

5. Si vous pouviez être une autre personne, vous seriez...

- ☐ A. Madonna. Elle n'a pas froid aux yeux, elle se réinvente. Même à la frontière du mauvais goût, elle reste une énorme icône. Sans jamais se soucier du regard des autres.
- ☐ B. Eva Longoria. Une star des années 2000 qui s'est réinventée et assagie. Elle a pris soin d'elle, a su se renouveler et rester chic.
- ☐ C. Charlotte de la série « Sex and the City ». New-Yorkaise chic, elle est la petite princesse. Le temps a glissé sur elle, elle est toujours aussi classe.

VOTRE RÉSULTAT

Comptez le nombre de **A**, de **B** et de **C** que avez obtenu.

Vous avez une majorité de A

Vous êtes prête à changer de tête.
Vous êtes la délurée, celle qui ne craint jamais de se transformer. Vous êtes passée par toutes les couleurs de cheveux. Vous êtes une aventurière, mais aussi une survivante parce que vous avez déjà brûlé votre tête. Dans ce livre, je vous donnerai mes meilleurs conseils pour continuer vos métamorphoses sans danger. Vous comprendrez comment ne plus prendre de risques et garder une chevelure au top.

Vous avez une majorité de B

Vous êtes prête à changer, mais pas totalement. Vous avez un peu peur de prendre des risques, car vous avez déjà vécu de mauvaises expériences, mais vous voulez trouver votre style, et je vais vous aider grâce à ce livre. Je vais vous montrer comment vous réinventer sans forcément vous bouleverser.

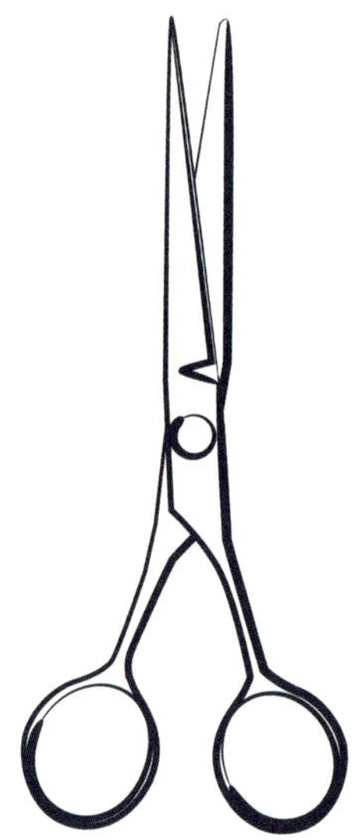

Vous avez une majorité de C

Vous n'êtes pas prête à changer de tête.
Le changement, c'est pas maintenant. C'est ce que vous vous dites toujours, car vous avez peur. Je vais vous apprendre comment aborder une évolution de votre style sans que cela devienne un drame. Vous verrez, le changement a du bon, et vous rayonnerez encore plus.

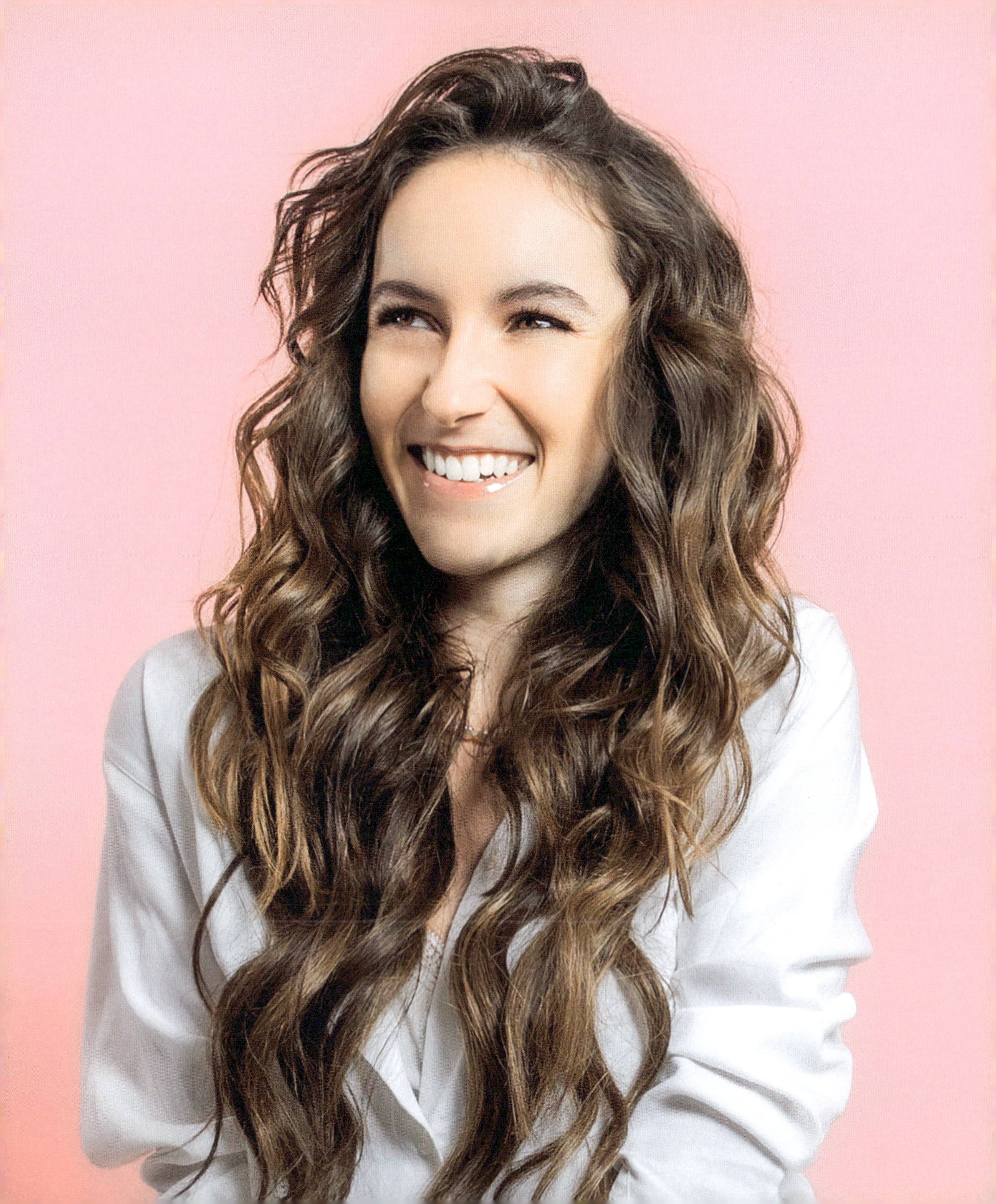

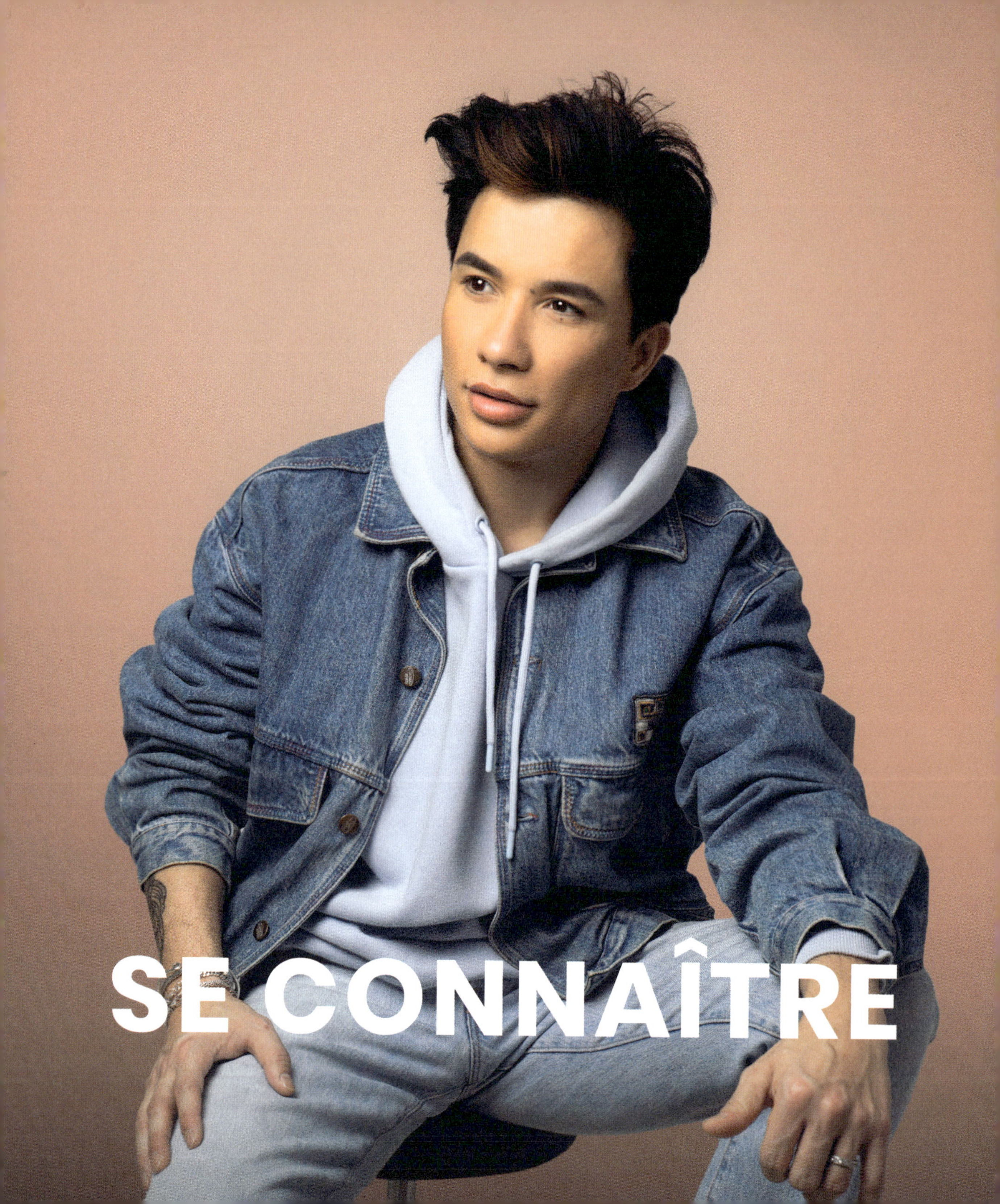

SE CONNAÎTRE

Depuis que l'on a créé l'agence « Incroyables Transformations », j'ai eu la chance de rencontrer des femmes et des hommes surprenants, qui n'arrivaient pas à trouver leur style. Je me suis aperçu que beaucoup d'entre eux ne se connaissaient pas eux-mêmes. Je pensais qu'une fois passée la vingtaine, on savait qui on était, mais cela m'a éveillé. Certains n'avaient pas de modèles, d'autres avaient eu un drame dans leur vie et ne savaient plus qui ils étaient. J'ai compris qu'il fallait commencer ce livre par ce chapitre, pour que chacun puisse se (re)connaître et ensuite se révéler. Il est important de savoir qui l'on est, car cela permet d'être à l'écoute de ses envies, de ses besoins, de faire moins d'erreurs.

Êtes-vous bien sûre d'être brune ?

N'êtes-vous pas châtain ? Vos cheveux sont-ils vraiment bouclés ou simplement ondulés ? Êtes-vous sûre de vouloir changer la nature de vos cheveux, alors que d'autres tueraient pour vous ressembler ?

Je vous propose, dans ce chapitre, de faire connaissance avec vous-même.

DÉFINIR SON TYPE DE CHEVEUX ET SA COULEUR DE BASE

En vingt ans de métier, je n'ai jamais rencontré une cliente qui connaissait bien son type de cheveux et sa couleur de base. C'est pourtant très simple à définir, allons-y !

Qu'est-ce que la couleur de base ?

C'est votre couleur naturelle, celle que le Bon Dieu vous a donnée à la naissance. Et si vous êtes née avec, c'est la couleur qui vous va ! Elle peut parfois sensiblement éclaircir avec le soleil et parfois foncer à l'âge adulte. Pour la connaître, il vous suffit de tenter une expérience très simple. Tracez une raie sur le milieu, du front à la nuque. Séparez les deux sections. Prenez en photo à la lumière du jour l'arrière de votre crâne (demandez de l'aide éventuellement pour la prise de vue). Voilà votre couleur naturelle. Pourquoi là ? Parce que cette partie de votre chevelure n'est jamais exposée à la lumière UV.

Les pictos ● ⬮ ⬮ ■ ■ ♥ ▼ ▲ indiquent la morphologie du visage : voir p. 23.

Astuce

À la fin de ce livre, vous trouverez des rectangles de couleurs qui ne sont pas de simples marque-pages. Ils forment un nuancier qui vous aidera à nommer votre couleur.

Comment définir la nature de ses cheveux ?

Il existe plusieurs natures de cheveux. Les cheveux raides, souples, ondulés, frisés, très frisés et crépus. Pour définir votre vraie nature, il faudra vous mouiller les cheveux, les démêler pour éviter les nœuds, puis les mouiller une nouvelle fois à l'aide d'un vaporisateur pour qu'ils reprennent leur forme originale. Laissez-les sécher à l'air libre sans courants d'air (bien sûr, pas la vitre ouverte sur l'autoroute du soleil), sans les toucher, sans mouvement, lisez mon livre en attendant, et une fois qu'ils seront secs, vous saurez quel est votre type de cheveux.

Les différentes natures de cheveux

Type 1 = Cheveux raides
Type 2 - Cheveux souples
Type 3 = Cheveux ondulés
Type 4 = Cheveux frisés
Type 5 = Cheveux très frisés
Type 5 = Cheveux crépus

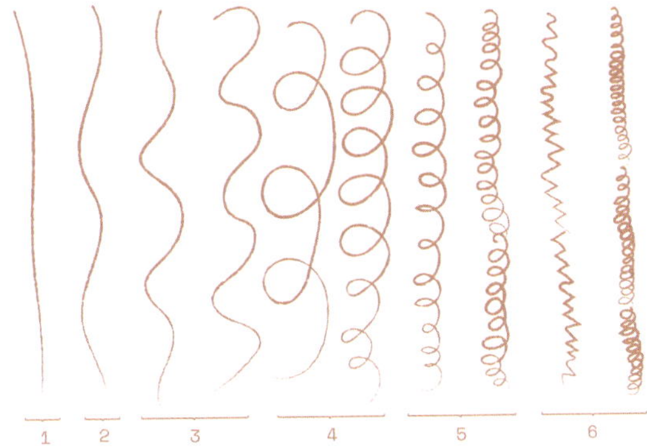

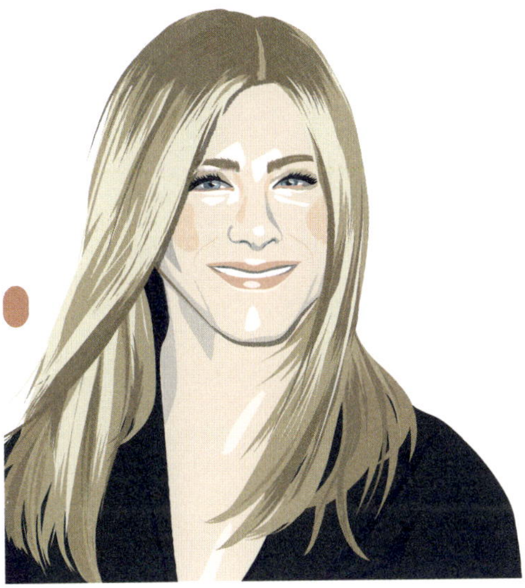

Jennifer Aniston

Les cheveux raides

Ce sont les cheveux qui ont la structure la plus régulière. Il sont donc très bien hydratés, car le sébum (voir encadré p. 18) y glisse facilement, mais en contrepartie, ils ont tendance à graisser plus vite. Leur particularité est qu'il ne prennent aucun mouvement. Ils sont très faciles à démêler et à coiffer, le seul bémol, il sont souvent assez plats.

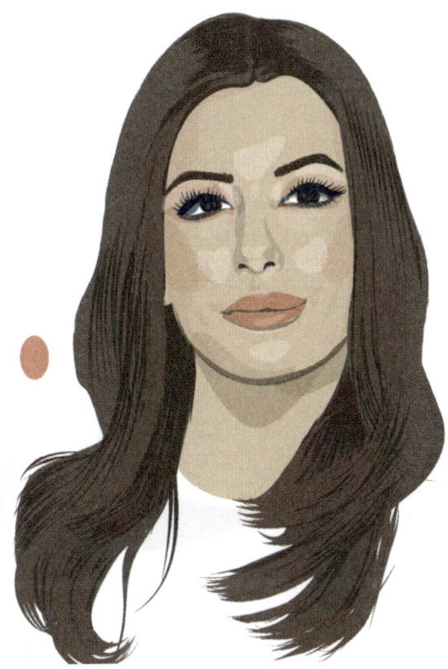

Eva Longoria

Les cheveux souples

Ce sont les cousins un peu moins rigides des cheveux raides. Leur structure est légèrement moins régulière, mais assez semblable, ils n'ont donc pas vraiment de problème de répartition du sébum. Leur particularité est qu'ils prennent une forme crantée naturellement. Petit bémol, il ont tendance à retomber comme une crêpe en fin de journée.

Qu'est-ce que le sébum et pourquoi vous allez l'adorer ?

Vous passez votre temps à faire la guerre à vos racines grasses et à vos pointes sèches ? Sachez pourtant que le sébum (oui, j'ai dit le mot qui angoisse tout le monde) est votre meilleur ami, car c'est le soin le plus naturel et le plus hydratant pour vos cheveux. Il s'agit d'une pellicule lipidique sécrétée par les glandes sébacées. Il hydrate et protège vos cheveux. Même les plus grands laboratoires n'ont jamais réussi à trouver la formule d'un produit à sa hauteur. On se détend, les cheveux gras, c'est la vie ! Donc, limitez vos shampoings. Pas plus de deux ou trois par semaine, et encore moins si vous avez les cheveux secs. Plus longtemps vous laissez le sébum sur vos cheveux, plus vous lui donnez du répit, plus vous les protégerez des agressions extérieures.

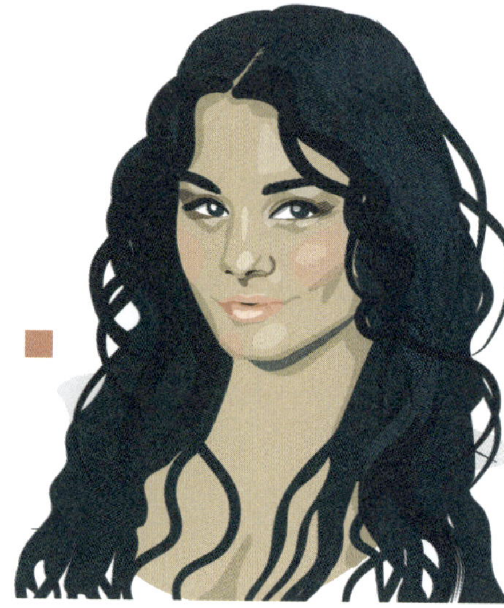

Vanessa Hudgens

Les cheveux ondulés

Ils sont moins réguliers que les cheveux souples. Ils prennent donc plus de mouvement pour le plus grand plaisir des coiffeurs. Les brushings tiennent beaucoup plus longtemps et les volumes sont plus faciles à travailler. **C'est un cheveu à surveiller parce que le sébum glisse moins facilement que sur le cheveu raide**, mais la plupart du temps, il arrive à s'hydrater. Si c'est votre nature de cheveux, allez chez le coiffeur régulièrement pour un check-up !

Les cheveux frisés

Ils ont la structure la moins régulière. Le sébum a plus de mal à se répartir sur les longueurs, ce qui les rend plus vulnérables. Ils demandent donc une attention toute particulière, notamment sur la manière de les entretenir, avec des soins appropriés (voir p. 48).

Leur petit plus : un look à la Carrie Bradshaw en toutes circonstances.

Le bémol : si vous oubliez de les hydrater, vous ressemblerez à Céline Dion en début de carrière.

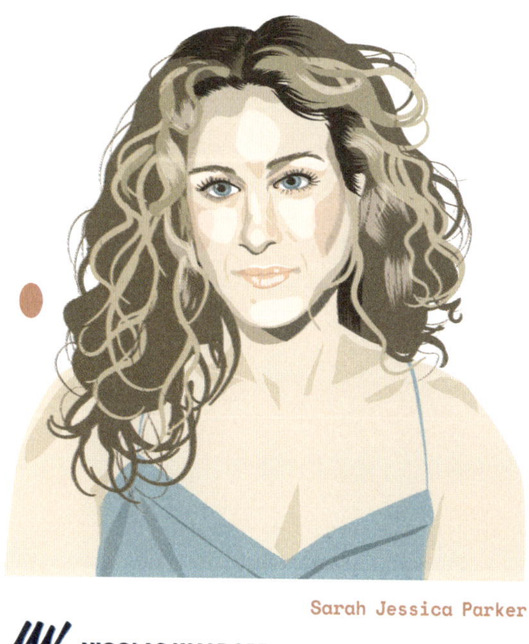

Sarah Jessica Parker

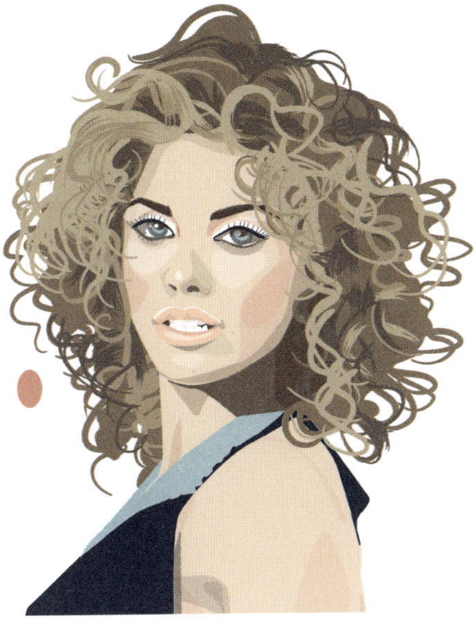

AnnaLynne McCord

Les cheveux très frisés

On les reconnaît à leurs boucles parfaitement rebelles, ils sont souvent le cauchemar des coiffeurs. Pour les différencier des cheveux frisés, faites ce test : **tirez dessus et lâchez-les d'un coup sec. S'ils remontent comme un ressort, c'est qu'ils sont très frisés.** Si vous ne les entretenez pas, ils seront impossibles à démêler. Mais si vous suivez une routine particulière, ils ne seront pas stressés et ne vous stresseront pas.

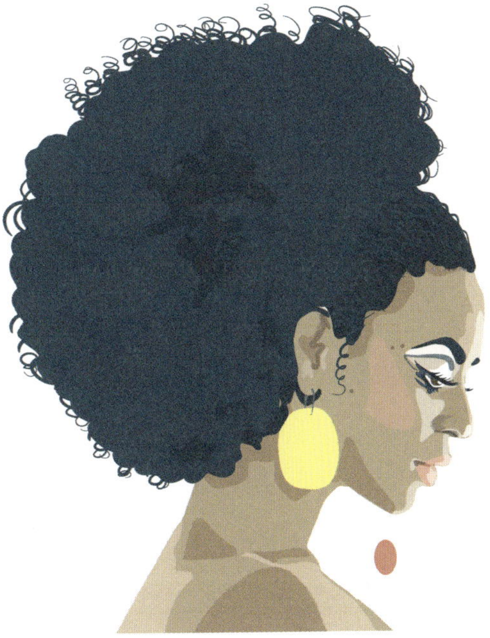

Beyoncé

Les cheveux crépus

Si c'est votre nature de cheveux, vous le savez déjà. C'est une frisure très particulière, très serrée ; vos cheveux sont naturellement secs. Si on les observait au microscope, on verrait **une frisure plate en forme de Z**. Ce sont les cheveux les plus fragiles de tous, car ils ont une structure fine et irrégulière, le sébum a donc du mal à les hydrater. Une fois séchés, ils ne doivent pas être trop brossés ni trop manipulés, sinon ils perdront leur mouvement immédiatement.

Astuce

Pour définir l'épaisseur de votre cheveu, posez sur une feuille de papier un cheveu et un fil à coudre d'une bobine de 80. Si le cheveu est plus large que le fil, vous avez le cheveu épais. S'il est moins large, vous avez le cheveu fin.

DÉFINIR L'ÉTAT DE SANTÉ DE SES CHEVEUX

Maintenant que vous connaissez la nature de vos cheveux, intéressons-nous à leur état de santé.

Il existe trois types de cheveux, normaux, gras et secs

Presque toutes mes clientes ont l'impression que leurs cheveux graissent trop vite. Vous apprendrez qu'il y a une méthode pour les laver et empêcher qu'ils graissent. Mais, surtout, l'excès de sébum garde les cheveux bien hydratés et les protège, tout comme il empêche le vieillissement de la peau. Si après avoir lavé vos cheveux, ces derniers graissent au bout de deux ou trois jours, c'est qu'ils sont normaux. S'ils graissent plus rapidement, c'est qu'ils sont gras. Si au bout d'une semaine, ils ne sont toujours pas gras, c'est que vous avez les cheveux secs.

Les cheveux normaux

Votre cheveu n'est ni trop gras, ni trop sec, il est parfaitement hydraté. Continuez votre routine habituelle, espacez vos shampoings de trois à quatre jours et amusez-vous avec vos coiffures ! Pour ça, il faudra ne plus se laver les cheveux pendant plusieurs semaines, et brosser matin et soir pour que le sébum se répartisse sur toutes les longueurs. Vos cheveux en sortiront magnifiques et brillants. Et surtout, vos glandes seront moins hyperactives.

Pour celles qui ont le cheveu normal : félicitations, c'est le top !

Les cheveux gras

Souvent, mes clientes se plaignent des cheveux qui graissent trop vite : il s'agit d'une hyper-sécrétion séborique – ou ce que j'appelle le syndrome de la vendeuse de churros. Elle est due, le plus souvent, aux glandes sébacées qui sont en surchauffe. Je conseille d'espacer les shampoings, de grappiller un jour ou deux et de n'en faire qu'un seul pour éviter de trop activer les glandes. Vous verrez, ça fonctionne. Pendant deux semaines, vous aurez l'impression qu'ils sont encore plus gras, c'est normal, c'est le sébum qui fait effet, mais quand tout rentrera dans l'ordre, les glandes se calmeront et le problème se tassera. Pour les glandes les plus récalcitrantes, il reste toujours la bonne vieille cure de sébum, pour rééquilibrer le système.

Votre cheveu est-il poreux ?

C'est l'heure de faire une expérience scientifique ! Jamy, prends un verre d'eau, fais-y tremper un cheveu. Si au bout de quelques minutes, le cheveu reste à la surface, tout va bien. S'il coule, désolé, votre cheveu est poreux. Il est plus terne, s'emmêle facilement et retient moins bien la couleur. Rassurez-vous, il existe des soins adaptés, mais le mieux consiste à les couper pour les fortifier (voir p. 57).

Pour ça, il faudra ne plus se laver les cheveux pendant trois à quatre semaines et brosser votre chevelure matin et soir pour que le sébum se répartisse sur toutes les longueurs. Pensez à laver votre brosse à cheveux et votre taie d'oreiller très régulièrement pour éviter le développement des germes. À la fin du traitement, lavez-vous les cheveux avec un shampoing doux. Ils en sortiront magnifiés et brillants. Et surtout, vos glandes seront moins actives.

Attention, ce traitement n'est pas adapté à toutes. Vous devez surveiller de près votre cuir chevelu pour éviter les irritations et le développement de problèmes dermiques. Cessez immédiatement le traitement si votre cuir chevelu vous démange.

Les cheveux secs

A contrario, si vos cheveux sont secs, le bonus, c'est que vous n'avez besoin que d'un seul shampoing par semaine. Économique, certes, mais vous dépenserez sans doute l'argent économisé dans des soins hydratants, puisque vous aurez les longueurs et les pointes sèches. Heureusement, Dieu soit loué, vous êtes née au XXe siècle, peut-être même au XXIe siècle, la technologie et la recherche ont tellement avancé qu'il existe forcément un soin pour vous. Si vos cheveux sont légèrement endommagés, vous pouvez fabriquer un masque maison (voir ci-contre). Mais passé un certain cap, vous aurez besoin d'un soin profond en salon.

Les cheveux abîmés

Définir l'état de santé de vos cheveux est primordial pour savoir ce que vous pouvez vous autoriser comme folie capillaire. Si votre cheveu est anémié ou en mauvaise santé, vous ne pourrez pas vous lancer dans des couleurs invasives ni éclaircir de plus de trois tons, car cela altèrerait la fibre capillaire (en bref, ce serait la mouise). Si vous avez les cheveux fourchus, arrêtez de chercher des tutos sur Internet pour les enlever toute seule.

SOIN MAISON

Un masque pour cheveux secs

1 ou 2 cuil. à soupe d'huile de coco
½ avocat, 1 œuf
Quelques gouttes de jus de citron

Mélangez les ingrédients, répartissez-les sur la chevelure sèche et laissez poser 30 minutes. Rincez, puis procédez au shampoing habituel.

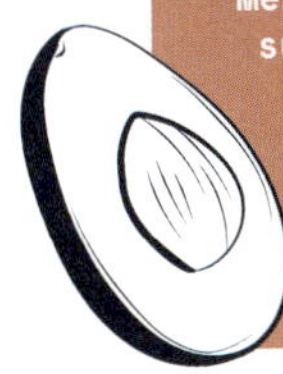

Les cheveux, c'est comme l'épilation des sourcils, mieux vaut voir un spécialiste, sinon, c'est la cata. Les cheveux abîmés doivent être coupés, il n'y a pas de secret. Quand c'est foutu, c'est foutu !

Quand vous vous passez la main dans les cheveux, dès que votre main bloque, il faut couper 3 cm en dessous. Je sais, c'est dur, mais ne vous inquiétez pas, ça repousse. Une dent qui bouge, on l'arrache !

Halte aux cheveux cassants !

Si vos cheveux se cassent, c'est sûrement qu'ils sont anémiés. Alors, petit conseil, courez faire un check-up chez votre coiffeur ou votre médecin ! Vous manquez certainement de fer, de calcium ou peut-être même de repos. Cela vaut aussi pour la chute des cheveux. Et n'oubliez pas, comme en toute chose, l'essentiel est de s'écouter et d'écouter son corps. Les cheveux, c'est comme les plantes : il suffit de les regarder pour voir s'ils vont mal.

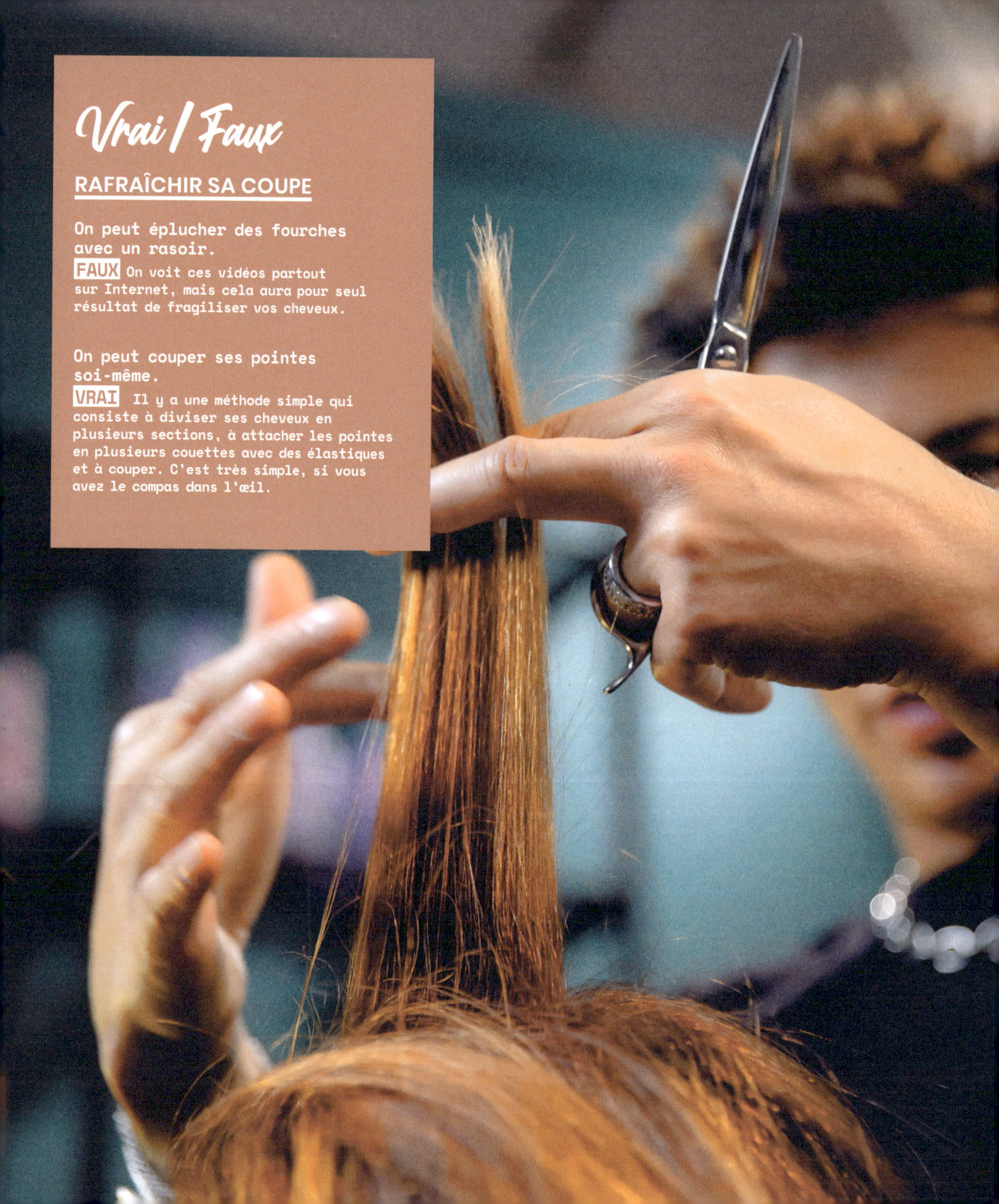

Vrai / Faux

RAFRAÎCHIR SA COUPE

On peut éplucher des fourches avec un rasoir.

FAUX On voit ces vidéos partout sur Internet, mais cela aura pour seul résultat de fragiliser vos cheveux.

On peut couper ses pointes soi-même.

VRAI Il y a une méthode simple qui consiste à diviser ses cheveux en plusieurs sections, à attacher les pointes en plusieurs couettes avec des élastiques et à couper. C'est très simple, si vous avez le compas dans l'œil.

CONNAÎTRE LA MORPHOLOGIE DE SON VISAGE

Ces pages sont surtout dédiées à toutes les traumatisées des coupes au bol et des franges massives ; la coupe que vos parents vous forçaient à porter parce qu'elle ne nécessitait pas beaucoup d'entretien. Ou alors, la redoutée coupe garçonne infligée après une invasion de poux.

Changer de coupe, c'est fun !

Depuis ce traumatisme, vous vous obligez à porter les cheveux longs en pensant que c'est la seule coiffure qui vous va, alors que porter **la même coiffure toute la vie, c'est chiant, chiant, chiant.** Souvenez-vous d'une chose, mesdames, les cheveux sont la seule partie de votre corps que vous pouvez changer sur un coup de tête. Ce serait dommage de ne pas s'amuser, c'est tellement simple. Changer régulièrement de coupe, c'est possible et c'est fun ! Ça vous permet de trouver ce qui vous va, de faire des tests, de vous créer un personnage. Vous pouvez tout oser, la seule chose qui fera la différence, c'est votre confiance en vous.

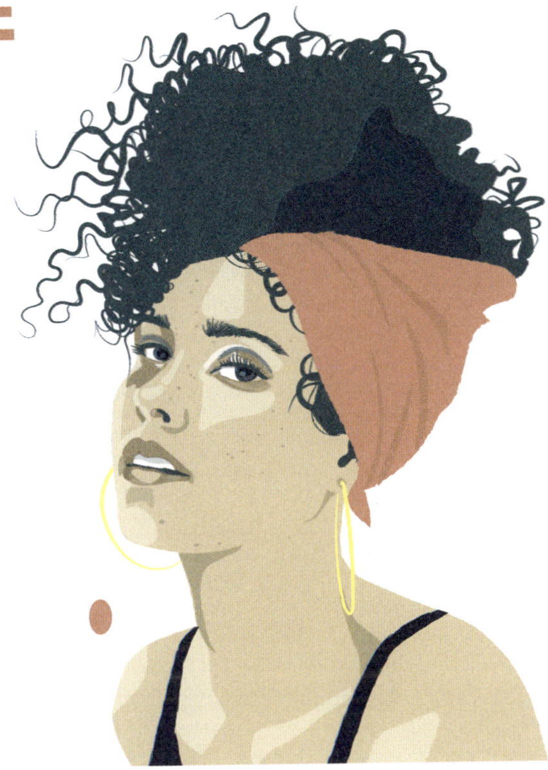

Alicia Keys

La coupe idéale

Pour déterminer votre coupe idéale, il faut connaître la forme de votre visage et l'accepter telle qu'elle est parce que vous vivez avec elle. Pour faire simple, **voici les huit formes de visages existantes :** courez dans votre salle de bains, attrapez un chouchou, attachez vos cheveux, trouvez un Polaroïd, prenez une photo de vous et collez-la sur la page 28 afin de définir la morphologie de votre visage.

QUELLE EST LA FORME DE VOTRE VISAGE ?

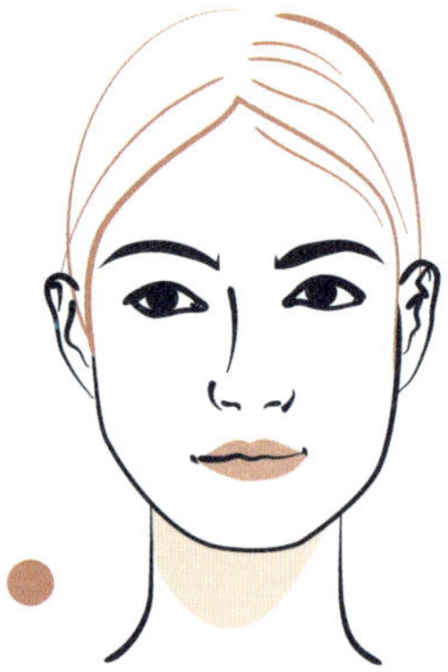

Le visage rond

Vous avez le visage rond comme Gigi Hadid, Cameron Diaz ou Beyoncé.

Les coupes longues ou mi-longues vous iront mieux, avec des mèches dégradées qui tombent sur votre visage pour l'encadrer. Vous pouvez aussi porter le carré, même plongeant, pour donner un joli port de tête. Si vous faites des ondulations et des mouvements, cela donnera du volume et affinera votre visage.

Bémol : on évite les cheveux raides, tirés vers l'arrière ou plats, qui font ressortir la rondeur du visage.

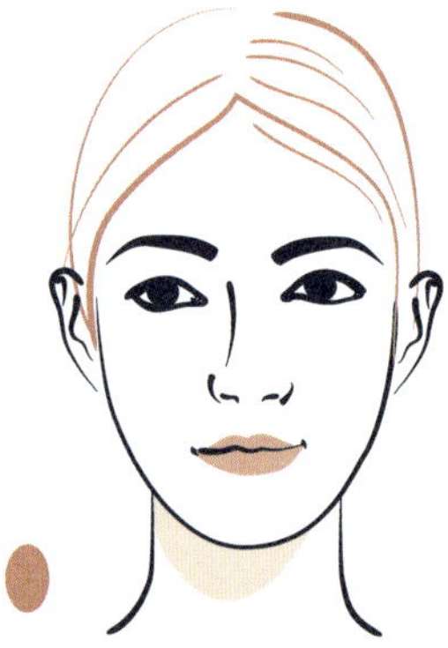

Le visage ovale

Vous avez le visage ovale comme Blake Lively, Sarah Jessica Parker ou Iris Mittenaere.

C'est la forme parfaite pour porter des coupes courtes : elles dégagent le visage et le mettent en valeur. Vous pouvez aussi arborer un carré mi-long, des franges longues ou très dégradées. Une coupe longue vous va aussi.

Évitez, en revanche, les coupes trop lourdes ou les différentes longueurs de mèches, car on ne verra plus du tout votre visage.

Cessez d'être trop sévère envers vous-même, regardez-vous dans le miroir, il peut devenir votre meilleur ami !

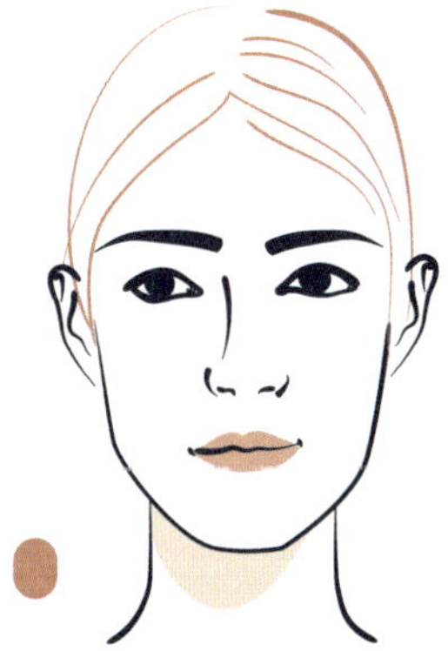

Le visage allongé

Vous avez le visage allongé comme Céline Dion, Liv Tyler ou Jennifer Aniston.

Il vaut mieux toujours essayer d'adoucir votre visage. Optez le plus souvent pour des coupes déstructurées, des coiffages un peu flous ou sauvages ultra tendance.

Essayez d'éviter la raie au milieu qui ne ferait qu'allonger votre visage, ce ne serait pas flatteur.

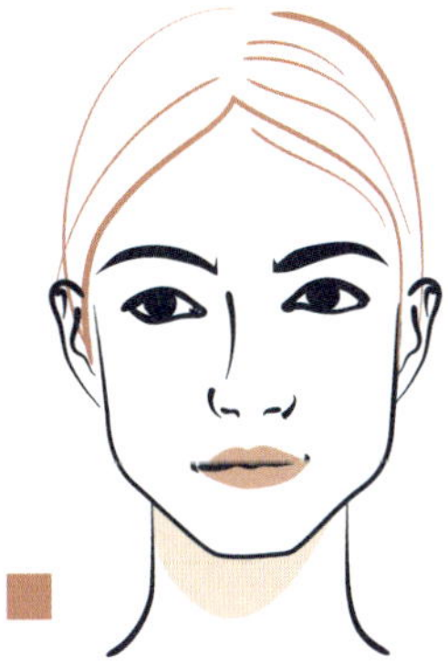

Le visage carré

Vous avez le visage carré comme Angelina Jolie, Katie Holmes ou Diane Kruger.

Les coupes longues, les franges rideaux un peu longues ou les carrés longs feront l'affaire. Si vous avez envie d'une coupe courte, essayez de toujours garder des longueurs dans la nuque, qui dépasseront de vos mâchoires quand vous êtes de face, pour adoucir le visage.

Je conseille de toujours garder des longueurs qui encadrent le visage afin de gommer les maxillaires souvent marqués.

L'objectif d'une bonne coupe de cheveux est de rééquilibrer les proportions du visage, elle doit compenser la forme de votre tête plutôt que la suivre.

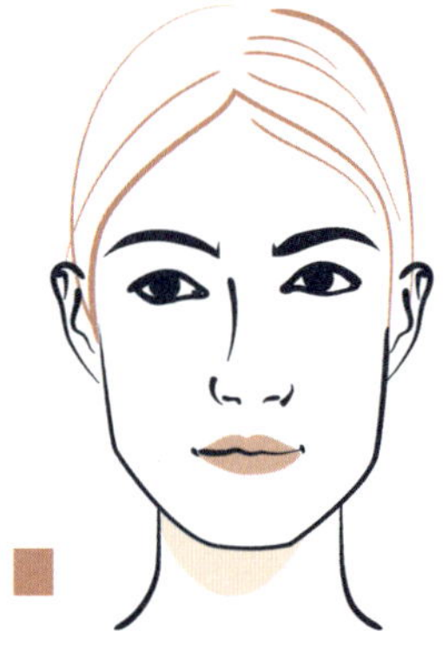

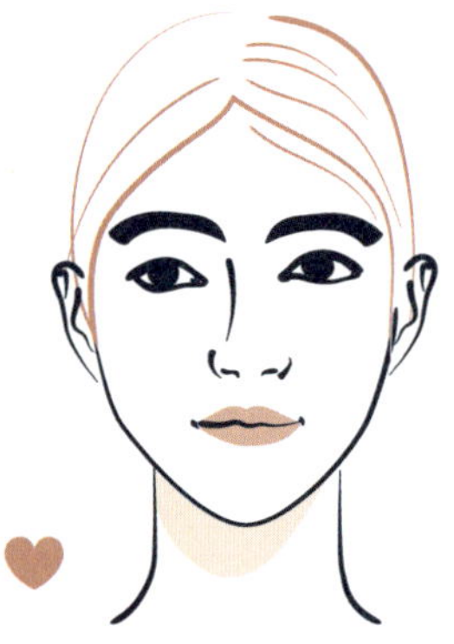

Le visage rectangulaire

Vous avez le visage rectangulaire comme Olivia Wilde, Lindsay Lohan ou Ellen Pompeo.

Toutes les coupes graphiques auront tendance à durcir les traits, il vaudra donc mieux **privilégier** les lignes douces, déstructurées, mi-longues, les carrés longs et un peu ondulés. Tout ce qui a du mouvement, comme des boucles, adoucira le visage.

On évite le court pour ne pas ressembler à une bûche.

Le visage en forme de cœur

Vous avez le visage en forme de cœur comme Reese Witherspoon, Zendaya ou Jessica Alba.

L'avantage, c'est que cette forme nécessite des volumes homogènes, vous pouvez laisser tomber vos cheveux, vous aurez toujours l'air pimpante. Le coiffé-décoiffé et des coupes mi-longues vous iront parfaitement. Vous avez le visage adapté pour un carré plongeant long.

Les mouvements de côté lui donneront beaucoup d'allure.

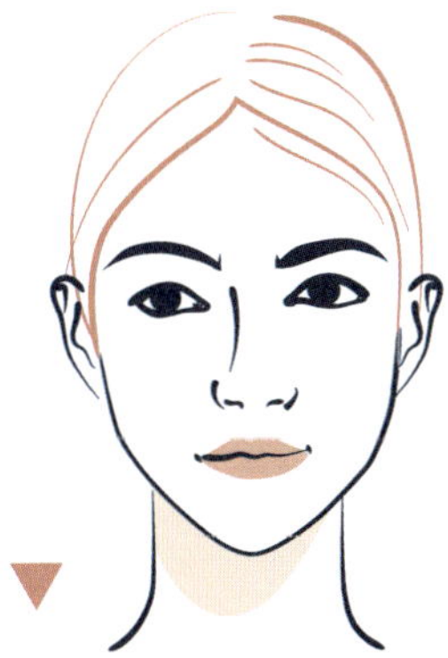

Le visage triangulaire

Vous avez le visage triangulaire comme Lucy Hale, Shakira ou Minnie Driver.

Il faut toujours garder des longueurs sur le bas du visage pour l'affiner, donner des volumes disproportionnés pour donner une impression de visage rond, et garder un front ouvert pour allonger le visage.

On évite de plaquer ses cheveux vers l'arrière ou de porter la frange pleine.

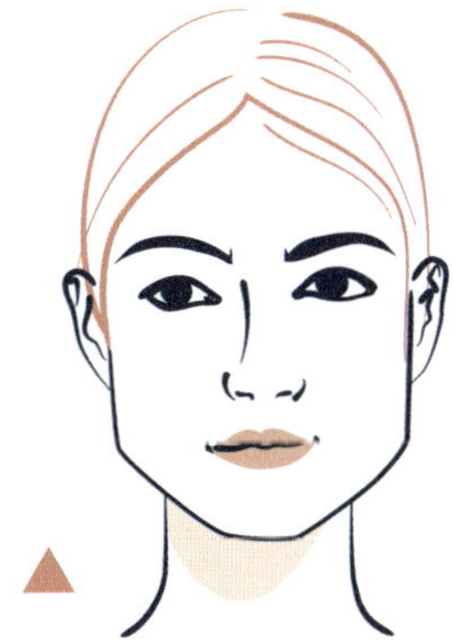

Le visage hexagonal

Vous avez le visage hexagonal comme Vanessa Paradis, Freida Pinto ou Keira Knightley.

Ce visage très anguleux nécessite beaucoup de douceur. On évite alors les coupes trop structurées aux angles trop marqués, avec une frange massive ou linéaire.

Privilégiez des coiffages fluffy, des crans, des choses ultra glamour qui arrondiront les angles.

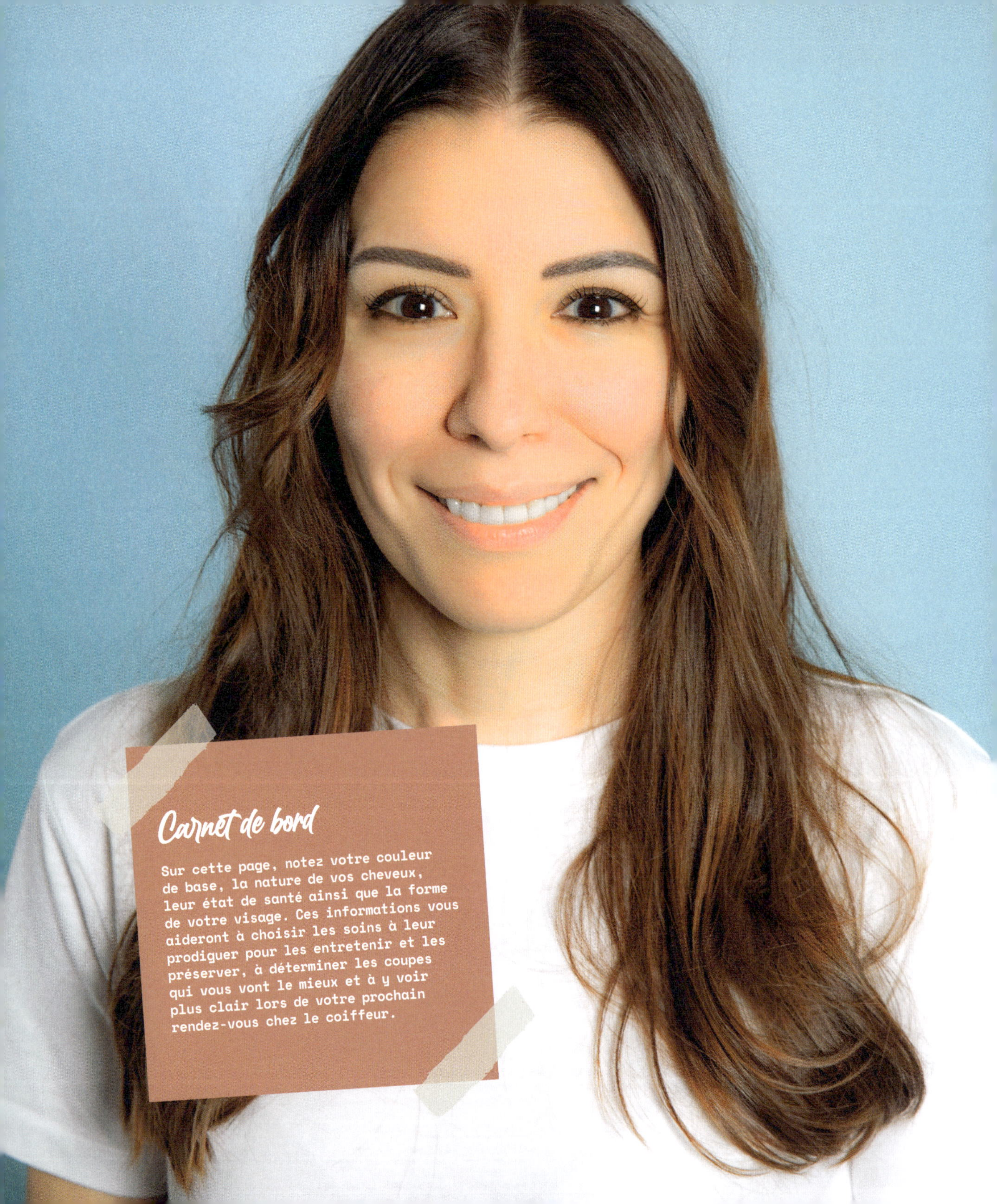

Carnet de bord

Sur cette page, notez votre couleur de base, la nature de vos cheveux, leur état de santé ainsi que la forme de votre visage. Ces informations vous aideront à choisir les soins à leur prodiguer pour les entretenir et les préserver, à déterminer les coupes qui vous vont le mieux et à y voir plus clair lors de votre prochain rendez-vous chez le coiffeur.

Mon autodiagnostic

MES CHEVEUX

MA COULEUR DE BASE :

____

____

____

____

LA NATURE DE MES CHEVEUX :

- Type 1 = Cheveux raides ☐
- Type 2 = Cheveux souples ☐
- Type 3 = Cheveux ondulés ☐
- Type 4 = Cheveux bouclés ☐
- Type 5 = Cheveux très bouclés ☐
- Type 6 = Cheveux crépus ☐

L'ÉTAT DE SANTÉ DE MES CHEVEUX :

- Cheveux normaux ☐
- Cheveux gras ☐
- Cheveux secs ☐
- Cheveux abîmés ☐

LA FORME DE MON VISAGE :

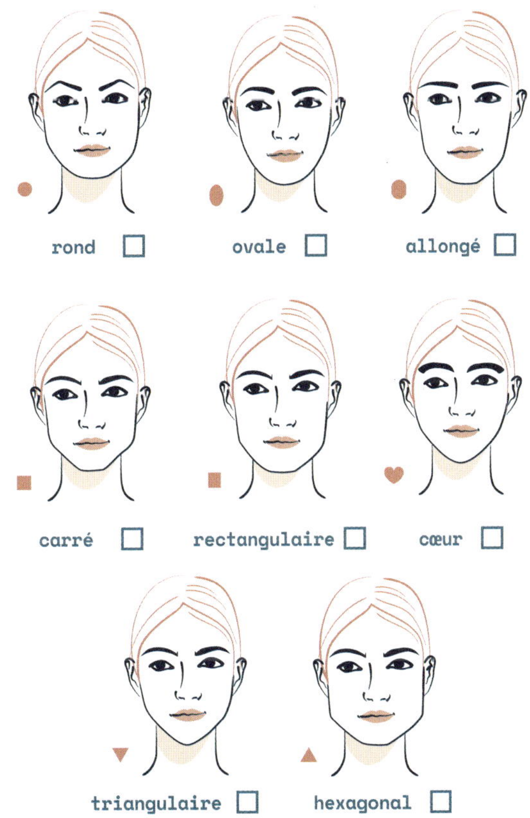

QUELLE LONGUEUR ADOPTER ?

Comme je vais vous l'expliquer dans les pages qui suivent, vous serez sublime si vous déterminez la longueur de vos cheveux en fonction de votre taille et de votre morphologie. Et vous verrez, preuve à l'appui, que la longueur peut changer votre apparence entière !

Selon sa taille

Vous êtes petite ?

Prenons un exemple ! Eva Longoria, la bomba latina par excellence, a affolé le monde entier avec sa chevelure ondulée de sirène. Son personnage dans *Desperate Housewifes* était le plus sexy de tout Wisteria Lane. Dans chaque scène, son brushing était parfait, mais sachez que son coiffeur la retouchait quinze fois par prise. Malheureusement pour vous, vous n'avez pas le même budget coiffeur que Gabrielle Solis et vous n'aurez jamais la patience de vous balader avec un fer à boucler et des rouleaux à scratch dans votre sac à main. Aujourd'hui, Eva Longoria privilégie les carrés plus courts, car elle sait ce qui lui va. Les tendances ont évolué et elle a enlevé ses talons de 15 cm et ses robes Hervé Léger. L'actrice sait que pour les femmes de petite taille, les cheveux longs ont tendance à tasser le corps.

Vous êtes grande ?

Vous avez de la chance, vous pouvez tout tenter. Les coupes très longues, les coupes mi-longues, les extensions. Bref, même les cheveux jusqu'aux fesses, vous serez canon. Mais n'oubliez pas qu'un cheveu trop plat vous allongera encore plus et vous fera ressembler à Iggy Pop de dos, essayez donc de lui donner du volume.

Selon sa morphologie

Dans le visagisme, la morpho est très importante. Si vous êtes plutôt ronde, il vaut mieux accentuer les volumes et les mouvements pour ne pas trop arrondir votre visage, alors que si vous êtes très mince, vous n'avez pas besoin d'accentuer les volumes.

VIVE LA FRANGE !

Frange ou pas frange ? Et surtout laquelle choisir ? Ce sont de vraies questions pour beaucoup d'entre vous. Voici quelques conseils pour en adopter une selon la morphologie de votre visage.

Un accessoire primordial

Faut-il la porter longue ? Courte ? Asymétrique ? Déstructurée ? La laisser repousser ? Pourquoi pas la frange pin-up ? On peut l'adorer ou s'en moquer, mais la frange reste un accessoire primordial pour une coiffure tendance. Il y a des milliers de possibilités et on trouvera toujours celle qui vous va. Les franges les plus courtes donneront un côté espiègle ou même pin-up alors que les franges droites au raz des sourcils seront plus sexy. La frange rideau offrira plus de glamour et de douceur tandis que la frange asymétrique sera plus rock.

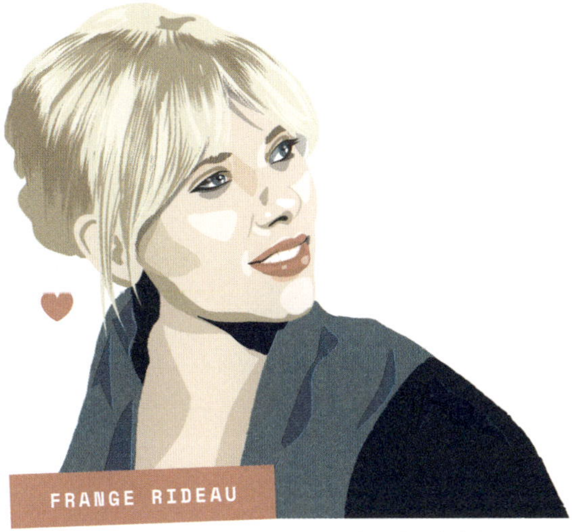

FRANGE RIDEAU

Scarlett Johansson

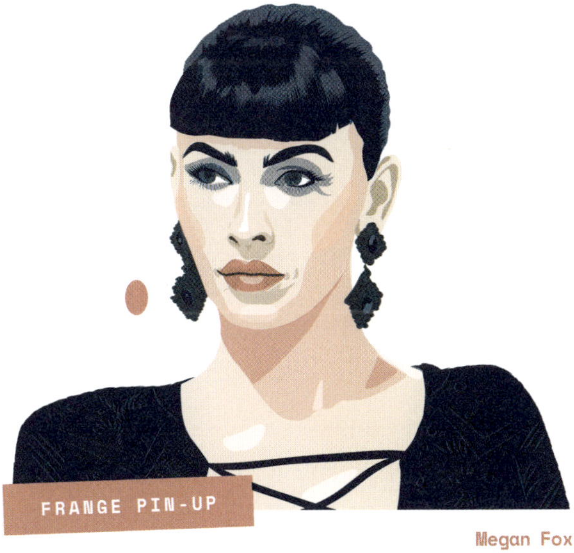

FRANGE PIN-UP

Megan Fox

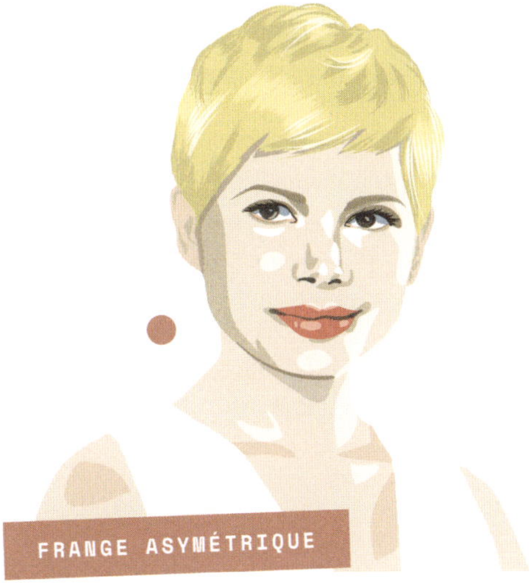

FRANGE ASYMÉTRIQUE

Michelle Williams

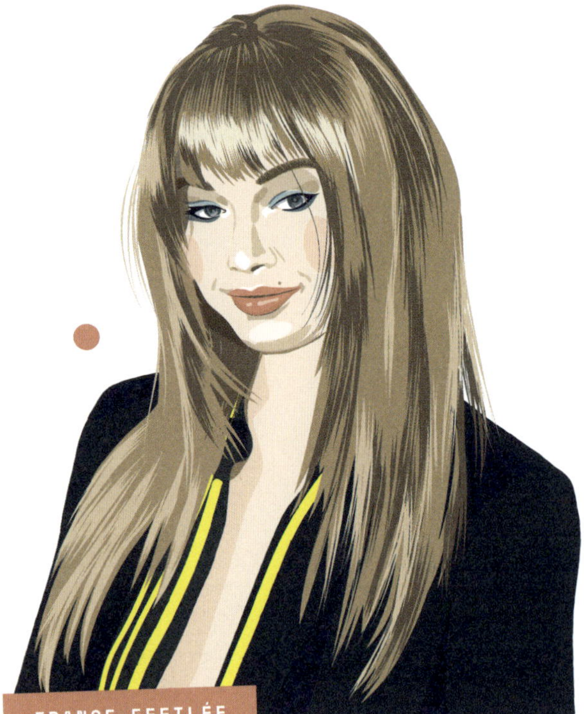

FRANGE EFFILÉE

Gigi Hadid

Une frange pour moi ?

Après avoir lu ça, vous rêvez d'une frange, mais il y a quelques règles à respecter. Si vous avez une multitude d'épis au niveau de l'implantation et lorsque vous laissez vos cheveux sécher à l'air libre, ils vont dans tous les sens, évitez les franges trop courtes, elles seront impossibles à coiffer.

- Si vous avez un petit front, il faudra une frange ouverte, ou frange rideau, pour ne pas rétrécir votre visage.
- Si vous avez le visage rond ou carré, privilégiez les franges rideau qui donneront de la douceur et tomberont sur vos joues, ce qui affinera votre visage.
- Si vous avez un très grand front, vous êtes une des rares à pouvoir arborer une frange épaisse qui arrondira votre visage et lui donnera plus de style.
- Si vous avez les cheveux frisés ou crépus, vous pouvez aussi tenter la frange. Mais vous devrez la dessiner sur cheveux séchés naturellement pour éviter la surprise de la frange qui remonte et pour qu'elle tombe parfaitement.

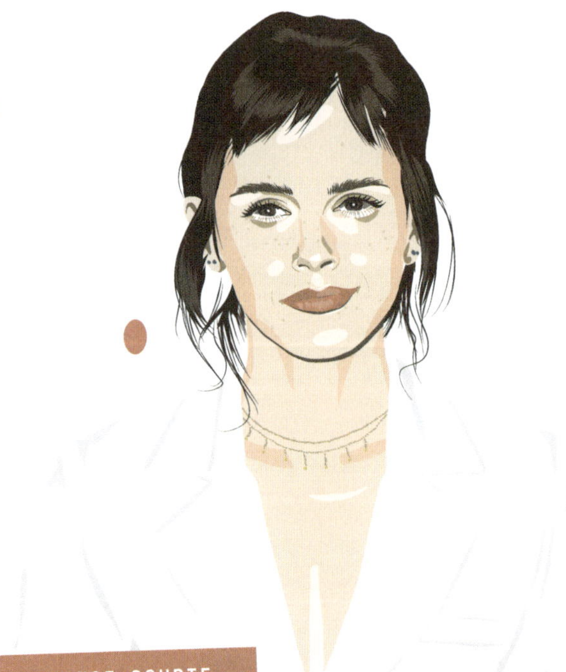

FRANGE COURTE

Emma Watson

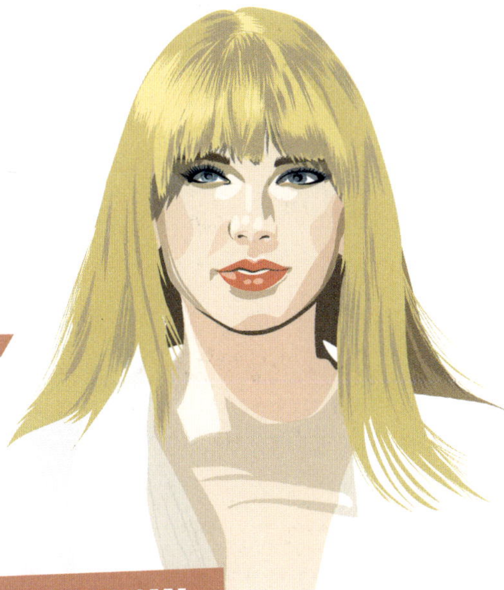

FRANGE DROITE

Taylor Swift

Mon astuce frange

Si votre frange n'a plus la forme que vous souhaitez, aspergez-la légèrement avec de l'eau. Puis passez un coup de sèche-cheveux à 20 cm de la tête, vers le bas, puis de chaque côté pour lui redonner forme. Mais ne refaites pas un brushing chaque jour, sinon, elle sera électrique.

Vrai / Faux

LA FRANGE

La frange donne de l'acné.
VRAI ET FAUX Plus on tripote sa frange, plus elle est grasse, plus elle produit de sébum, plus vous risquez d'avoir des boutons. Attention, donc, à ne pas la toucher du matin au soir.

On peut mettre du shampoing sec tous les jours sur sa frange.
VRAI Si vous voulez une frange impeccable chaque jour, n'hésitez pas à abuser du shampoing sec qui redonnera volume et fraîcheur à votre frange sans l'abîmer.

Il faut faire un brushing de frange chaque jour.
FAUX Le cheveu est comme vous, plus vous le chauffez, plus il est énervé et plus vous le paierez, car votre frange sera électrique, incoiffable et ne prendra jamais le bon mouvement.

On peut se couper la frange soi-même.
VRAI Il y a plusieurs astuces très simples pour retoucher sa frange à la maison (voir page suivante).

TUTORIEL

SE COUPER LA FRANGE

Ce matin, vous avez vu le dernier clip de JLo et vous avez une furieuse envie de glamour. Rodrigo, votre coiffeur branché, n'a pas de place avant la saint Glinglin. Ça fait cinq minutes que vous hésitez entre les ciseaux de votre fille et la tondeuse à barbe de votre mari. Vous n'avez pas de patience, vous voulez votre frange aujourd'hui. Vous êtes déterminée et têtue, c'est maintenant ! On respire, on se détend, ça va bien se passer, je suis là.

Entre ces deux options, les ciseaux de votre fille risquent de ne pas couper, j'ai donc une préférence pour la tondeuse même si c'est plus dangereux. Dans l'idéal, foncez au supermarché du coin, au rayon beauté, vous trouverez une paire de ciseaux de coiffure à moins de 20 euros. Quel que soit l'instrument, pour bien réussir votre frange, il vous faudra être précise et méticuleuse.

1

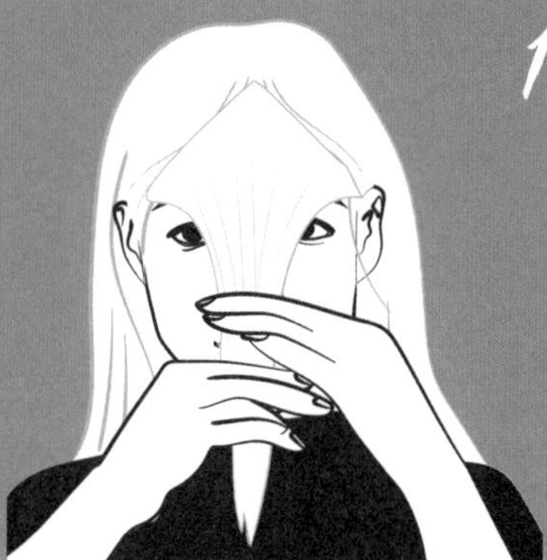

Sur cheveux secs. Déterminez, en premier lieu, l'épaisseur voulue. Créez un triangle qui part du niveau externe de vos sourcils jusqu'à la raie, peu importe la position de cette dernière. Rassemblez les mèches au niveau du nez, et calez-les avec vos doigts.

2

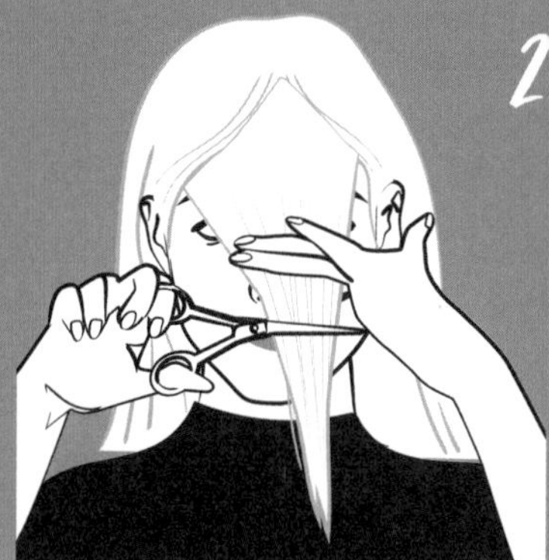

Donnez un coup (si possible droit) de tondeuse ou de ciseaux sous vos doigts.

3

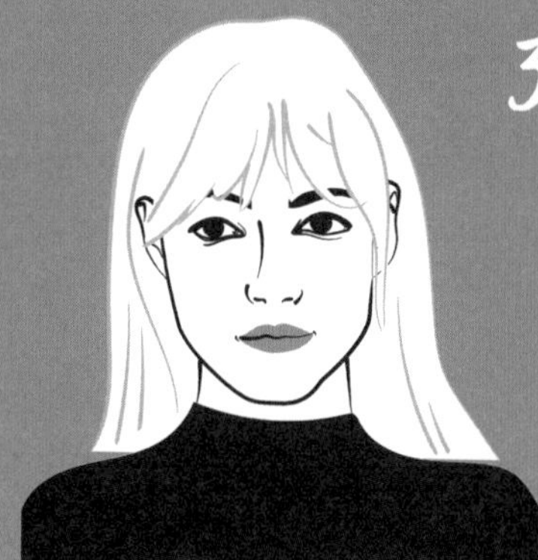

Lâchez, et regardez si la longueur vous convient.

Recommencez en coupant un peu plus haut pour obtenir la longueur souhaitée.

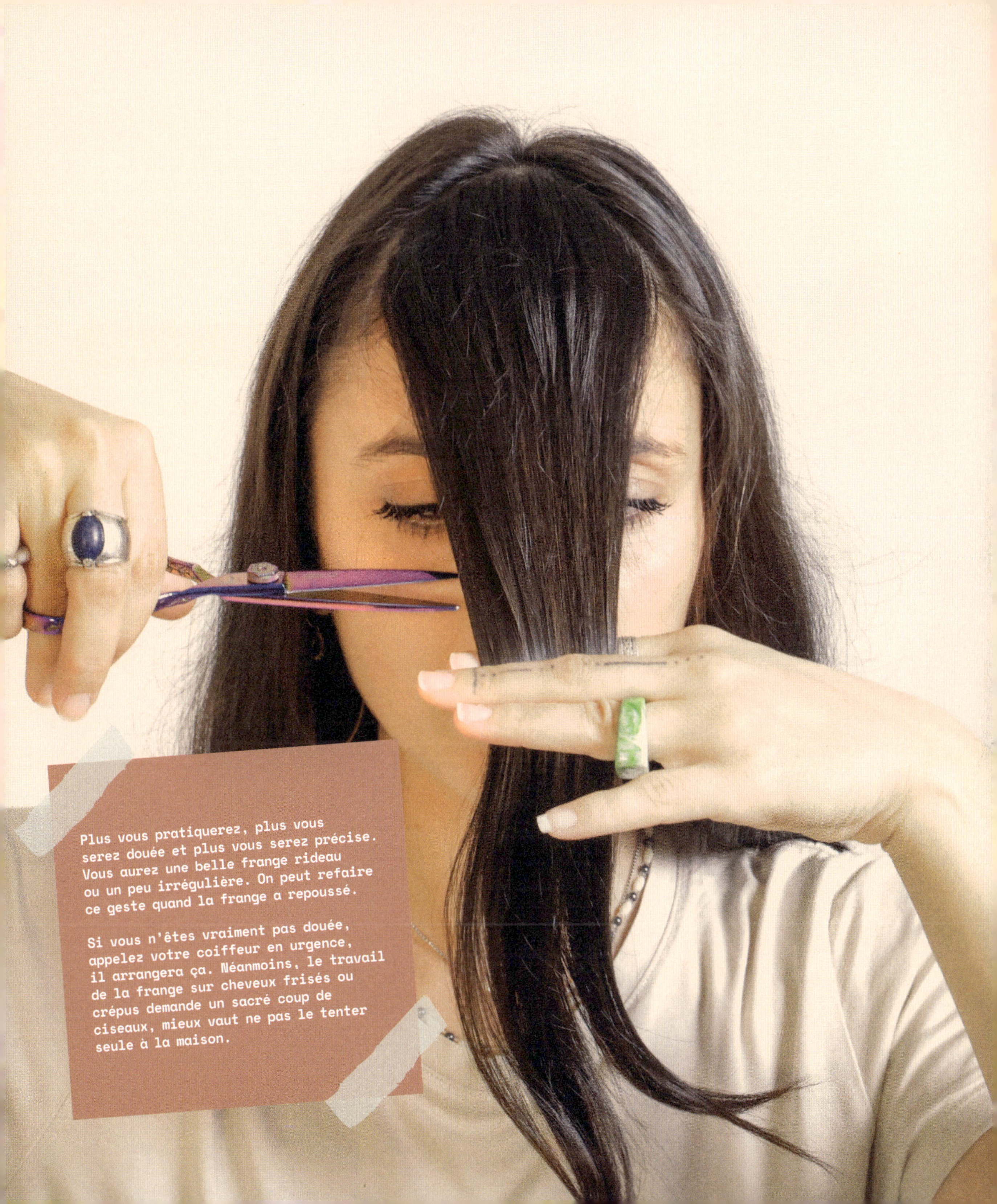

Plus vous pratiquerez, plus vous serez douée et plus vous serez précise. Vous aurez une belle frange rideau ou un peu irrégulière. On peut refaire ce geste quand la frange a repoussé.

Si vous n'êtes vraiment pas douée, appelez votre coiffeur en urgence, il arrangera ça. Néanmoins, le travail de la frange sur cheveux frisés ou crépus demande un sacré coup de ciseaux, mieux vaut ne pas le tenter seule à la maison.

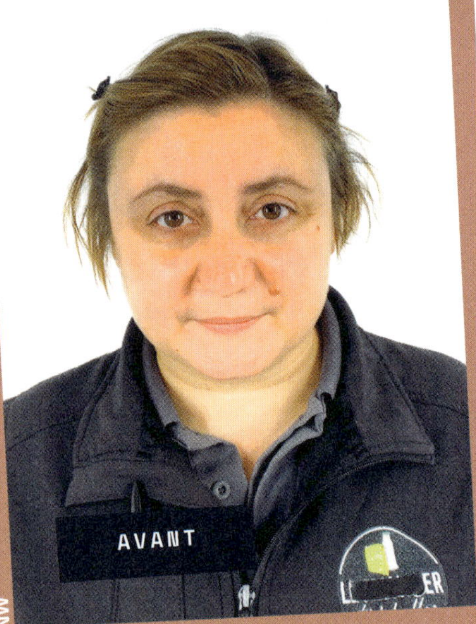

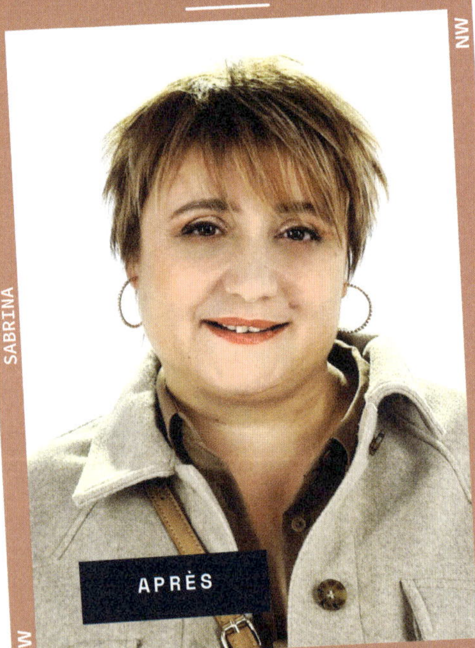

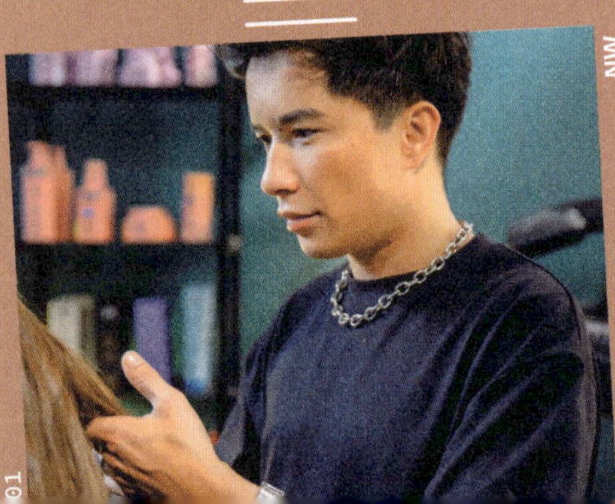

Leur incroyable transformation

LE LOOK DE SABRINA

Le mot de Nicolas

Sabrina n'avait pas de coupe et une couleur fade qui la vieillissait. Elle tirait ses cheveux vers l'arrière avec des petites barrettes, ce qui n'arrangeait rien. Pour lui donner un look plus dynamique, j'ai foncé ses racines et éclairci ses longueurs pour plus de contraste, et donc plus de panache. J'ai ensuite fait une coupe courte avec les longueurs ramenées vers l'avant du visage pour affiner et structurer son regard.

On a eu la chance de la revoir quelques mois plus tard, elle avait changé de vie et nous a remerciés pour ça !

POUR DE BEAUX CHEVEUX, 10 MAUVAISES HABITUDES À BANNIR

Si vous les évitez, vous verrez la différence !

Don't!

1. **Se laver les cheveux trop souvent.**

   Vos cheveux seront desséchés, trop rebelles et électriques.

2. **Rincer son shampoing à l'eau brûlante.**

   Plus l'eau est chaude, plus elle est calcaire, plus vous desséchez vos cheveux. L'eau froide est meilleure pour votre tête, elle favorise la circulation et ralentit la chute des cheveux.

3. **Frictionner sa tête mouillée avec une serviette.**

   Vous allez accentuer les nœuds et cela rend le cheveu électrique. De plus, pour les chevelures les plus fragiles, cela casse les fibres.

4. **S'attacher les cheveux tout le temps.**

   Non seulement cela casse la fibre capillaire, mais en plus ils sont étouffés et ne peuvent pas respirer.

5. **Oublier de nettoyer ses ustensiles.**

   Lavez vos brosses régulièrement pour qu'elles ne ressemblent pas à une queue de marmotte.

6. **Abuser de la brosse.**

   Cessez de vous brosser les cheveux toute la journée, cela graisse le cheveu et vous les rendez électriques.

7. **Changer de tête trop souvent.**

   Pas plus de trois couleurs par an, au-delà, vous abîmez votre fibre capillaire, le cheveu aura du mal à retenir l'information et la couleur tiendra moins bien.

8. **Appliquer son après-shampoing sur les racines.**

   Cela aplatit vos cheveux et les graisse.

9. **Utiliser trop souvent un shampoing sec.**

   Comme tous les produits coiffants, en surdose, il peut assécher les fibres capillaires.

10. **Ne pas adapter son shampoing à sa couleur.**

    Dès que vous décidez de colorer, optez pour un shampoing spécial couleur. Votre couleur vous remerciera.

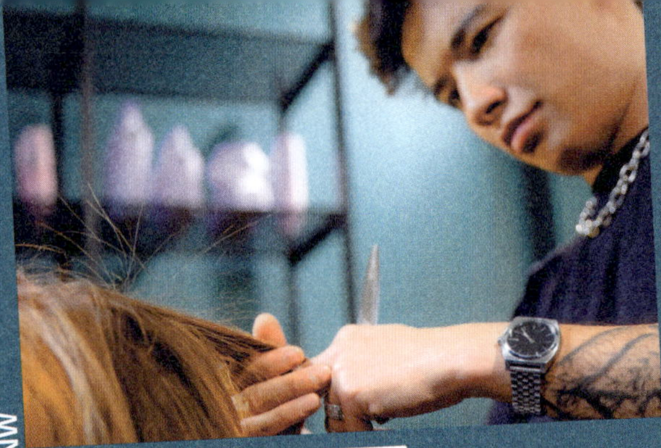

COLLEZ
UNE PHOTO DE VOUS
AVEC VOTRE
COUPE PRÉFÉRÉE

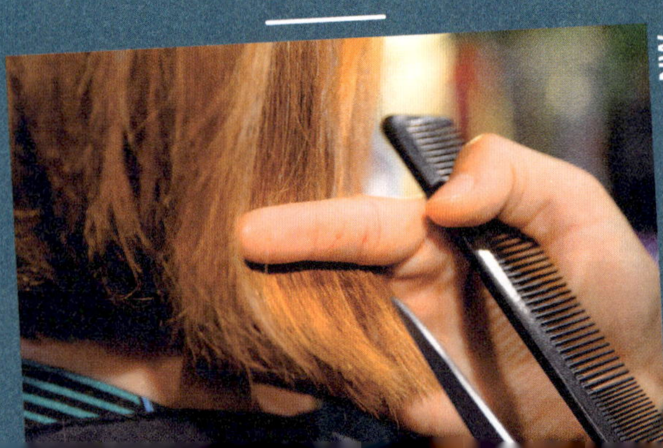

MES ENVIES, MES OBJECTIFS

Moodboard & inspirations

J'ADORE

COLLEZ LA PHOTO
DE VOTRE CHOIX

J'ADORE

COLLEZ LA PHOTO
DE VOTRE CHOIX

JE N'AIME PAS

COLLEZ LA PHOTO
DE VOTRE CHOIX

Je demande souvent à mes clientes trois photos de stars dont elles aiment les coupes, même si ce n'est ni la bonne couleur ni la bonne longueur, ainsi qu'une photo de coupe qu'elles détestent. Je devine immédiatement ce qui leur plaît, quel style les attire. À vous de coller sur cette page les photos qui vous inspirent.

NOTES :

S'AIMER ET PRENDRE SOIN DE SOI

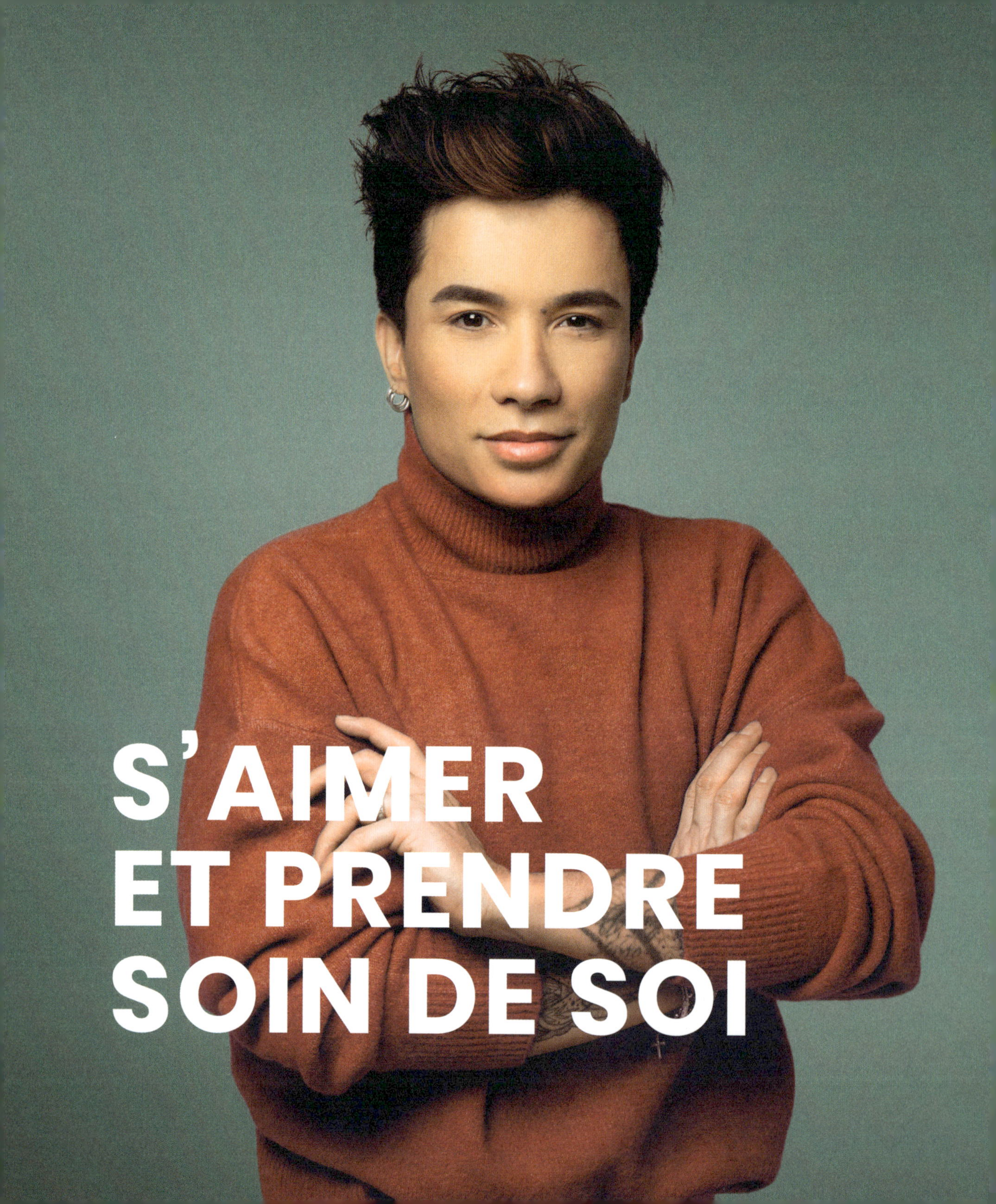

Souvenez-vous que vous n'êtes jamais aussi belle que lorsque vous êtes heureuse. On se sent plus jolie quand on est aimée, alors aimez-vous les filles !

Les paroles de ma grand-mère

Elle disait toujours : « Charité bien ordonnée commence par soi-même », je peux vous dire, par expérience, que c'est la vérité. S'aimer, c'est aussi s'octroyer un moment pour soi.

Prendre le temps

Le matin, j'aime me réveiller avant que le salon ne se remplisse, que le téléphone sonne, que la vie reprenne. Il me faut mon moment à moi, où je bois mon thé en regardant par la fenêtre, où je respire, je m'étire, je me prépare, je regarde la ville s'éveiller. Si je n'ai pas ce démarrage au calme, ces instants d'amour-propre le matin, je ne passerai pas une bonne journée. Alors, faites comme moi, réveillez-vous trente minutes avant tout le monde. Ça va piquer les premiers jours, mais vous ne pourrez plus vous passer de cet instant.

Être attentif à soi

Pour votre coiffure et votre peau, c'est la même chose. Cela fait partie du respect de soi. Certaines se diront que c'est impossible à cause des enfants, du mari qui rentre tard, de cette présentation à rendre le lendemain ou de tout ce qui va mal. Mais pensez à la phrase de ma chère mamie :

Vous serez une meilleure version de vous-même si vous prenez le temps de respirer un grand coup et de prendre du recul pour mener vos combats.

S'ACCEPTER ET ACCEPTER LA NATURE DE SES CHEVEUX

Dans ce chapitre, je vous apprends à vous aimer. Et s'aimer, c'est aussi s'accepter. Accepter ses qualités et ses défauts, et en faire une force. Si le Bon Dieu vous a faite ainsi, c'est qu'il y a une raison. Depuis des années que je tourne l'émission « Incroyables Transformations », j'ai vu arriver des femmes qui n'avaient aucune idée de leur potentiel. À partir du moment où elles ont su ce qui leur allait, leur vie a changé.

Un cercle vertueux

Quand vous savez ce qui vous va et comment vous mettre en valeur, plus rien ne vous arrête, c'est un cercle vertueux. Vous connaissez mon adoration pour Céline Dion. Selon vous, pourquoi je l'aime autant ? Adolescente complexée, elle avait un objectif : devenir la plus grande star de la musique. En grandissant, elle s'est essayée à tous les looks, parfois ringards, jusqu'à se trouver. Elle est désormais fidèle à ses cheveux longs. Elle sait maintenant que le volume lui adoucit les traits et que son blond foncé met en valeur son teint. Elle est glamour et ça nous plaît. Finies les couleurs brunes et les coupes courtes, la chanteuse s'est trouvée !

On rêve toujours de la chevelure d'une autre, ne soyez pas envieuse, votre voisine rêve peut-être secrètement d'avoir la vôtre.

Be yourself, girls !

Dans les années 2000, la mode était aux cheveux plats et lisses. Si vous saviez le nombre de mes amies qui se sont brûlé les cheveux en se passant un « coup de fer à repasser » sur la tête, à abuser des défrisages, des lissages, bref, tout ce qui reniait leur nature de cheveux et les abîmait. S'est ensuivie la mode du gel, une catastrophe ! Mes amis – tout comme moi – voulaient une fixation béton, on en a perdu des cheveux ! Toutes ces modes nous donnaient des complexes et nous empêchaient de nous montrer sous notre vrai jour. Mais, depuis quelques années et avec l'évolution de la société, la tendance est enfin au naturel. Acceptez-vous jusqu'au bout des pointes.

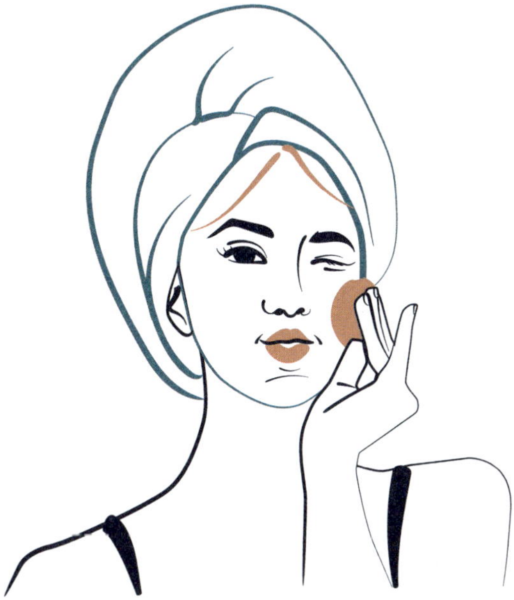

Règle primordiale : soyez la meilleure version de vous-même !

Les filles, on ne vous le dira jamais assez, il y a des jours avec et des jours sans. Vous devez vous y faire. Un jour, vous vous réveillez avec un joli teint, des cheveux qui tombent bien, votre jean vous va à merveille. Parfois, il fait gris, vous mettez deux heures à coiffer cette satanée frange et vous n'avez qu'une envie, rester au lit. La vie n'est pas un long fleuve tranquille, et c'est en cela qu'elle vaut le coup.

On arrange ses cheveux, on met un peu de blush et on marche fièrement !

Un point d'honneur à rester impeccable

Ma grand-mère était née dans une bonne famille sicilienne et, quand elle s'est mise en couple avec mon grand-père, elle a renié tout ça. Il était orphelin, sans argent, elle était amoureuse. Elle l'a soutenu pour qu'il fasse des études. Malgré le manque d'argent et le changement de pays, elle a toujours mis un point d'honneur à rester droite et impeccable. On enfile une jupe et un joli chemisier, on arrange ses cheveux, on met un peu de blush et on marche fièrement. On fait comme s'il n'y avait pas de problème. Je peux vous le dire, par expérience, lorsqu'une vague arrive, soit on fonce dedans et on reste solide sur ses appuis, soit on part en courant. Si vous restez fière et que vous affrontez tout en étant impeccable, on vous remarquera. Il ne faut pas donner l'impression que vous avez baissé les bras. Il y aura toujours mieux que vous, plus intelligente, plus jolie, mais tout le monde a ses problèmes, tout le monde a ses combats, et c'est la façon dont vous traversez les obstacles qui fait la différence. Avec cette règle à l'esprit, la vie sera plus facile.

Si, aujourd'hui, vous avez les cheveux sales, n'oubliez pas qu'un joli sourire dans le miroir et une pensée positive envers vous-même vous aideront à aller mieux.

Restez positive et aimez-vous !

J'ai appliqué ça toute ma vie. Même quand j'étais en galère. Je faisais attention à mon allure, à mon attitude, et ça m'a aidé. J'évoluais plus vite, on me faisait confiance, on sentait que j'étais constant.

Même quand ça ne va pas, ne craignez pas d'affronter votre reflet dans le miroir. Soufflez un bon coup, mettez un peu d'anticernes pour gommer votre fatigue, ajoutez une touche de rouge à lèvres, recoiffez-vous un peu, et vous verrez que votre journée sera bien plus belle si vous vous sentez en confiance. Je ne veux pas vous faire croire que le maquillage résoud tous les problèmes, mais croyez-moi, si vous avez meilleure mine, déjà, vous vous sentirez mieux. Pour vivre une journée extraordinaire, restez positive et dites-vous que tout ira bien.

Faites bonne figure

Il y a quelques années, j'étais au bord de la faillite, mais j'ai décidé de continuer. Je faisais bonne figure et je me répétais constamment : « Ça va aller » et les choses se sont améliorées. Depuis, j'ai décidé de rester digne, quoi qu'il arrive. Même les jours où je me sens mal. Une journée où vous êtes malheureuse est une journée en moins dans votre vie. Elle peut amener le drame et conduire à la chute. Il faut rester en mouvement. C'est ainsi que j'ai réussi à mener à bien mes projets. En y croyant. En croyant en moi. En prenant soin de moi.

Et maintenant, j'espère que vous allez aussi prendre soin de vous, même les jours, SURTOUT les jours où vous allez moins bien.

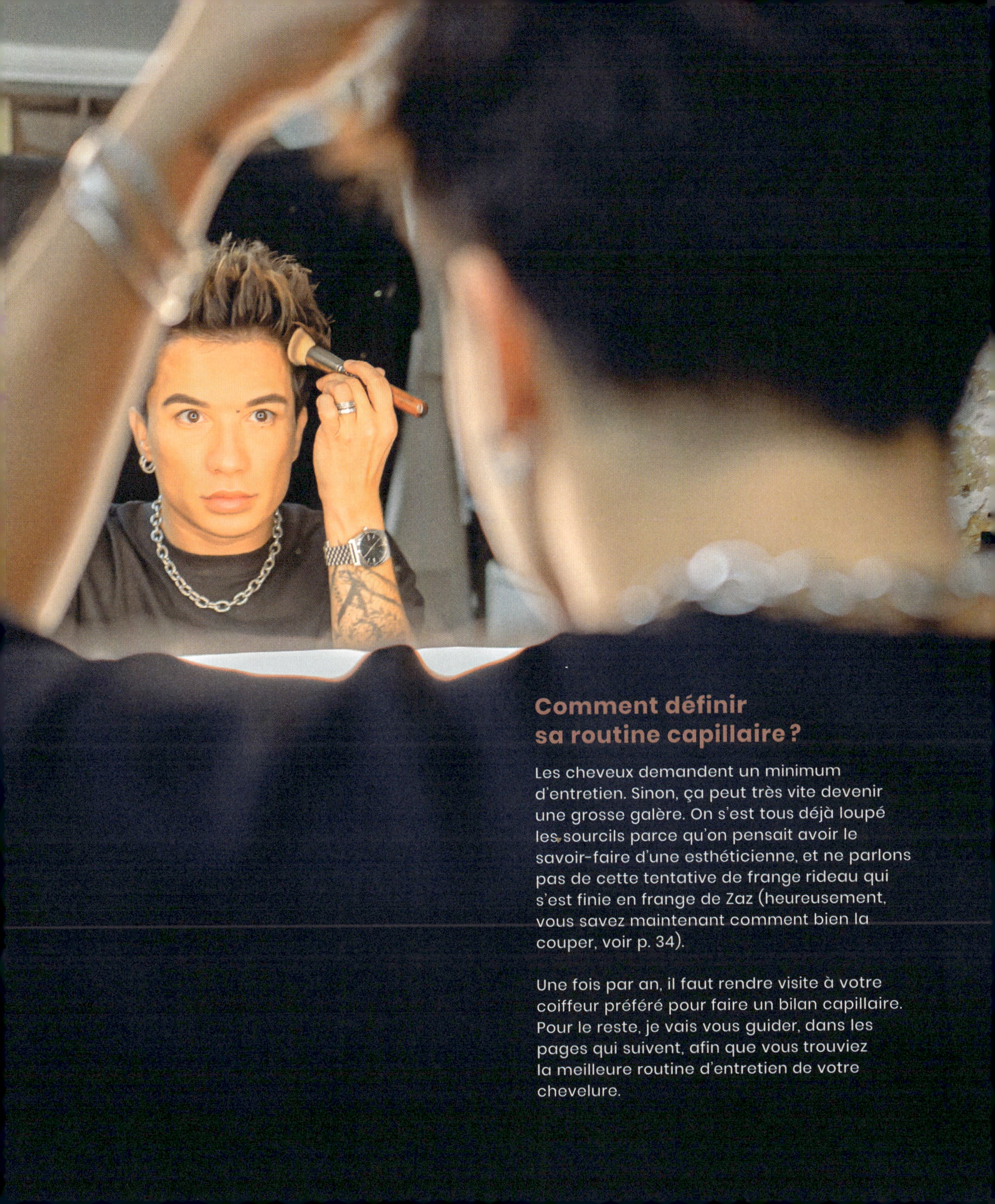

Comment définir sa routine capillaire ?

Les cheveux demandent un minimum d'entretien. Sinon, ça peut très vite devenir une grosse galère. On s'est tous déjà loupé les sourcils parce qu'on pensait avoir le savoir-faire d'une esthéticienne, et ne parlons pas de cette tentative de frange rideau qui s'est finie en frange de Zaz (heureusement, vous savez maintenant comment bien la couper, voir p. 34).

Une fois par an, il faut rendre visite à votre coiffeur préféré pour faire un bilan capillaire. Pour le reste, je vais vous guider, dans les pages qui suivent, afin que vous trouviez la meilleure routine d'entretien de votre chevelure.

TROUVER LE SHAMPOING QUI VOUS CONVIENT

Dans votre alimentation, on vous conseille de varier les plaisirs. Vous ne mangeriez pas toute l'année des courgettes avec de la dinde, sinon vous manqueriez de nutriments essentiels. Pour les cheveux, c'est la même chose, il faut les nourrir en alternant les produits, car ils ne sont pas dans le même état toute l'année. N'ayez pas peur d'en tester de nouveaux. Au **chapitre 1**, vous avez fait un état des lieux, il est temps de reprendre votre fiche diagnostic et de regarder de quoi vos cheveux ont besoin.

Attention au marketing !

Avant toute chose, un rappel s'impose. Faites attention au marketing abusif : que celles qui croient avoir déjà acheté un shampoing racines grasses et pointes sèches lèvent la main ! Tiens, vous avez levé la main. Mais enfin, réfléchissez ! Comment un shampoing, en moussant, peut se dire : « Là, c'est les racines, je vais les dégraisser, là, c'est les pointes, je vais les hydrater » ? Un shampoing ne réfléchit pas, comme vous quand vous l'avez acheté. Dans le meilleur des cas, il hydratera et vous aurez les racines un peu grasses, au pire, il lavera bien les cheveux et vous aurez les pointes sèches.

Laver et hydrater ses cheveux

Voici une astuce qui va vous faciliter la vie. Au risque de vous paraître absurde, je vous donne la définition d'un shampoing : c'est un produit qui nettoie les impuretés des cheveux. Le soin, lui, est dédié à l'hydratation.

Si vous devez vous limiter à deux produits de base, mieux vaut opter pour un shampoing doux basique, qui va laver, puis investir dans un soin hydratant. Si vous avez les cheveux abîmés ou desséchés, ne misez pas tout sur les démêlants ni sur les après-shampoings, car comme leur nom l'indique, ils ne sont que des démêlants et des après-shampoings. Attention, lorsque vous appliquez un soin, souvenez-vous que vos racines sont neuves, puisqu'elles viennent de pousser, elles n'en ont pas besoin !

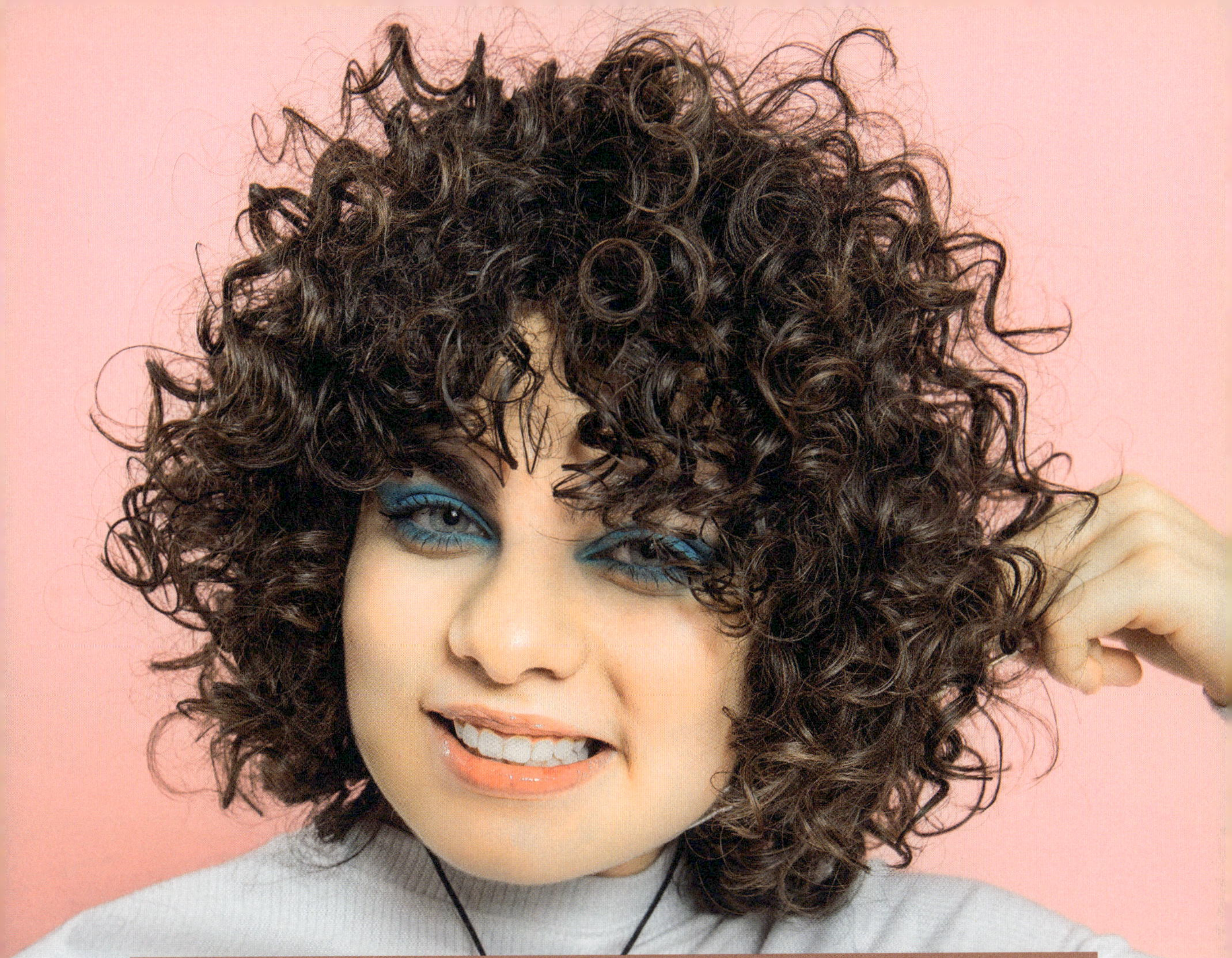

Quel shampoing choisir ?

Vous l'aurez compris, pour trouver le shampoing idéal, selon les saisons, vous allez devoir tester différents produits, mais quelques règles s'imposent.

- Si vous avez les cheveux qui graissent vite, **utilisez un produit doux sans agent hydratant qui vous permettra d'espacer vos lavages.** Exemple, le shampoing à la pulpe de cédrat de Klorane®

- Si vous avez les cheveux secs, **utilisez un shampoing spécifique pour cheveux sensibilisés, cela rééquilibrera votre fibre capillaire.** Exemple, le shampoing Replenish Cleanser d'Authentic Beauty Concept®

- Si vous avez les cheveux frisés, **il existe des gammes spéciales pour tout type de frisure qui contiennent beaucoup moins d'agents détergents et adaptées.** Exemple, le shampoing hydratant True texture de Mizani®

LE SOIN EST VOTRE MEILLEUR AMI

Ne pensez jamais que vous n'avez pas besoin de soin.
C'est la crème de jour de vos cheveux.

Une fois sur deux

Je vous conseille d'appliquer un soin au moins une fois tous les deux shampoings. Vous en trouverez sûrement un qui soit adapté à votre chevelure. Il y en a pour les cheveux colorés, pour booster le volume et pour les hydrater. Si vous avez les cheveux secs, optez pour un soin hydratant, si vous voulez des boucles bien dessinées, trouvez un soin adéquat.

Le soin se pose sur des cheveux essorés. Essorés ne veut pas dire trempés. Je vous vois déjà sous la douche, grelottante et pressée d'en finir, appliquer votre soin sur des cheveux qui gouttent encore, puis le rincer à la va-vite. Vous n'appliqueriez pas une crème sur une peau mouillée. *Idem* pour le soin ! Ça doit être un moment de détente, une pause de quelques minutes… Je vous l'ai dit, aimez-vous, prenez du temps pour vous !

Astuce

Prévoyez une petite serviette près de la douche afin d'essorer vos cheveux pendant 30 secondes et enlever le surplus d'eau. Ensuite, appliquez généreusement le soin sur les longueurs et les pointes. Démêlez à l'aide de vos doigts, en commençant par les pointes et en remontant vers la longueur pour éviter de tasser les nœuds. Évitez le peigne, car il ramène le soin vers les racines, or on ne veut pas qu'elles graissent. Laissez poser pendant que vous vous savonnez, ainsi, vous n'aurez pas l'impression d'attendre toute nue sous la douche.

À fuir !

Soyez exigeante, il s'agit de votre tête ! Regardez bien l'étiquette. Fuyez les produits contenant du paraben et du silicone qui feront barrière à votre coiffage. Le silicone enrobe les cheveux, il donne l'impression qu'ils sont forts et brillants, mais en fait il les masque et les empêche de respirer. C'est comme mettre du maquillage sur une peau abîmée. De plus, le paraben est un perturbateur endocrinien, on essaie donc de s'en tenir éloigné ! Attention aussi aux sulfates, qui peuvent entraîner des démangeaisons ou des rougeurs s'ils sont en trop grande quantité et s'ils ne sont pas associés à d'autres tensio-actifs doux.

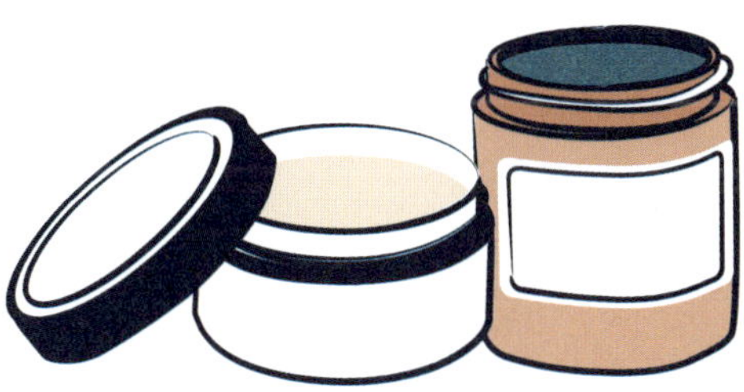

Do / Don't

LE COCOONING DU CHEVEU

DON'T Quand vous posez un soin, ne démêlez pas vos longueurs avec un peigne, car vous allez déposer l'excédent de crème sur vos racines et vous aurez les cheveux très gras.

DO N'hésitez pas à acheter une charlotte. Ça fait mamie, mais c'est un catalyseur, le soin pénètre plus facilement et c'est plus confortable puisqu'elle tient facilement sur la tête, tel un cocon.

DON'T Cessez de faire deux shampoings par lavage. Vous n'êtes pas prof d'équitation ni vendeuse de frites, un seul suffit. Vous éviterez les excès de sébum et autres tracas.

DO Vous avez les cheveux trop secs et ils se rebellent après le shampoing. Essayez de temps à autre de les laver seulement avec le soin. Il va désodoriser la chevelure tout en gardant sa souplesse.

DON'T Arrêtez de lessiver vos longueurs. Shampouinez votre crâne, et la mousse, en coulant, les nettoiera et laissera une légère pellicule de sébum, qui constituera une couche protectrice sur vos cheveux. Avez-vous déjà remarqué que vos cheveux sont bien mieux un jour après votre shampoing? C'est parce qu'ils sont équilibrés par le sébum.

POUR DES CHEVEUX BIEN HYDRATÉS

Comme la peau retient bien le maquillage quand elle est hydratée, les cheveux retiennent mieux la couleur s'ils sont hydratés. Il faut donc leur porter une attention toute particulière si vous faites des colorations.

Trois façons d'hydrater

Partez du principe qu'après chaque shampoing, il faut immédiatement hydrater ses cheveux, au même titre qu'on devrait toujours mettre de la crème hydratante après la douche. Pourquoi ? Parce que depuis qu'on utilise des eaux traitées et riches en calcaire, celles-ci agissent comme un détergent. En complément, le cheveu est décapé par les frottements du shampoing. N'oubliez surtout pas cette étape : soit après le lavage, avec un baume hydratant qui se rince, soit avant le brushing, avec un sérum ou un spray sans rinçage, soit après le brushing, avec une huile sèche à appliquer sur les longueurs. Je vous conseille l'Huile prodigieuse de Nuxe®, qui s'adapte à tout type de cheveux ou l'Huile à la figue de barbarie, de Typology®. Plus abordable, l'Huile sèche de Melvita®.

Un résultat dès les deux premières semaines

Je ne le dirais jamais assez, en observant vos cheveux, vous verrez s'ils vont bien ou mal. Souvenez-vous que la meilleure experte, c'est vous. Vous vous observez, vous vous connaissez. Lorsque vous utilisez un soin, attendez deux semaines avant d'apprécier le résultat. S'il n'y a pas d'amélioration, changez de soin, la vie est trop courte pour avoir des cheveux moches ! Le soin est bon si vous constatez que vos cheveux sont plus doux et qu'ils ont un aspect aérien. Dans ce cas, bravo, votre cheveu est bien hydraté et, en bonus, il est plus facile à coiffer.

Pour le soin comme pour le shampoing, veillez à la composition du produit et au temps de pose.

Bon plan

Vous êtes en panique parce que votre salon de coiffure est fermé et que vous ne pouvez pas vous réapprovisionner en produits. Pensez aux grossistes pour les coiffeurs, ils se multiplient un peu partout en ville. Vous y trouverez tous les produits utilisés par les professionnels et vous aurez accès, à moindre coût, à la qualité des soins de votre coiffeur. Si vous payez un peu plus cher en salon, c'est parce qu'on vous donne en plus les conseils adaptés à chaque produit !

Pourquoi utiliser un sérum ?

Sous forme de crème ou plus souvent d'huile, le sérum sert à gainer les cheveux, à leur donner de la brillance. On l'utilise après avoir séché et coiffé ses cheveux pour un finish impeccable.

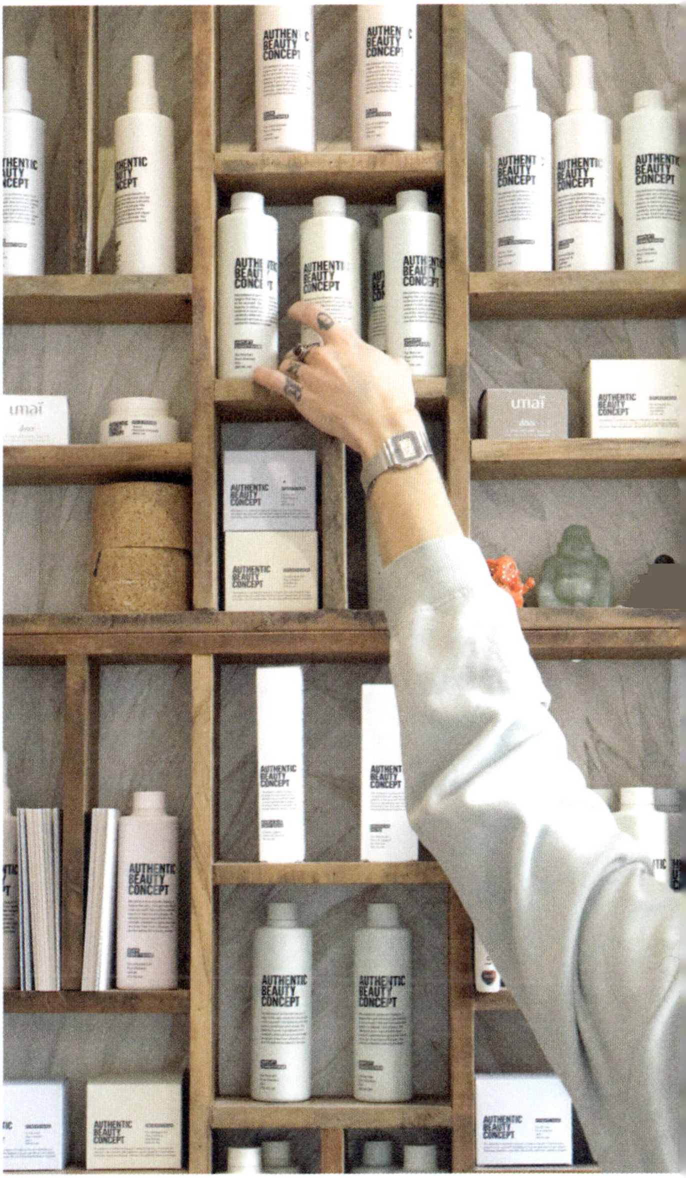

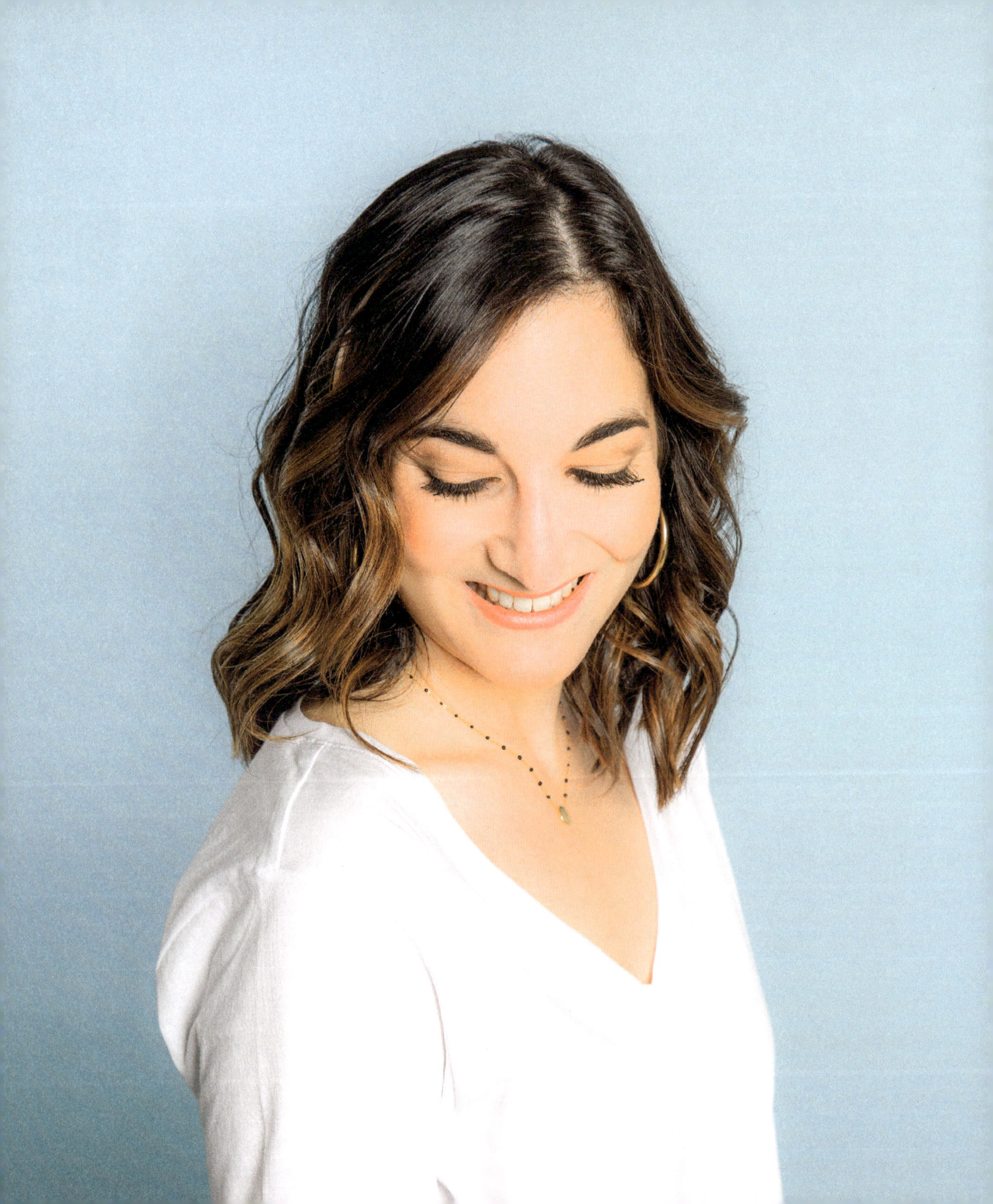

Vrai / Faux

LES EFFETS DU SOIN

Le soin aplatit vos cheveux.
FAUX Le soin n'aplatit pas les cheveux, c'est la manière de l'appliquer qui peut produire cet effet. Il faut le mettre uniquement sur les longueurs et surtout bien le rincer. Et, bien sûr, utiliser le soin qui correspond à la nature de vos cheveux, d'où l'importance d'être conseillée par un professionnel.

Le soin empêche les cheveux de boucler.
FAUX Un soin n'altère pas la boucle si vous savez le choisir. N'utilisez surtout pas de soin pour cheveux rebelles, qui ont tendance à les aplatir, alors que vous voulez une coiffure tonique ! Un soin pour cheveux bouclés respectera la forme de vos boucles. Ils demandent une hydratation et une recherche avancée, je ne préconiserai donc pas de soin maison. Fiez-vous aux laboratoires experts !

L'après-shampoing est un soin.
FAUX Il aide à démêler, mais il ne faut pas l'utiliser comme un soin.

On peut fabriquer un soin maison.
VRAI Vous trouverez tous les ingrédients dans votre cuisine. Et je vais vous donner tout de suite quelques recettes (voir pages suivantes).

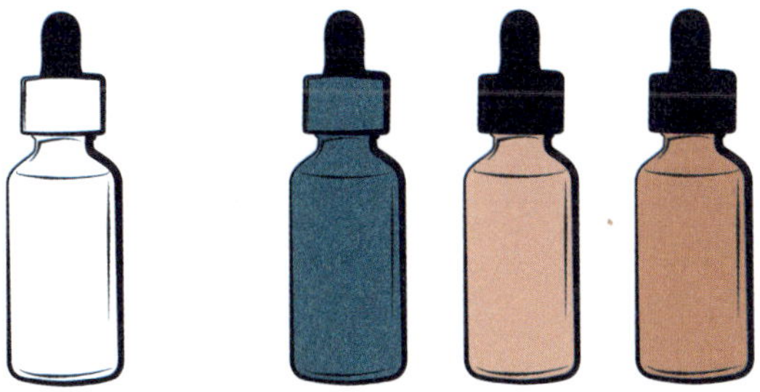

SOINS MAISON

Vous préférez opter pour les recettes de grand-mère pour embellir votre tête ? Bonne nouvelle, à partir d'ingrédients puisés dans vos placards et votre réfrigérateur, vous allez facilement concocter un soin maison. Veillez à bien respecter les doses et le temps de pose !

Pour les cheveux secs, en manque de brillance

1 cuil. à soupe d'huile d'olive
1 avocat bien mûr
1 œuf

Mélangez l'avocat, l'œuf et l'huile d'olive. Appliquez sur les longueurs, laissez poser 30 minutes. Lavez-vous les cheveux comme d'habitude.

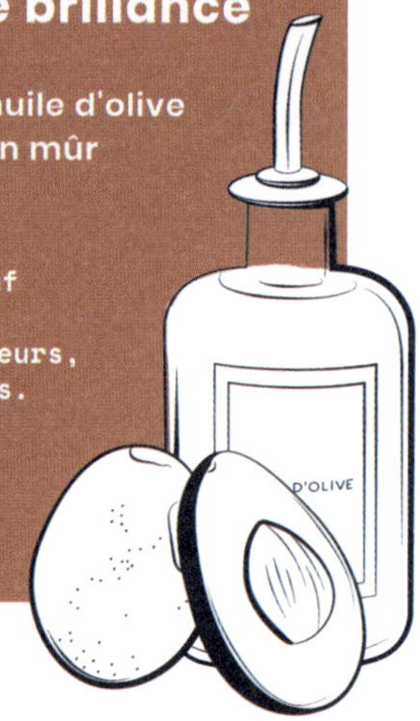

Pour des cheveux ternes, qui ont besoin de vitalité

1 cuil. à soupe d'huile d'olive
1 œuf

Mélangez l'œuf et l'huile d'olive. Appliquez sur les longueurs et laissez poser 30 minutes. Lavez-vous les cheveux comme d'habitude (bon, pour celles qui n'ont pas compris, un simple rinçage ne suffit pas, il faut faire un shampoing !).

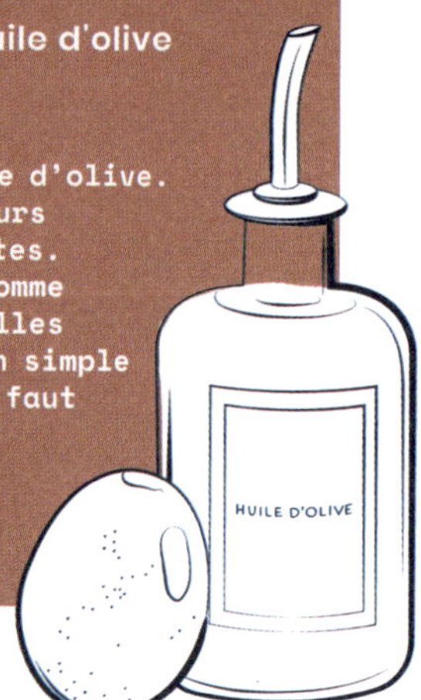

Pour les cuirs chevelus irrités, en excès de sébum

le jus d'un citron
1 jaune d'œuf

Mélangez le jaune d'œuf et le jus de citron. Appliquez sur votre crâne et laissez poser 45 minutes. Lavez-vous les cheveux comme d'habitude.

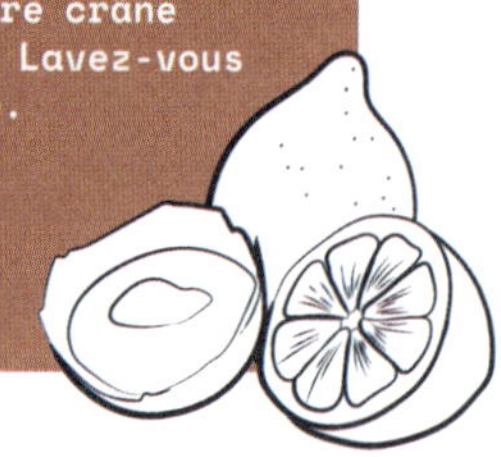

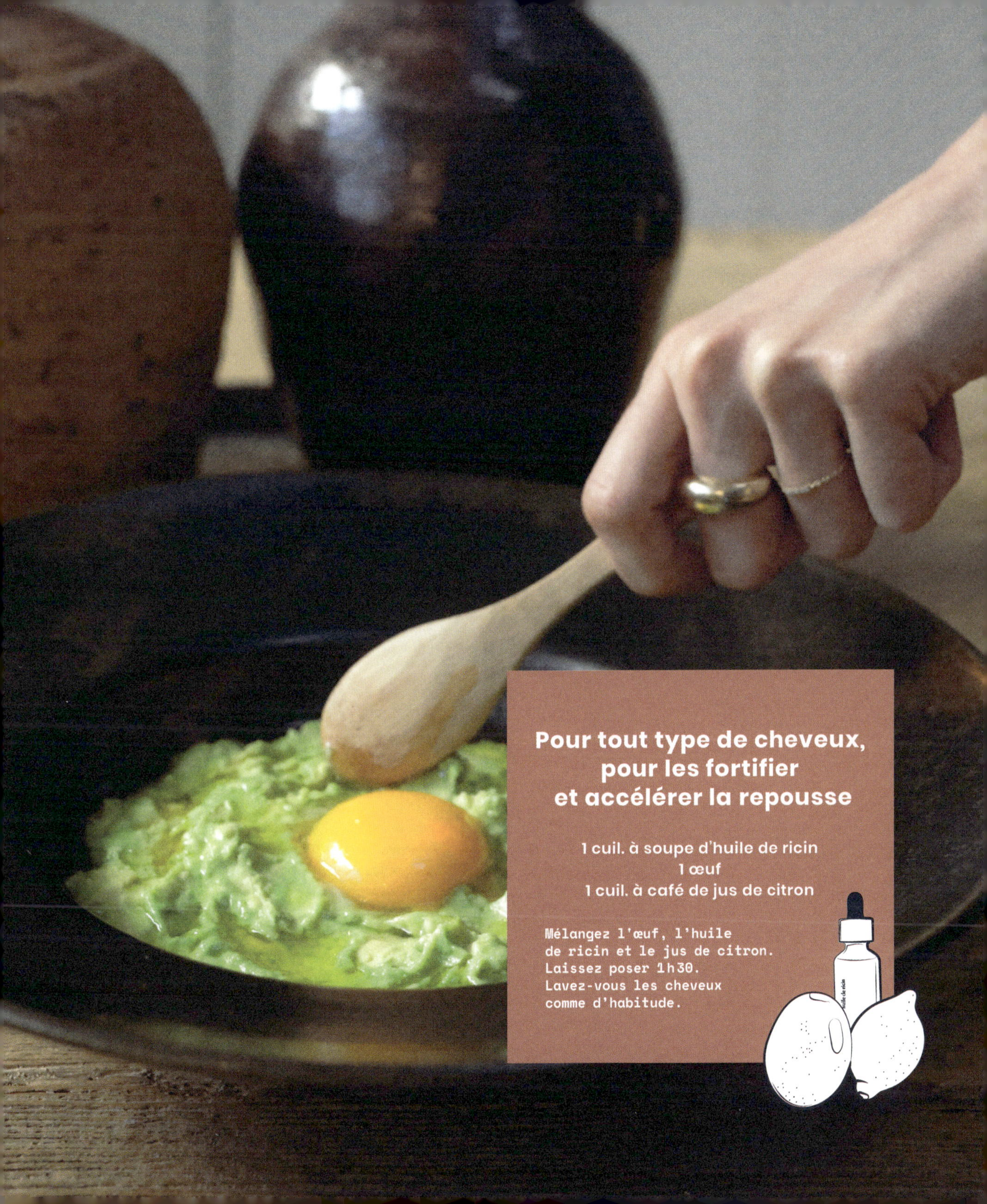

Pour tout type de cheveux, pour les fortifier et accélérer la repousse

1 cuil. à soupe d'huile de ricin
1 œuf
1 cuil. à café de jus de citron

Mélangez l'œuf, l'huile de ricin et le jus de citron. Laissez poser 1h30. Lavez-vous les cheveux comme d'habitude.

RESPECTER ET ENTRETENIR SA CHEVELURE

Le démêlage est une tâche parfois désagréable, mais obligatoire pour avoir une chevelure de rêve. Apprenez à peigner, à brosser et à sécher vos cheveux sans les agresser.

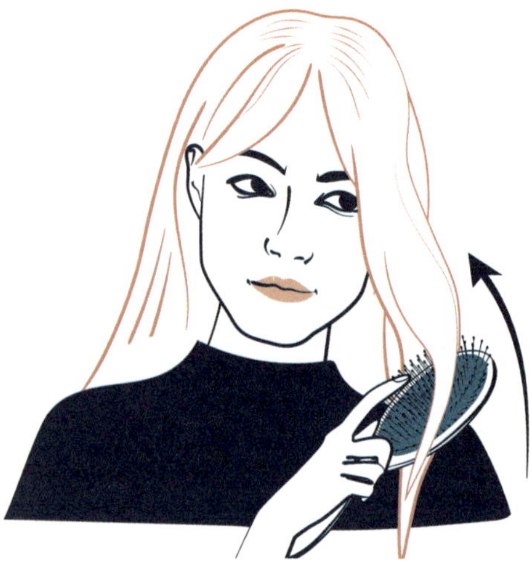

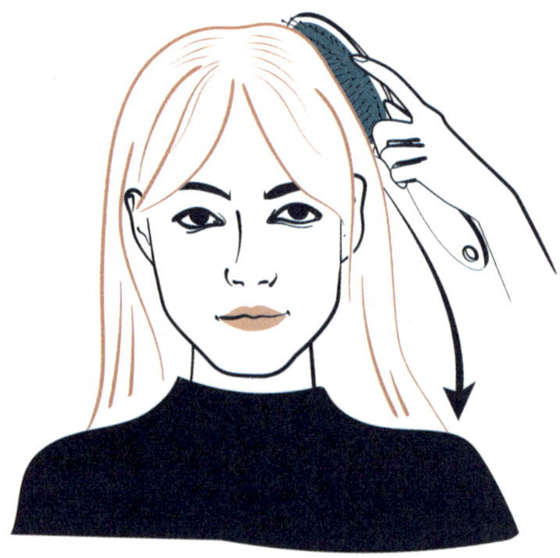

Démêler

Conseil : cessez de vous arracher les cheveux en tirant de la racine vers la pointe, car vous tassez les nœuds, vous les serrez et c'est pire. Démêlez de la pointe vers la racine en procédant par étapes. Vous verrez, ça ne fait pas mal et la masse capillaire restera sur votre tête au lieu de passer sur la brosse. Ce sera beaucoup moins traumatisant pour votre cuir chevelu.

Brosser

Tout comme pour les shampoings (et l'alcool !), n'abusez pas du brossage, cela casserait le mouvement naturel du cheveu. Vous connaissez cette maxime, quand il y a de l'abus, il n'y a plus de plaisir !

Conseil : brossez-vous les cheveux après le shampoing (après le soin, puisque maintenant vous en ferez un systématiquement) et n'y touchez plus !

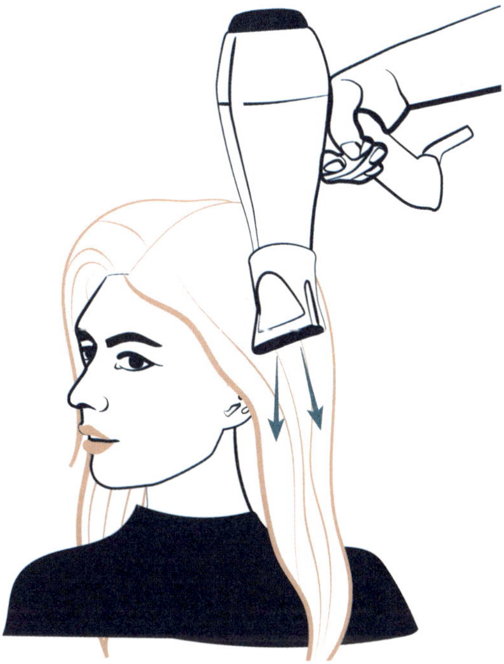

Sécher

Avant de prendre votre sèche-cheveux, essorez votre tête dans une serviette, mais ne frictionnez pas, vous risqueriez de fragiliser les cheveux. Quand vous séchez, procédez par zones. Tenez le séchoir à 5 cm des racines pour ne pas les abîmer et soufflez toujours dans le sens des cheveux, des racines vers les pointes, pour fermer les écailles. Souvenez-vous que la méthodologie est votre meilleure amie.

Entretenir sa coupe

Chaque coupe mérite un entretien différent.

- Si vous avez les cheveux très longs avec un léger dégradé, vous pourrez tenir jusqu'à six mois sans aller chez le coiffeur : pratique pour les fainéantes ! Au-delà, vous ne pourrez rien en faire, car ils seront trop lourds et ce sera la *lose*.
- Si vous avez un carré aux épaules allez-y tous les trois mois. Quand il dépasse une certaine longueur, il se place mal et les cheveux rebiquent en tous sens.
- Si vous avez une coupe courte elle garde son style et sa modernité à condition d'être très bien entretenue. N'attendez donc pas plus d'un mois et demi pour aller chez le coiffeur, sinon vous ressemblerez à Claude François.
- Si vous avez les cheveux longs et mi-longs je vous dirais de faire un check-up tous les trois mois en moyenne pour garder une coiffure idéale.

Si vous vous laissez pousser les cheveux

Il n'y a pas de secret, vous ne devez pas aller chez le coiffeur à tout bout de champ, car vous savez ce qu'on dit, les coiffeurs aiment couper, et c'est vrai ! Mais ce conseil ne s'applique qu'à celles qui s'hydratent les cheveux. Si vous ne les entretenez pas, il faudra passer par la case salon tous les six mois, car vos fourches devront être coupées. Je vous dirais de faire un check-up tous les trois mois en moyenne pour garder une coiffure idéale.

S.O.S., J'AI DES PELLICULES

Vous vous préparez pour votre rendez-vous galant et vous n'arrêtez pas de vous passer la main dans les cheveux comme pour impressionner votre Jules, vous vous regardez dans le miroir, et paf, vous voyez qu'il a neigé !

Pas de panique !

Vous avez des pellicules, mais vous n'êtes pas la seule. Il y a plusieurs causes possibles, c'est pourquoi il est conseillé d'aller voir un dermatologue pour essayer d'en trouver l'origine.

- Les raisons les plus fréquentes sont **le stress et la fatigue**. Eh oui, mesdames, vos nuits courtes, votre patron n'arrête pas de vous embêter, vos enfants en pleine crise d'adolescence et votre mari vous agace pour un oui ou pour un non (sans compter sa mère qui vous appelle de plus en plus souvent pour débattre de tout et de rien)... Vous êtes au bord du burn-out et votre cuir chevelu vous le fait payer ! Essayez de vous reposer, d'écouter votre corps, posez-vous, faites quelques shampoings purifiants (mais sans excès) et vous verrez que ça ira mieux.

- Si vous sentez que votre cuir chevelu est sec, c'est peut-être parce que **vous vous lavez trop fréquemment les cheveux** et que votre tête n'a pas le temps de se réhydrater.

- Vous souffrez peut-être d'**eczéma du cuir chevelu** *(des champignons comme le malassezia ou le pityriasis)* avec des pellicules jaunes et plutôt grasses : filez chez un dermato !

SOINS MAISON

Des techniques antipelliculaires naturelles

1. En cas d'eczéma : mélangez 1 goutte d'huile essentielle de palmarosa dans votre dose de shampoing. Répétez 2 fois par semaine pendant 2 semaines.
2. Par la suite, vous pouvez faire des cures de 2 semaines d'huile essentielle d'arbre à thé (Tea Tree), pour son effet antifongique, ou d'huile essentielle de géranium, souvent présente dans les shampoings, avec des effets anti-inflammatoires, ou encore de bois de rose, avec son effet régénérant. Là encore, 1 goutte dans votre shampoing suffit.
3. Une technique de grand-mère bien connue : massez votre cuir chevelu avec du vinaigre de cidre et laissez poser une demi-heure avant de faire un shampoing.

L'ALOPÉCIE

L'alopécie est la chute des cheveux. Elle peut être totale ou partielle, temporaire ou permanente. Il existe plusieurs causes à cette perte. Lors d'une émission « Incroyables Transformations », nous avons reçu une personne qui nous a tous bouleversés. Elle s'appelait Laura et souffrait d'une alopécie totale (cheveux, sourcils, cils). Ça lui est tombé dessus comme ça.

L'HISTOIRE DE LAURA

Laura était désespérée, elle se cachait. Elle ne l'assumait pas devant son mari, ça les a éloignés. Elle mettait des perruques commandées sur Internet au lieu d'aller chez un perruquier. Elle avait des perruques noires sur une peau de rousse. Il a fallu qu'elle prenne du recul, qu'on lui montre qu'elle pouvait porter des cheveux plus clairs. On lui a appris à aller voir une prothésiste capillaire. Il lui fallait essayer, porter de vrais cheveux et non du synthétique, trouver la bonne teinte. Et puis elle s'est révélée, elle a repris confiance en elle, elle était sublime lors de la séance photo.

Les causes de l'alopécie

- La plus courante est **l'alopécie androgénétique**, qui touche aussi bien les hommes que les femmes (environ une femme sur quatre). Le cheveu se raréfie et donne un aspect clairsemé. Cette alopécie est due à la sensibilité des follicules pileux aux hormones androgènes, qui accélèrent le cycle de vie des cheveux.
- Les **cheveux crépus** sont souvent sujets à **l'alopécie de traction**, lorsqu'ils sont soumis à des coiffures qui nécessitent de tirer sur les cheveux et sont pratiquées de façon répétée pendant toute la vie. Cela endommage les cheveux et mène à une perte progressive.
- **La pelade est une pathologie auto-immune**, qui peut apparaître sous forme de plaques.

Source : laresseassociation.com, association pour les femmes atteintes d'aalopécie.

Un geste libérateur

Une possibilité : tout raser ! Pour certaines femmes, même si c'est une étape difficile, se raser la tête peut devenir un geste libérateur. C'est très joli quand c'est assumé avec de beaux bijoux et un beau look.

Lorsqu'on n'assume pas ce geste, on peut voir un perruquier, il vaut mieux être bien conseillé.

L'IMPACT DES HORMONES ET DES MALADIES

Les cheveux sont comme nous, sensibles aux aléas de la vie, aux émotions et aux changements de régime de nos hormones.

Les cheveux et la maladie

Les différents traitements médicaux, la fatigue, les chocs émotionnels, un dérèglement de la thyroïde ou encore les changements hormonaux peuvent bouleverser la nature de vos cheveux. Ne paniquez pas, vous n'êtes pas un cas isolé. Le cheveu varie souvent. Il peut devenir frisé, mousseux, plus fin… Cela ne change en rien votre beauté ni votre féminité. Vous êtes là, vous êtes en vie, c'est le plus important, peu importe la nature de vos cheveux !

Il y aura toujours une technique de coupe ou un produit pour vous sublimer.

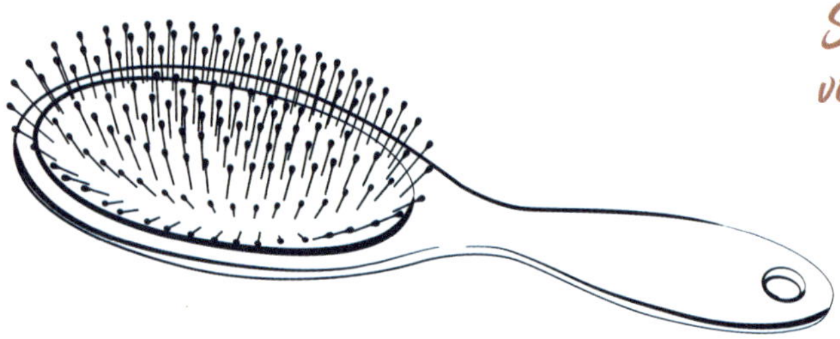

Après la grossesse

Préparez-vous les filles, le post-partum, c'est la loterie ! N'avez-vous pas ragé devant la copine de la bande qui, après avoir accouché, avait des cheveux encore plus beaux, alors que vous les perdiez par poignées et ressembliez au Père Fourras quand vous ne faisiez pas de brushing ! Les hormones, c'est tellement compliqué après l'accouchement…

Vous pouvez opter pour des compléments alimentaires ou mettre un peu d'huile de ricin dans votre shampoing, mais ne vous attendez pas à un miracle du jour au lendemain. Vous venez de donner la vie, votre bébé a pris une part de votre beauté et votre corps a besoin de plusieurs mois pour se remettre.

Soyez patiente, vos cheveux vont retrouver éclat et vitalité !

LES CHEVEUX DES ENFANTS

On ne badine pas avec les soins capillaires des jeunes enfants, voici quelques règles à respecter.

Un shampoing pour bébé

Il faut absolument utiliser des shampoings doux et spécifiques pour les bébés, et ne pas utiliser le vôtre qui serait trop agressif. Les shampoings à la camomille, aux propriétés anti-inflammatoires, diminuent les croûtes de lait et apaisent le crâne. Et bien sûr, utilisez une brosse toute douce pour bébé.

Tant que votre enfant n'est pas entré dans l'adolescence, période des fameux cheveux gras, il peut continuer à se servir d'un shampoing doux.

L'âge de la première coupe

Mesdames, votre enfant va bientôt souffler sa première bougie et ses cheveux de bébé sont tombés pour laisser place à des cheveux un peu plus épais. Vous vous demandez s'il est temps de lui faire rencontrer votre coiffeur. Sachez qu'il n'y a pas d'âge conseillé pour une première coupe. Pour savoir quand il devra passer entre les mains d'un coiffeur, vous n'avez qu'à l'observer. Si ses cheveux commencent à le gêner, devant ses yeux ou dans la nuque, prenez rendez-vous. Avant cela, ça ne sert absolument à rien de toucher à la chevelure de votre progéniture, d'autant plus que les bébés régulent leur température par la tête, donc si vous coupez trop, ils auront froid.

Mon enfant pleure chez le coiffeur

Oui, c'est courant. Cela peut être très anxiogène pour un enfant, il y a le bruit des sèche-cheveux, les odeurs, il faut lui expliquer ce qu'il va se passer, lui présenter comme un jeu. Quand ils viennent, je fais semblant de me couper les cheveux en disant : « Oh lala, c'est génial ! » Après, je fais semblant de leur couper les cheveux, comme ça, ils peuvent bouger et voient que ça ne fait pas mal, et une fois qu'ils sont à l'aise, je coupe. Il faut aller vite, car la fenêtre de concentration n'est pas énorme !

Couper soi-même les cheveux des jeunes enfants

Après la honte qu'il vous a fichue la dernière fois, vous n'osez plus aller en salon, et vous voulez faire la coupe vous-même ! Lavez-lui les cheveux, laissez-les sécher naturellement, sans souffler. Une fois qu'ils sont secs et bien remontés, avec leur mouvement naturel, coupez là où ça touche à son confort, où ça le gêne – le plus souvent, la nuque et la frange. Et la prochaine fois, pour égaliser tout ça, retour à la case salon.

BIEN CHOISIR SON COIFFEUR

Le choix du coiffeur est primordial, car il va devenir votre atout séduction, mais aussi votre psy, votre confident, bref, votre meilleur ami pour les années à venir. Il sera là pour sublimer vos victoires, et surtout pour rendre jalouses toutes vos copines. Et souvenez-vous qu'on se retournera toujours sur une femme bien coiffée et moyennement habillée alors que l'inverse, pas du tout !

La coiffure entoure votre visage, elle est donc un élément très important de votre apparence.

Astuce

Apportez toujours des photos qui vous inspirent et une que vous détestez, je vous l'ai déjà dit, votre coiffeur doit se projeter et comprendre ce que vous aimez, car il ne vous connaît pas (voir p. 38-39).

Savoir observer

- Quand vous allez chez le coiffeur sur un coup de tête et que vous prenez rendez-vous un samedi, en plein rush, et qu'il y a de la place, c'est que ce coiffeur n'est pas prisé. Désolé pour les salons vides, mais c'est vrai ! S'il y a de l'attente, c'est souvent bon signe.
- Observez aussi ce qu'il se passe dans le salon. Si les coiffeurs sont débordés, ou s'ils tirent la tronche, levez-vous et partez avant d'assister à un massacre capillaire.
- Si le coiffeur, face à vous, a su lui-même se mettre en valeur, il saura vous révéler. Je refuse toujours de me faire coiffer par une personne qui n'a rien fait pour se rendre jolie.
- Par ailleurs, si un coiffeur manque d'assurance et donne l'impression de chercher quelque chose dans vos cheveux en les touchant, fuyez ! Un coiffeur sûr de lui sait tout de suite ce qu'il vous faut. Il vous observe et ne se trompera pas.

Vous méritez qu'on vous regarde, si ce n'est pas le cas, ce salon n'est pas fait pour vous.

Ne devenez pas la victime de votre coiffeur !

La meilleure experte sur vous, c'est vous. Écoutez votre petite voix, car souvent, vous avez raison, ne soyez pas passive. Votre coiffeur est un expert du cheveu, certes, mais il ne sait pas qui vous êtes. Commencez par être honnête. Dites-lui ce qui vous inspire, ce que vous avez rencontré comme problématiques, dressez-lui un tableau précis, car, comme je l'ai dit, il va devenir votre meilleur ami. Vous pourrez ainsi faire évoluer votre style dans les meilleures conditions.

Tissez un lien de confiance avec lui

Cela a beaucoup d'avantages. Il vous donne tous ses tips et si un jour vous ne pouvez pas aller le voir, vous pouvez vous débrouiller sans lui. Une vraie relation de confiance, c'est ça !

Je n'ai aucun secret pour mes clientes, je les informe toujours des nouvelles tendances et je ne leur fais jamais la même chose, car j'aime les voir évoluer. Et surtout dès qu'elles s'absentent, elles savent ce qu'elles ont à faire pour éviter d'être coincées. La règle d'or consiste à tout se dire pour ne jamais avoir de mauvaises surprises.

Soyez attentive à l'accueil qu'on vous réserve

Quand on entre dans un salon de coiffure, on a souvent trois angoisses : ne pas être vue, ne pas être entendue et ne pas être comprise.

Vous dites bonjour et personne ne répond, ou pire, vous entrez et vous avez l'impression de déranger tout le monde. Vous ne savez pas où vous mettre et vous êtes mal à l'aise. Si cela vous arrive, repartez, et trouvez une nouvelle adresse. Sachez que vous méritez qu'on vous remarque, qu'on vous regarde, ce salon n'est donc pas fait pour vous. Vous devez vous aimer, et s'aimer, c'est ne pas tolérer ce genre de comportements.

L'une des choses les plus angoissantes quand on est face à n'importe quel professionnel, c'est que sous prétexte qu'il est expert dans son métier, il ne nous écoute pas. Il a certainement de très bonnes idées, mais vous n'êtes peut-être pas prête à envoyer valser votre ancien look. Vos goûts et vos couleurs ne se discutent pas.

Si le coiffeur n'est pas attentif à ce que vous dites, tournez les talons et allez voir ailleurs !

Apprenez à parler avec votre coiffeur

Votre plus grande peur, c'est souvent que le coiffeur ne comprenne pas vos demandes. Une chose est sûre, quand vous, vous voyez du blond, votre coiffeur voit un blond doré cuivré. Quand vous parlez de *tie and dye*, un professionnel peut penser à un balayage californien alors qu'un autre aura en tête une simple décoloration des pointes. Parfois vous aurez envie d'être brune, alors qu'il trouvera la couleur trop foncée et s'orientera vers un châtain foncé. Vous ne parlez pas le même langage, et selon sa culture et son expérience, rien ne sera pareil. Chaque personne a sa vérité, sa vision de l'esthétique et ses envies. Souvenez-vous de vos rendez-vous galants, parfois, le courant est passé immédiatement, parfois, vous aviez l'impression que la personne venait d'une autre planète.

Apportez des images

Nous sommes tous différents, il faut donc essayer d'être le plus précis possible et pour être sûrs de se comprendre, rien de mieux que des visuels. Et surtout, si le coiffeur fait une drôle de tête en voyant la photo, soyez très attentive : est-ce parce qu'il ne sait pas réaliser cette coupe ou est-ce qu'il pense que ça ne vous ira pas ? Essayez vite de percer le mystère pour éviter un suicide capillaire.

Mes tips de langage

- Ne confondez pas effilage et dégradé. L'effilage enlève de la matière. Le dégradé donne une impression de densité et de volume, ce n'est pas du tout la même chose. Un dégradé ne désépaissit pas. Si vous avez une impression de finesse, c'est que votre cheveu a été effilé.

- Non, le blond décoloré n'est pas une évidence. Il existe une multitude de blonds. Plutôt péroxydé à la Madonna ou plutôt naturel à la Gisele Bündchen? Beaucoup de clientes se plaignent, car elles veulent toujours un blond plus clair.

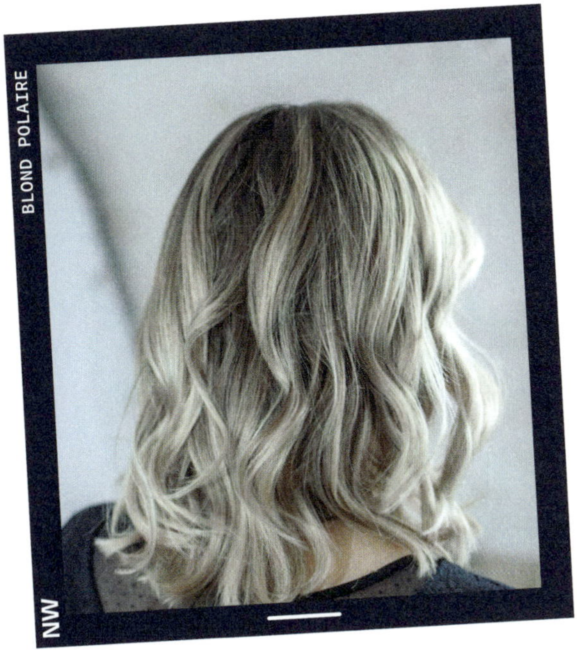

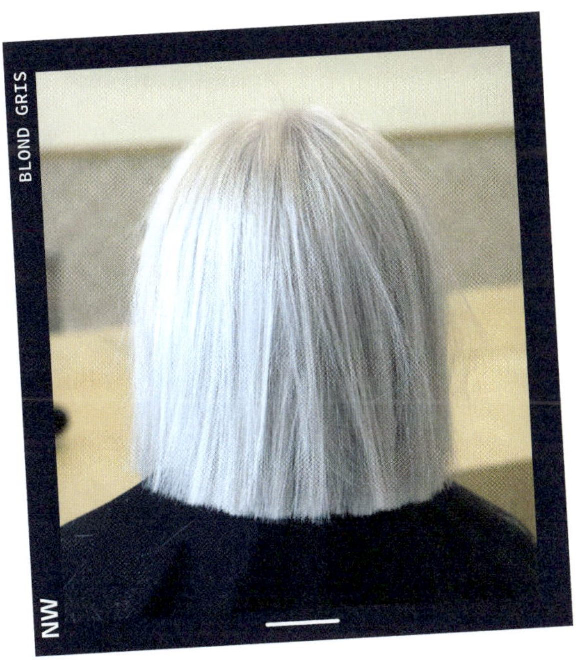

L'ANECDOTE DE NICOLAS

« Il y a quelques années, l'une de mes clientes régulières, qui avait un joli-balayage blond, est entrée dans le salon en me demandant un « blond gris ». J'étais sans doute trop sûr de moi ce jour-là, je n'ai pas demandé de photo pour voir ce qu'elle souhaitait, et j'ai donc fait, comme demandé, un gris. Quand j'ai rincé, elle s'est mise à pleurer, car c'était vraiment gris. Sur son téléphone, elle me montre alors ce qu'elle voulait : un blond polaire. Ce n'était pas du tout gris. J'aurais pu obtenir ce résultat avec un simple shampoing déjaunisseur. Il a fallu redécolorer pour retrouver son blond. Elle est ressortie du salon des heures plus tard, avec des cheveux plus abîmés qu'en entrant. Donc, attention au choix des mots, et surtout, n'oubliez pas de préparer des photos ! »

LA BEAUTÉ DES CHEVEUX PAR L'INTÉRIEUR

Pour avoir une belle peau, il faut boire beaucoup d'eau. Pour un bon système digestif, il faut manger des légumes. Pour l'énergie, il faut consommer des fruits. Et pour ne pas être stressé, on a besoin d'amour (non ?). Eh bien, pour avoir de beaux cheveux, il faut un peu de tout ça.

Une bonne alimentation pour de beaux cheveux

Si vous êtes stressée, fatiguée et que vous mangez mal, vos cheveux seront plats, gras et ternes. Qui n'a pas ragé en allant sur Instagram et en voyant toutes ces nanas hyper healthy avec des cascades de cheveux de rêve. Elles ne se nourrissent que de tartines d'avocat, de fruits bio et de boulgour. C'est un fait, si vous prenez soin de votre corps de l'intérieur en faisant attention à votre alimentation, vous serez en meilleure forme et vos cheveux aussi. Bien sûr, vous n'êtes pas obligée de tomber dans l'extrême et de devenir une influenceuse fitness, mais vous pouvez trouver un juste milieu. Voici les vertus de quelques aliments que vos cheveux apprécieront.

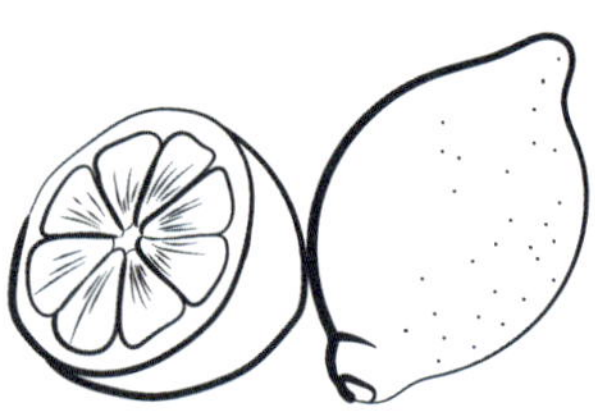

- **Le poisson :** les acides aminés contenus dans le poisson sont très bons pour la kératine des cheveux. Idéal pour consolider et fortifier les fibres capillaires.
- **Les céréales :** elles sont pleines de vitamine B et favorisent la croissance des cheveux, car elles stimulent le sébum. Idéal pour réguler les cheveux gras !
- **Les fruits et légumes :** ils sont riches en vitamine C et en antioxydants, qui aident à la protection des cheveux et luttent contre leur chute. Idéal pour garder les cheveux en bonne santé. Fraises, framboises, mûres, pruneaux… Régalez-vous !
- **Les algues :** elles contiennent des vitamines A, B, C et du zinc, qui favorisent la pousse des cheveux.

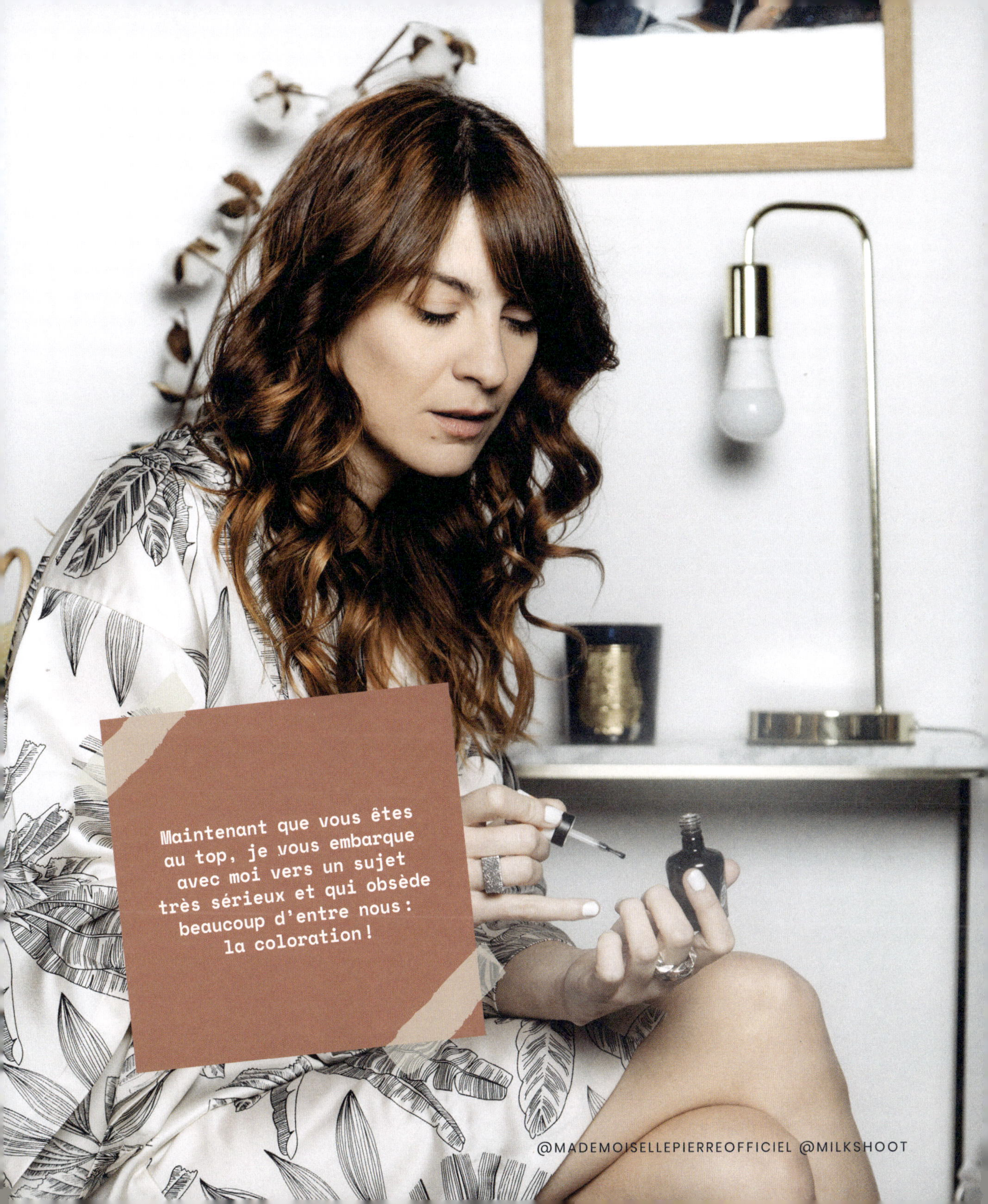

Maintenant que vous êtes au top, je vous embarque avec moi vers un sujet très sérieux et qui obsède beaucoup d'entre nous : la coloration !

@MADEMOISELLEPIERREOFFICIEL @MILKSHOOT

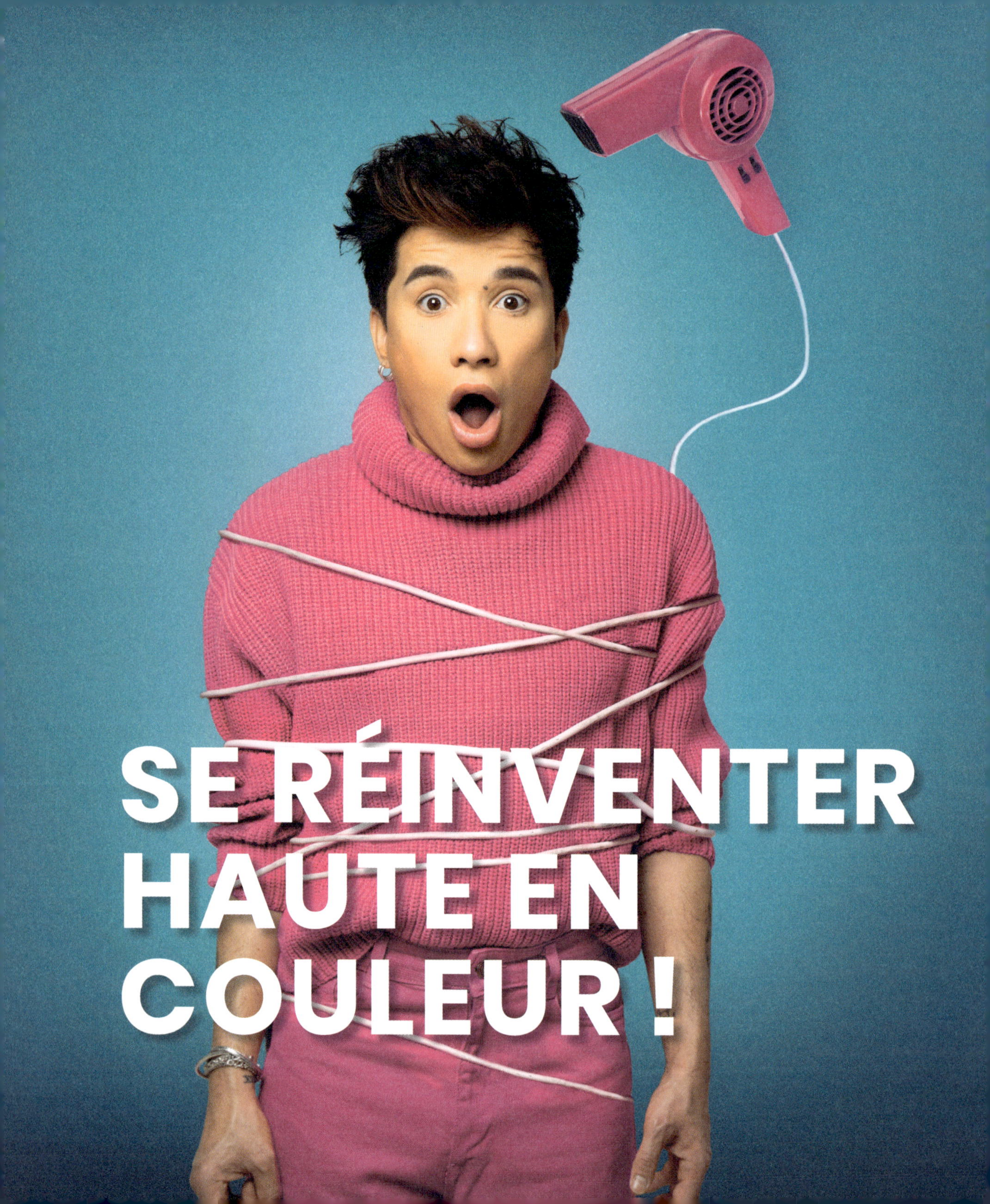
SE RÉINVENTER
HAUTE EN
COULEUR !

Un jour, vous vous réveillez avec l'envie d'une nouvelle tête et d'une nouvelle couleur. Ce n'est pas anodin, ça ne se fait pas en un claquement de doigts.

Un changement réfléchi

Il faut trouver la couleur juste, le bon coloriste ou la bonne marque de produit à utiliser. Il faut surtout avoir conscience que cette couleur, vous allez la porter quelques mois au moins, vous donc devez être sûre de votre coup. Prenez en compte qu'il sera aussi préférable de changer votre maquillage et votre look pour que cette transformation soit optimum. Et attention à ne pas abîmer vos cheveux.

Dans ce chapitre, je vais vous donner mes recettes pour une couleur magnifique. Suivez-moi !

LE GUIDE DE LA COLORATION

Avant de passer aux choses sérieuses, gardez en tête que chaque chevelure réagit différemment, que l'on soit foncée ou claire, le cheveu peut nous en faire voir de toutes les couleurs. Parfois, la couleur prendra rapidement et ne virera pas, parfois, il faudra plusieurs étapes pour arriver au résultat souhaité. C'est la vie !

Nos cheveux ont une carte mémoire

Sachez qu'aujourd'hui les avancées scientifiques nous donnent accès à des produits qui permettent toutes les couleurs possibles. Mais cela reste dangereux, ils peuvent déclencher des allergies. De plus, le cheveu garde le pigment en lui, il n'oublie rien. Si vous voulez changer de couleur après celle-ci, votre cheveu lui, n'oubliera pas ce que vous lui avez déjà fait subir, il a une carte mémoire.

Plus vous le colorez, plus vous abîmez cette carte mémoire, et moins la couleur tiendra.

Le jargon de la coloration

Avant de dévorer ce chapitre haut en couleur, vous devez à tout prix connaître le jargon de la colo, sinon vous serez perdue.

• Le ton sur ton ou coloration semi-permanente

Il s'agit d'une coloration à pH acide qui prend par transparence sur un cheveu souvent déjà traité, pour éviter qu'il soit chargé en pigments. Elle sert à foncer le cheveu. Vous pouvez en trouver en salon et dans le commerce. Il vaut mieux privilégier les grossistes, car ce sont des produits connus des coiffeurs. Si vous avez les cheveux blancs, la couleur ne prendra qu'à moitié. Mais il n'y a pas de démarcation lors de la repousse, car elle s'estompe au fil du temps.

• La coloration d'oxydation

C'est une coloration qui s'oxyde et pénètre le cheveu plus profondément. Elle prend le cheveu blanc à 100 % et peut éclaircir ou foncer. C'est la coloration qui demande le plus d'entretien, car elle modifie entièrement le cheveu. Vous ne pourrez pas récupérer votre couleur naturelle. La repousse des racines sera visible avec une démarcation claire...

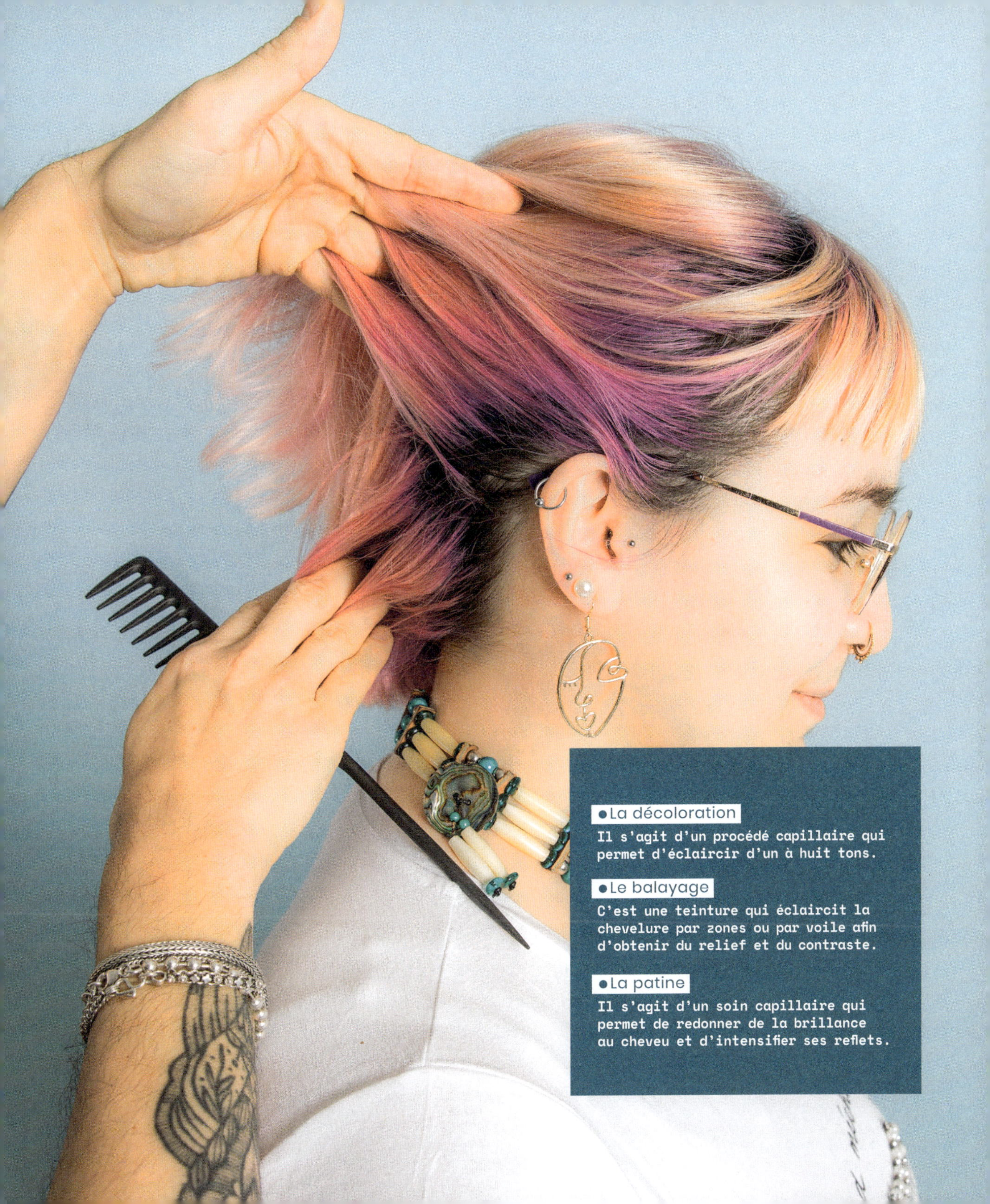

La décoloration

Il s'agit d'un procédé capillaire qui permet d'éclaircir d'un à huit tons.

Le balayage

C'est une teinture qui éclaircit la chevelure par zones ou par voile afin d'obtenir du relief et du contraste.

La patine

Il s'agit d'un soin capillaire qui permet de redonner de la brillance au cheveu et d'intensifier ses reflets.

AVANT DE VOUS LANCER

Avant toute chose, sachez que vous ne ferez pas une coloration de la même façon si vous avez les cheveux naturels ou s'ils sont déjà teints.

1. Vous avez votre couleur naturelle

Au chapitre 1, vous avez identifié votre couleur naturelle. Si c'est la première fois que vous colorez vos cheveux, souvenez-vous d'une chose, ils seront plus résistants et la couleur aura du mal à pénétrer.

Le mieux, quand on se lance, même à la maison, c'est de demander l'avis d'un professionnel. Changer de couleur est une opération délicate, il ne faut pas se tromper dans ses reflets.

Le processus de la coloration chimique

Les produits sont à base d'agents chimiques (ammoniaque et dérivés : éthanolamine, PPD[3], peroxyde d'hydrogène, résorcinol...). Ils contiennent une solution basique qui écarte les écailles des cheveux, puis oxyde et modifie la couleur, et une solution acide qui resserre les écailles après coloration.

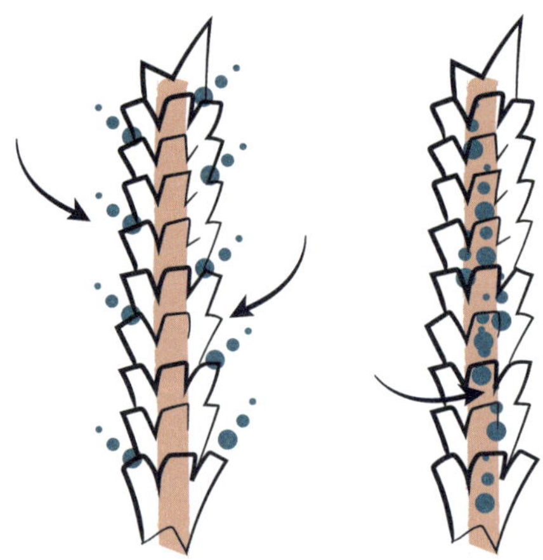

Les pigments naturels sont brûlés par oxydation et des pigments synthétiques viennent les remplacer.

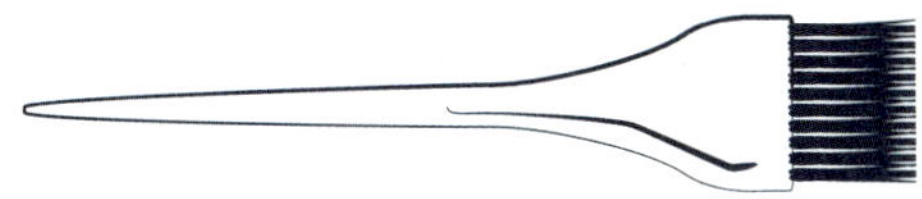

• Si vous décidez d'éclaircir

Il y a plusieurs manières de procéder, plus ou moins invasives. Il existe des colorations d'oxydation, qui donneront un aspect plus clair. Attention, plus vous éclaircissez, plus vous vous exposez à des reflets cuivrés ou dorés. Il vaut mieux éclaircir de deux à trois tons, au-delà, le résultat risque de paraître artificiel. Si vous visez une couleur encore plus claire, il faudra sans doute décolorer par endroits : je vous conseille donc l'intervention d'un professionnel, car les produits décolorants sont dangereux, à manier avec précaution (voir l'encadré « Attention aux allergies » p. 74 et L'anecdote de Nicolas p. 76). La troisième technique, et non des moindres, est celle que je préfère, le balayage. Il permet d'éclaircir naturellement en préservant la couleur de base et en apportant des touches de couleur par endroits et, là aussi, il vous faudra un bon coiffeur. Il existe depuis peu des kits de balayage à faire à la maison, qui ne sont pas mal du tout, mais je ne vous cache pas que plus votre couleur de base est foncée, moins le résultat est garanti.

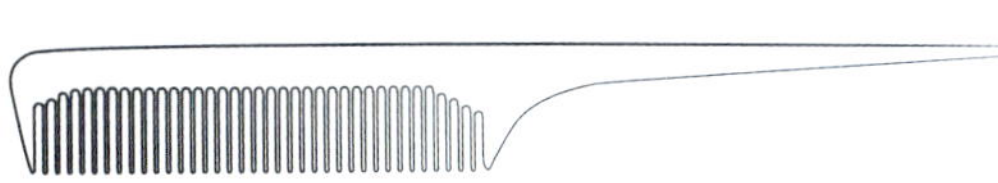

• Si vous voulez foncer

Vous appliquez simplement la couleur choisie, mais attention à respecter le temps de pose et à bien étaler le produit pour avoir un résultat homogène et naturel. Si vous appliquez mal votre couleur, vous risquez d'avoir des longueurs foncées et des racines plus claires, ce serait catastrophique. Il faut donc une répartition méticuleuse. Je conseille toujours à mes clientes de poser la couleur choisie sur les racines et le début des longueurs, puis d'appliquer un ton plus clair sur les longueurs pour créer du contraste et un effet naturel.

Je suggère, si vous choisissez de foncer, d'utiliser des tons sur tons (coloration semi-permanente) pour éviter le côté indélébile obtenu avec une coloration d'oxydation. Au moins, si vous changez d'avis, ce sera donc plus facile à estomper puisque la couleur s'effacera au fil des shampoings.

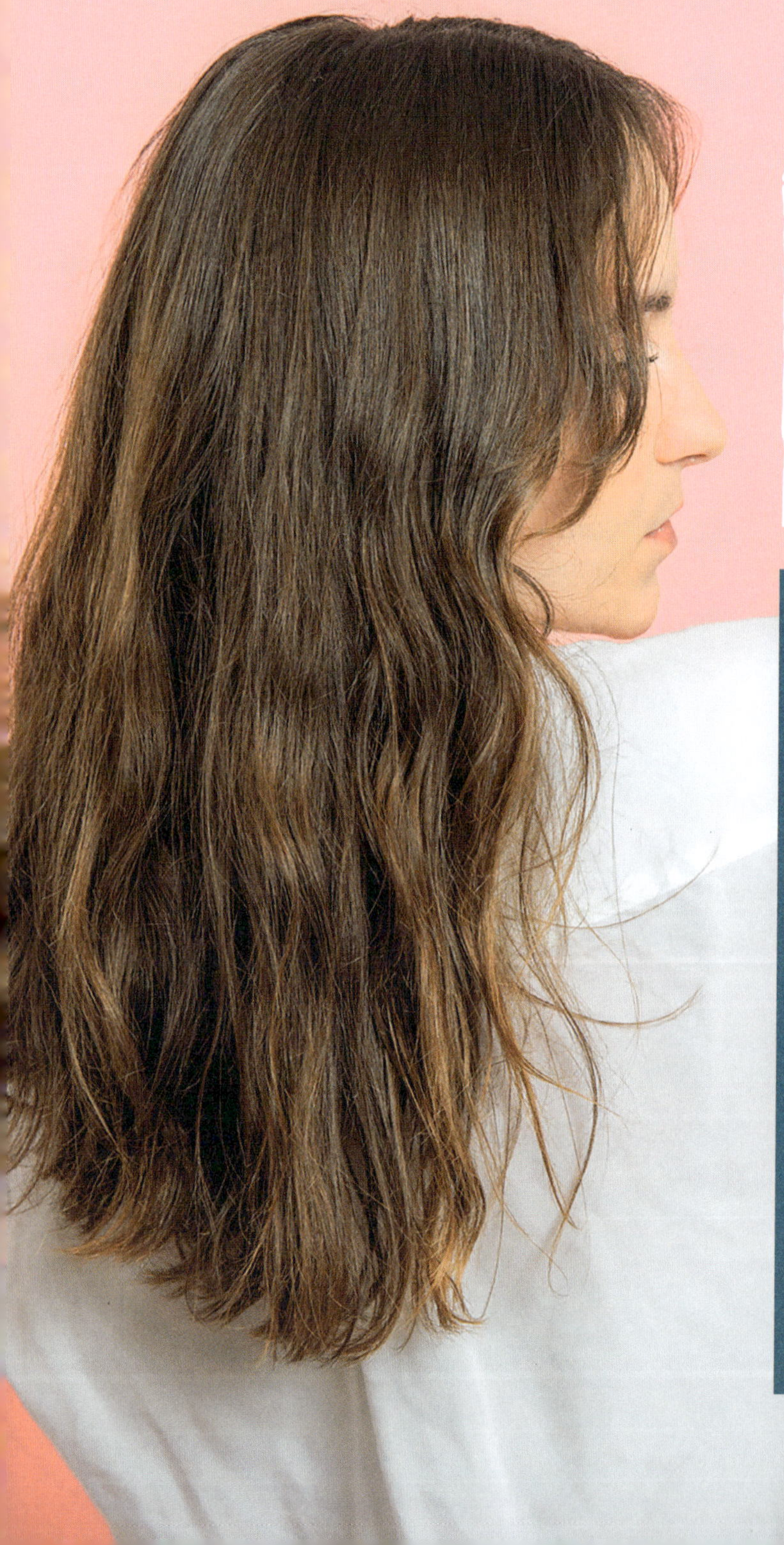

À savoir

Une coloration d'oxydation modifiera définitivement votre cheveu, vous ne pourrez jamais revenir à votre couleur naturelle, sauf si vous attendez la repousse et coupez les mèches colorées. Il vaut donc mieux prendre une teinte plus foncée associée à un reflet froid, car votre cheveu aura tendance à s'oxyder et donc à prendre un reflet chaud (voir p. 92-93 sur les reflets).

Attention aux allergies !

Vous n'êtes pas à l'abri d'une mauvaise réaction à un produit colorant ou décolorant. Pour éviter de vous retrouver avec la tête de Frankenstein, vous devez absolument faire une touche d'essai avant le grand saut. Appliquez une touche du produit de coloration choisi dans le creux du coude, préalablement lavé, désinfecté et séché. Laissez sécher, puis posez un pansement sur la zone afin d'éviter le frottement des vêtements. Au bout de quarante-huit heures, enlevez le pansement et observez la peau. S'il y a des rougeurs, des gonflements ou des démangeaisons, c'est mauvais signe, oubliez cette idée !

Au salon, si c'est votre toute première couleur, n'hésitez pas à demander au coiffeur de tester le produit sur vous pour éviter la catastrophe quarante-huit heures avant de vous lancer.

2. Vous avez déjà les cheveux colorés

Il va falloir établir l'état de santé de votre cheveu pour déterminer s'il peut recevoir ou non la coloration. Vous allez me dire que vous le connaissez déjà puisque vous avez lu le premier chapitre. Bien sûr, mais il faut aussi faire l'état des lieux des dernières colorations et de la porosité du cheveu. Des cheveux déjà colorés demandent un diagnostic (fait par vous-même ou par votre coiffeur) et une attention particulière, car ils peuvent très vite se teinter de faux reflets, la couleur peut prendre plus que la normale et parfois dégorger plus vite qu'elle ne devrait. Sur un cheveu coloré, on prendra un ton plus clair que la couleur voulue et un reflet plutôt beige, légèrement froid, pour obtenir le résultat souhaité.

Tips de langage : les ombrés

Le mot «ombré» est un énième mot pour décrire un balayage. Il désigne une technique où l'on colore et fonce les racines pour mettre en valeur les longueurs que l'on a éclaircies. Cela provoque, au bout de quelques mois, une racine à entretenir. C'est pour cela que je ne prône pas la folie de l'«ombré».

Sur ce type de cheveux, je préfère utiliser des colorations semi-permanentes.
Elles seront plus douces. Et contrairement à ce que vous pouvez croire, la couleur tiendra mieux, la coloration sera plus brillante et, surtout, votre cheveu sera en meilleure santé.

UNE RÈGLE D'OR DE LA COLORATION

Une couleur n'éclaircit pas une autre couleur. Ainsi, si vous êtes brune et que vous avez fait une coloration marron quatre mois plus tôt, vous avez aujourd'hui 2 cm de racines brunes. Si vous voulez appliquer une coloration châtain clair, seule les racines prendront.
Le reste du cheveu, qui a déjà été traité il y a quatre mois, n'acceptera pas la nouvelle couleur. C'est pour cette raison que le coiffeur « démaquille » la couleur pour repartir à zéro. ***Gommer une couleur nécessite une véritable expertise.***

• Pour éclaircir vos cheveux

Souvenez-vous qu'ils ont une mémoire. Les cheveux peuvent donc se décolorer très rapidement comme cela peut prendre beaucoup de temps. En tant que coiffeur, je trouve qu'un cheveu à éclaircir est souvent ingérable, et pourtant je m'y connais. Alors, pour une femme dont ce n'est pas le métier, qui n'aura pas la bonne lumière, qui ne saura pas identifier les faux reflets, le procédé est encore plus compliqué.

Je vous conseille vivement d'aller en salon.

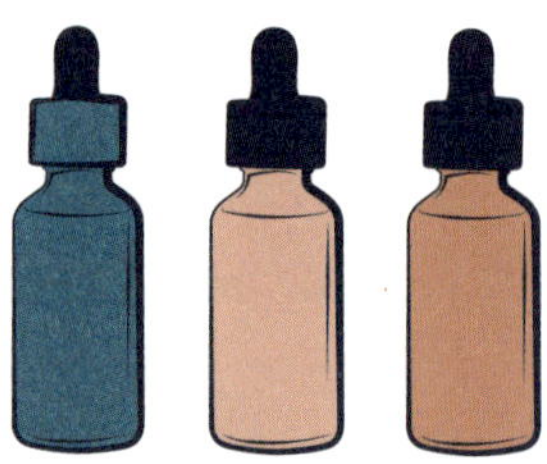

L'ANECDOTE DE NICOLAS

« Vous pouvez toujours tenter une décoloration toute seule, parfois même vous aurez un coup de chance. Mais si vous vous ratez, vos cheveux seront brûlés et vous allez devoir attendre un an qu'ils repoussent. J'ai vu des clientes aller chez un grossiste acheter des produits démaquillants et faire l'application elles-mêmes. C'est toujours catastrophique. Le coiffeur a accès à votre tête entière, de l'avant à l'arrière. Pour gommer une couleur, on s'y prend même parfois à deux pour aller plus vite, respecter les temps de pose et éviter de déstructurer la fibre capillaire. Il suffit d'une minute de trop et le cheveu se casse.

Récemment, l'une de mes clientes a tenté de démaquiller ses cheveux elle-même. Comme elle n'y connaissait rien, elle a mis du temps à appliquer le produit sur toute la tête, ce qui fait que les cheveux du dessus, par lesquels elle avait commencé, s'étaient cassés. Il ne leur restait que quelques centimètres, tandis que ceux du bas étaient encore longs. Et quand je dis que les cheveux étaient « cassés », n'imaginez pas un coup de ciseaux droit. On aurait dit une mauvaise expérience avec un chalumeau. »

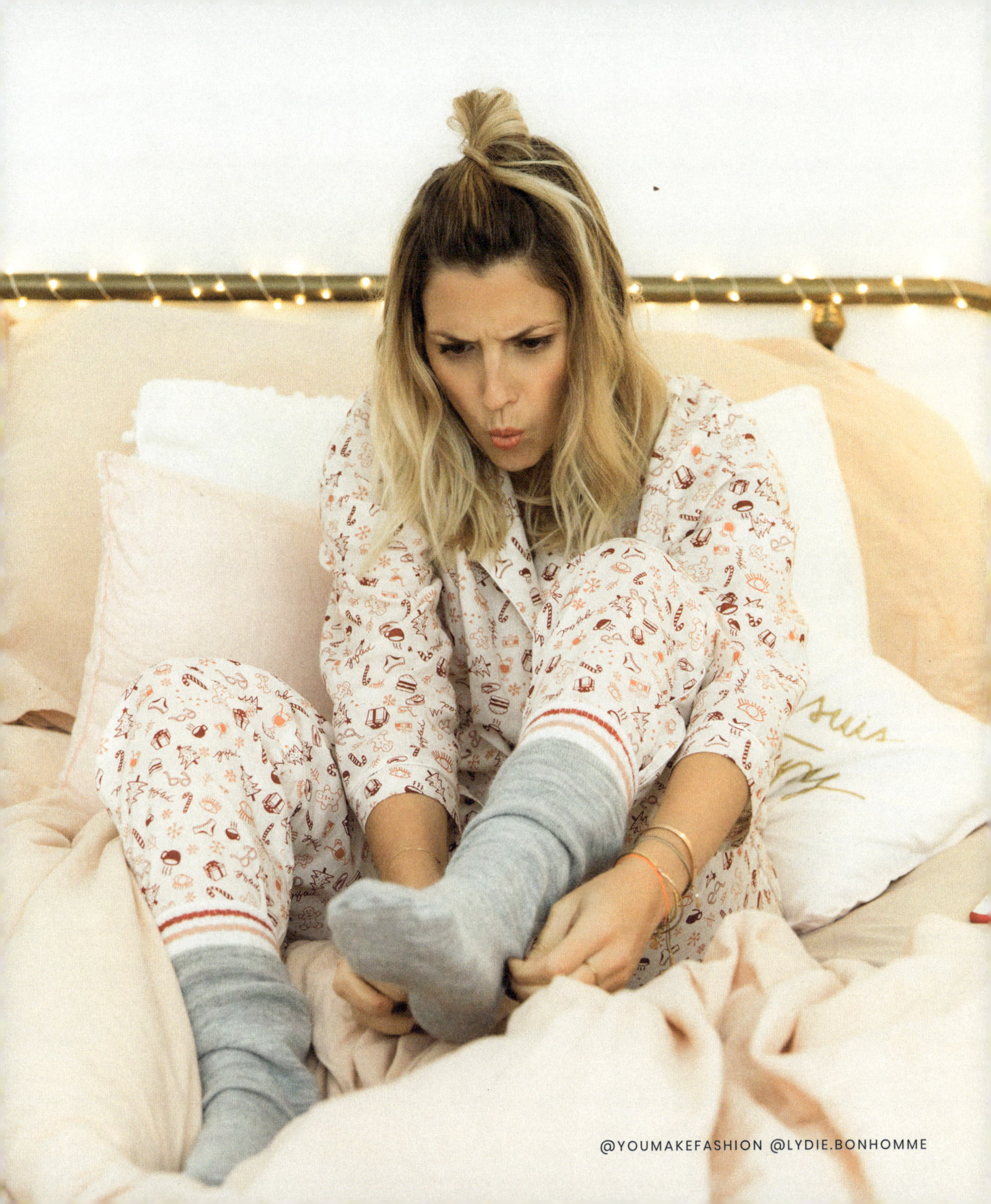

@YOUMAKEFASHION @LYDIE.BONHOMME

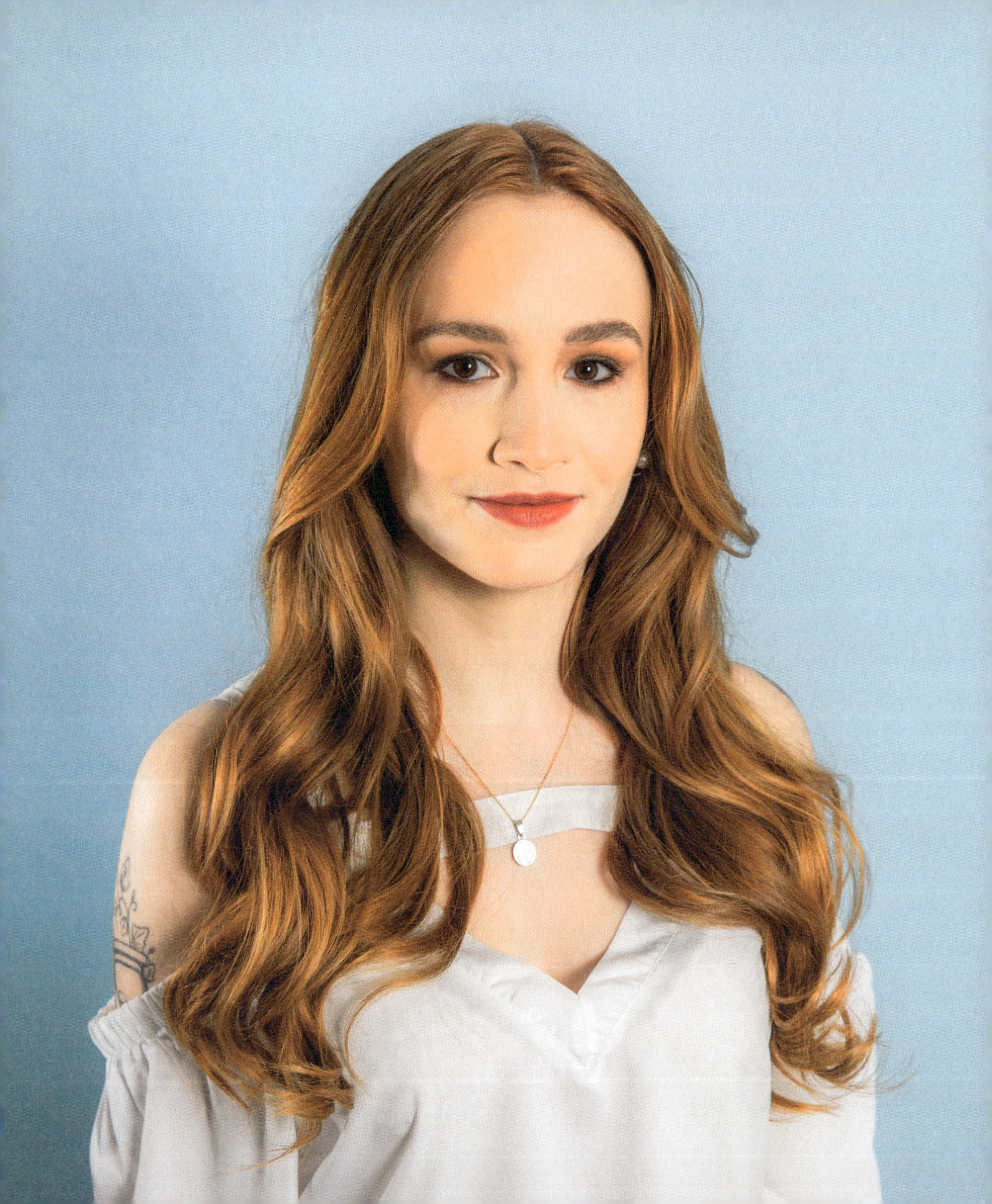

• Pour foncer votre couleur

L'opération sera tout aussi délicate, car les cheveux peuvent « charbonner » très rapidement, c'est-à-dire qu'ils peuvent s'assombrir et se matifier, car, à force de teintures, ils ne retiennent plus les infos. Très souvent, dans l'émission, je reçois des femmes qui ont trop décoloré leurs cheveux, or je dois modifier rapidement leur couleur sur des cheveux déjà sensibilisés.

Conseil : ne refoncez pas partout. Conservez des zones de lumière pour éviter un effet casque. Il n'y a rien de pire que de ressembler à un Playmobil après une coloration.

Technique : n'allongez la couleur posée sur les racines qu'une mèche sur deux pour conserver un soupçon de clarté et de relief. Allongez-les juste deux minutes au moment du rinçage pour que la couleur prenne. On aura l'impression d'une couleur plus naturelle. Une couleur parfaite est une couleur qui a des variations de teinte. Pour éviter que le cheveu charbonne, je vous le répète, privilégiez des colorations semi-permanentes.

Si le contraste est trop marqué ou manque de naturel, vous pourrez toujours les patiner dans des tons marron pour adoucir le contraste. Vous aurez alors une couleur unique. Je ne sais pas si vous l'avez remarqué, mais lorsqu'on a les cheveux éclaircis, les pointes sont souvent plus poreuses. Pour éviter ça, allongez votre couleur, mais évitez les pointes.

Demandez conseil

Quand vous avez les cheveux déjà colorés, vous l'avez compris, vous n'avez pas beaucoup d'options, car ils sont déjà sensibilisés et ils sont moins réceptifs : vous pouvez foncer, mais pas éclaircir.

Devenez très copine avec votre coiffeur pour qu'il vous donne des astuces. À moins que vous ne soyez une fine connaisseuse ou que vous ayez un CAP de coiffure.

Dans l'idéal, si vous avez déjà teint deux fois vos cheveux dans l'année, le mieux est de ne plus les toucher.

TUTORIEL

BIEN APPLIQUER LA COULEUR

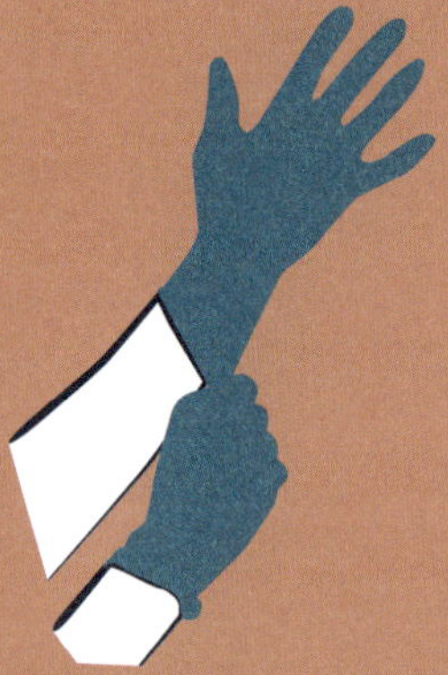

1

Avant tout, munissez-vous de gants. Divisez votre crâne en quatre zones, en allant d'une oreille à l'autre et en suivant la raie du milieu.

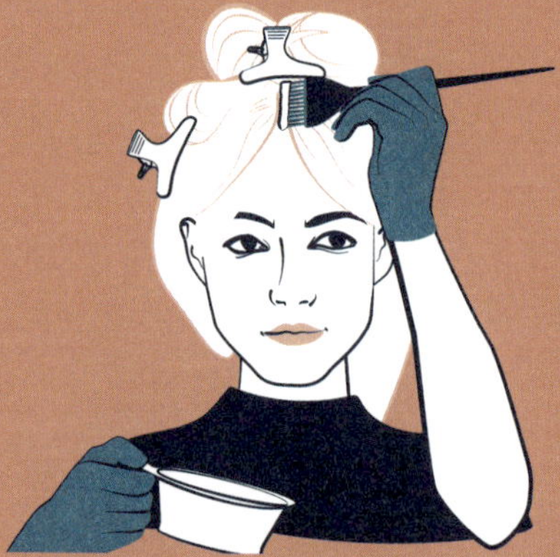

2

Procédez zone par zone. Dans chacune d'elles, vous appliquerez d'abord le produit le long de la raie sur environ 1 cm de largeur. Si vous éclaircissez, commencez plutôt par l'arrière.

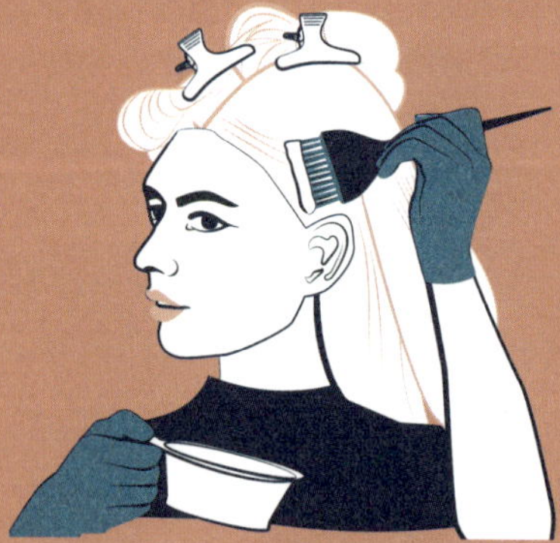

3

Déposez la coloration sur les racines à l'aide d'un pinceau. Passez à la raie suivante. Attention à bien l'appliquer partout: un trou au niveau des racines est encore plus visible que sur les longueurs.

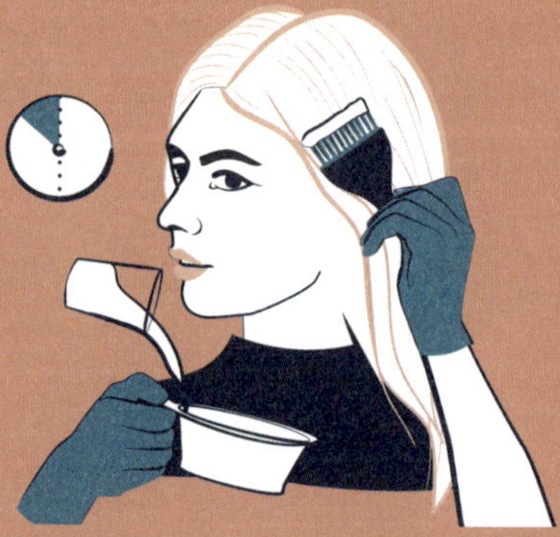

4

Vous pouvez ensuite «l'allonger» sur vos longueurs de plusieurs manières. Si vous ne voulez pas surcharger votre cheveu, s'il a déjà été coloré, optez pour un produit plus léger comme une coloration semi-permanente qui évitera de charbonner le cheveu.

5

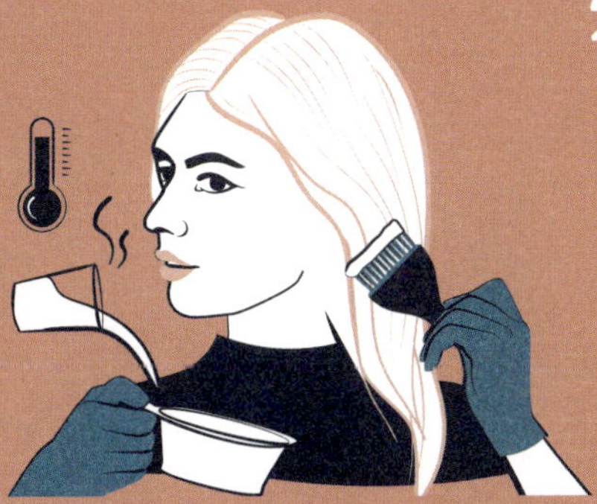

Autre solution : utilisez le même produit en ajoutant un peu d'eau chaude pour le couper afin qu'il soit moins fort et allongez-le à la fin du temps de pose pour éviter de charbonner le cheveu.

6

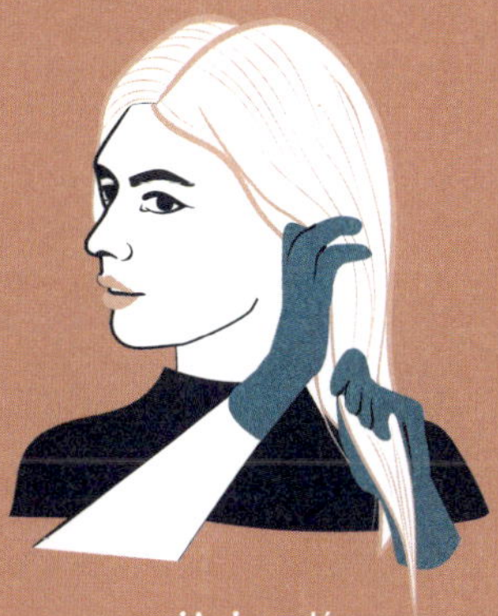

Sur les longueurs, j'aime déposer un aplat de matière et l'étaler avec les doigts.

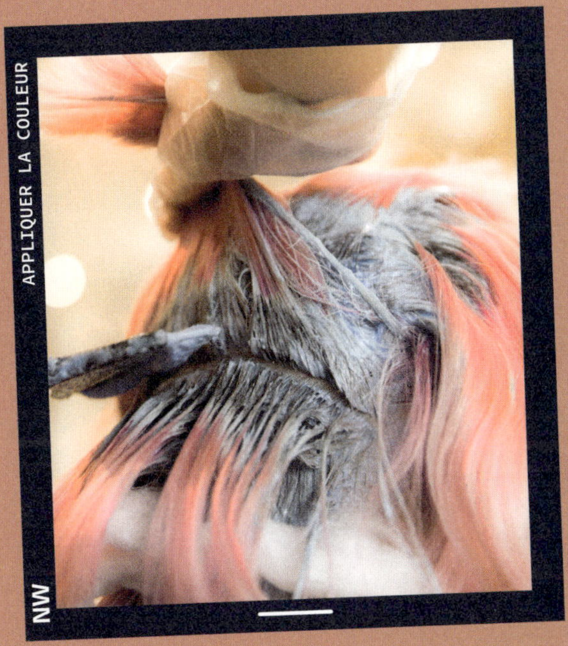

TROUVER LA BONNE TEINTE

Chère lectrice, n'oubliez pas que plus vous vous éloignez de votre couleur naturelle, plus vous aurez des soucis pour entretenir la nouvelle couleur. Au-delà de cinq tons, ce sera l'enfer entre le budget des soins, les décolorations, les recolorations, l'entretien, l'état de vos cheveux…

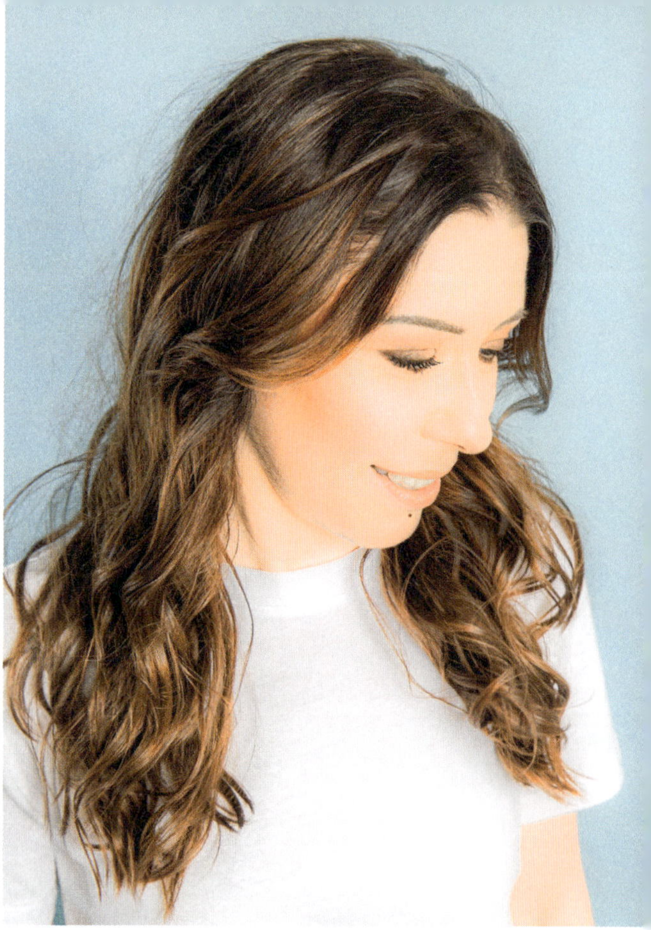

Ne pas renier sa couleur naturelle

Essayez donc de rester proche de votre couleur naturelle. Après tout, c'est celle qui vous va le mieux. Plus vous allez éclaircir, plus votre chevelure sera abîmée. Et attention, douche froide : sachez que même les stars hollywoodiennes ont freiné sur les teintures et portent des perruques !

Pour faire votre choix

Reportez-vous au nuancier des couleurs, à la fin de ce livre, pour choisir celle qui vous convient.

Si vous êtes châtain foncé à brune

Vous pouvez tenter d'éclaircir de deux à trois tons maximum pour garder un aspect naturel (et surtout ne pas vous ruiner en entretien). Les couleurs marron, les dégradés de couleurs ou même les balayages légers vous mettront en valeur. Mais souvenez-vous que si le Bon Dieu vous a faite brune (peau de brune, sourcils bruns), c'est qu'il y a une raison.

Évitez les décolorations très claires, car la repousse ne sera pas chic du tout.

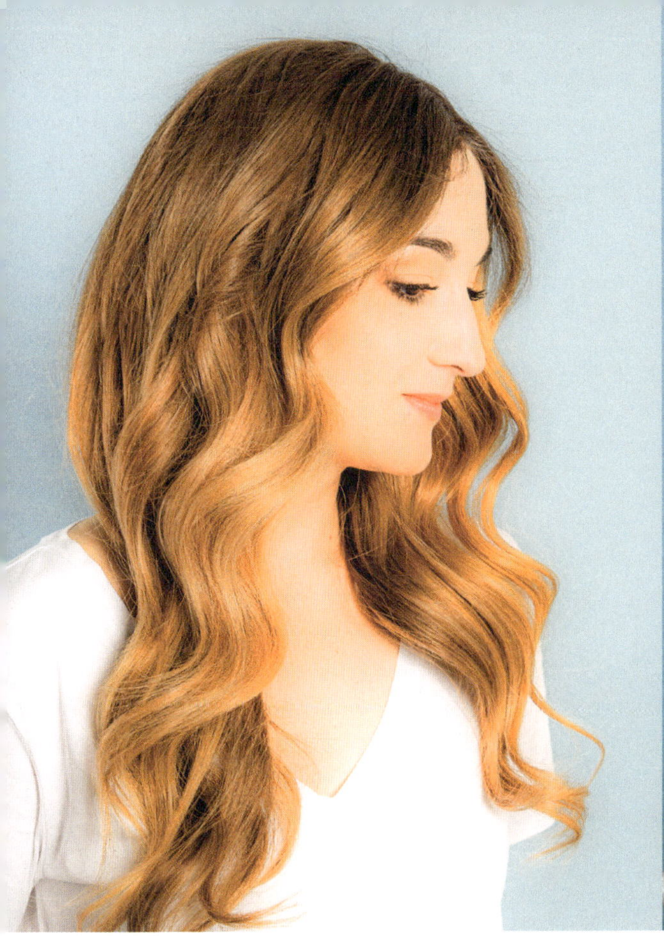

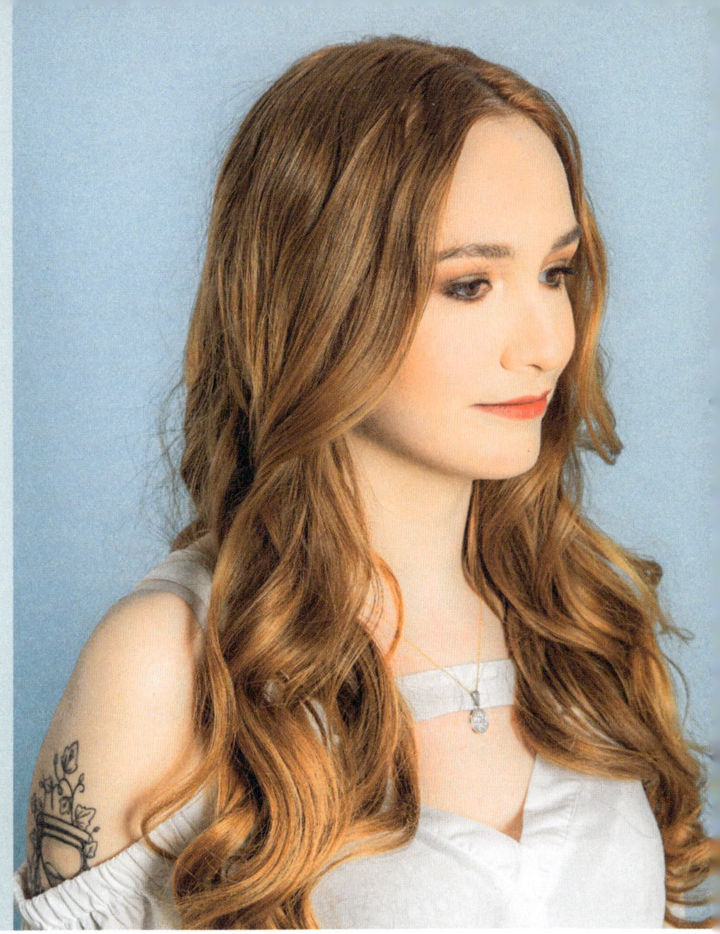

Si vous êtes châtain clair à blonde

Vous avez de la chance, vous pouvez éclaircir de plusieurs tons sans vous soucier de paraître négligée. Vous avez davantage de possibilités, car vos racines n'apparaîtront pas trop rapidement. Vous pouvez passer d'un blond californien à un blond Marilyn, tout vous ira. Seul bémol, si vous foncez trop intensément, vous aurez des racines plus claires et ce ne sera pas élégant.

Si vous êtes rousse

Quand on les décolore, les cheveux roux virent toujours au doré ou au jaune. Le plus joli sur une rousse, c'est un léger balayage pour donner de la lumière, ou d'assumer le roux à fond, et de recolorer ce balayage avec un roux incendiaire pour un effet Bree Van de Kamp. Le roux est une couleur magnifique, et souvent les rousses ont la peau et les yeux en harmonie avec leur chevelure. Si vous optez pour une couleur trop éloignée, ce ne sera pas naturel et vous risquez de le regretter. Essayez plutôt de trouver comment intensifier, comment révéler et rendre votre roux unique.

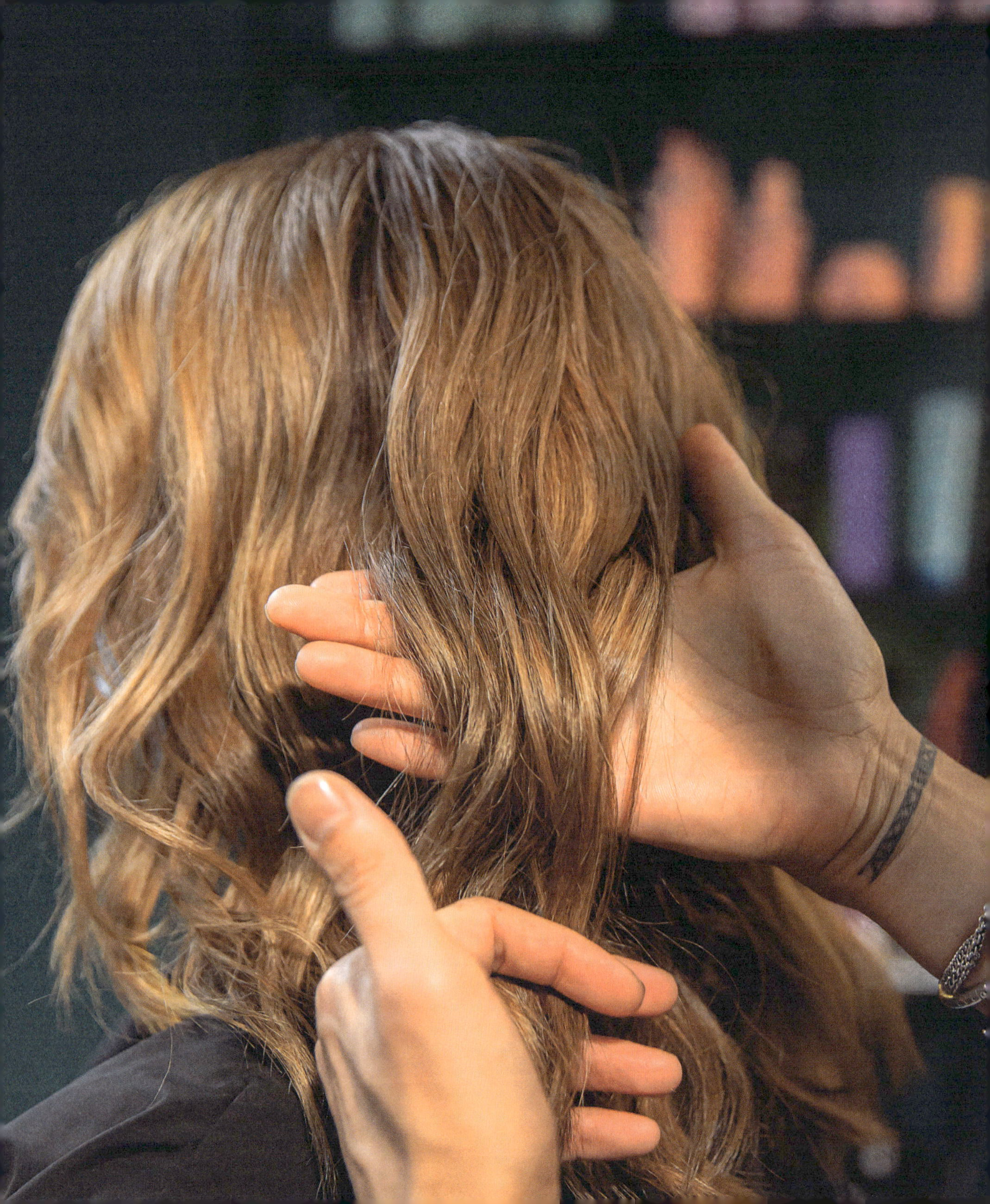

Do / Don't

LA COLORATION MAISON

DON'T Ne croyez pas, en voyant Sharon Stone sur une boîte de couleur, qu'en l'appliquant au bord d'une baignoire en 20 minutes, vous aurez la même tête. Ni Sharon Stone ni Eva Longoria n'appliquent leur couleur elles-mêmes dans leur salle de bains. Cela s'appelle du marketing, ne tombez pas dans le piège !

DO Choisissez des couleurs proches de celle que vous avez actuellement. Plus vous vous en éloignez, plus le résultat sera aléatoire sans l'expertise d'un coloriste.

DO Respectez le temps de pose : il se calcule dès que vous commencez à appliquer le produit. Pour éviter d'abîmer vos cheveux, essayez d'aller vite, sans non plus bâcler la pose. Je sais, c'est compliqué !

DON'T Cessez d'allonger systématiquement votre couleur en pensant que cela va l'intensifier. Allonger une couleur est une technique qui vise à étaler le produit de coloration sur l'ensemble de la chevelure, des racines jusqu'aux pointes. Cela permet d'uniformiser une couleur. Si votre cheveu a déjà été coloré, alors on mettra une coloration à pH acide ou des pigments purs. Si vous l'allongez avec une coloration d'oxydation, la couleur ne tiendra pas, car vous allez réoxyder un cheveu qui l'est déjà. Et comme je vous l'ai dit, plus on envoie de l'info sur une carte mémoire, moins elle retient le pigment.

DO Si vos cheveux sont poreux (voir encadré p. 20), n'hésitez pas à ajouter un peu de soin dans le mélange, ils seront moins déshydratés par la couleur.

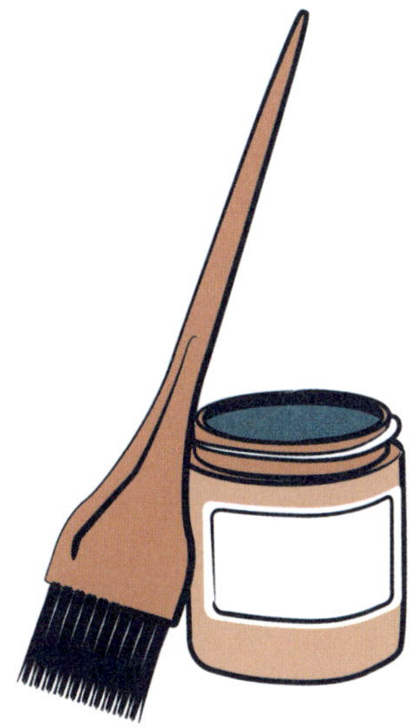

Attention !

Même avec tous ces conseils, n'oubliez pas que vous n'êtes pas une professionnelle, ne tentez pas une coloration trop audacieuse. Vous n'iriez pas soigner une carie dentaire vous-même, c'est la même chose. Certains résultats sont inatteignables pour quelqu'un qui n'a pas la formation adéquate. La coloration est une science, avec des produits chimiques, et peut avoir des effets secondaires (irritations, allergies, etc.) !

TOUT SAVOIR SUR LA DÉCOLORATION

À vous, la petite intrépide. Ne vous lancez surtout pas dans la décoloration toute seule. Depuis vingt ans, je vois des clientes qui finissent avec les cheveux brûlés. La poudre décolorante est un produit dangereux qu'il faut surveiller, car le temps de pose est réglementé. Il suffit de le laisser poser un peu plus longtemps pour que ça brûle. Même en salon, il faut trouver un coloriste au point sur la décoloration. Bref, vous l'avez compris, ne le faites pas chez vous.

La décoloration, à quoi ça sert ?

Il s'agit d'un procédé de dépigmentation des cheveux. Cette opération permet d'éclaircir de un à neuf tons. Une coloration ne permet pas d'éclaircir autant les cheveux, elle ne peut se faire que sur une chevelure naturelle et ne l'éclaircit que jusqu'à trois tons. Plus on éclaircit avec une coloration, plus le cheveu vire vers le orange. Je le conseille donc à celles et ceux qui veulent éclaircir vers le blanc et ne pas finir roux !

La couleur ajoute des pigments, la décoloration les enlève.

N'oubliez pas que le produit décolorant est un décapant. Il n'est pas à mettre entre toutes les mains puisqu'il a le pouvoir de faire passer votre cheveu du noir au blond. La décoloration est un vrai défi pour le look, mais surtout pour votre coiffeur. Elle demande beaucoup de préparation et de précaution. Puis, une fois réalisée, elle demandera, chez vous, énormément de soins (voir chapitre 2).

LES COLORATIONS NON CHIMIQUES

Je vous parle beaucoup de produits chimiques, mais pour celles qui veulent s'en préserver, ou si vous êtes allergique aux colorations classiques, il existe des moyens plus naturels de colorer ses cheveux.

Les colorations végétales

Elles sont un bon moyen de changer de couleur. Elles ne contiennent pas de produits chimiques et sont composées de plantes et de minéraux qui donnent la teinte. Bien sûr, il en existe moins de variétés, et les effets seront moins visibles. Vous pouvez les utiliser pour avoir de jolis reflets, couvrir les cheveux blancs par transparence, mais en aucun cas, vous ne retrouverez la même intensité que les produits chimiques.

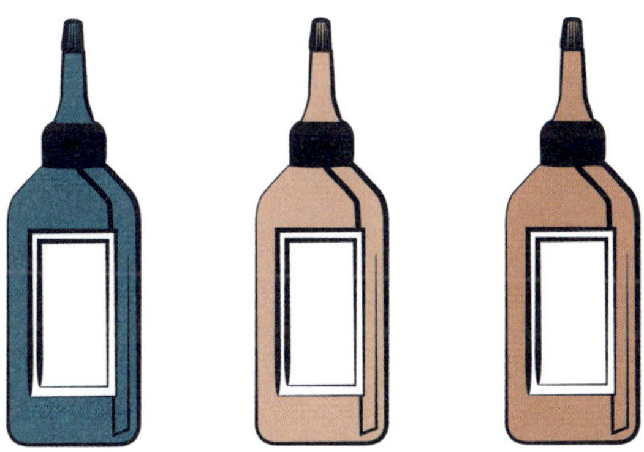

Le henné

Le henné est une coloration naturelle à base de plantes qui renforce la fibre capillaire et peut lui apporter des reflets. Vos cheveux seront magnifiques. Mais attention, si ce produit renforce vos cheveux, il agit comme un cadenas et vous ne pourrez plus faire de traitements chimiques après son application jusqu'à la repousse et la coupe des mèches colorées.

De plus, le henné et les produits chimiques ne font pas bon ménage. Si vous ne voulez pas perdre vos cheveux ou avoir de mauvaises surprises, ne faites pas de coloration chimique dans les mois qui suivent une couleur au henné. J'ai vu des désastres et je ne vous les souhaite pas.

S'il vous plaît, ne mentez pas à votre coiffeur et n'oubliez pas de lui dire que vous êtes passée par la case henné.

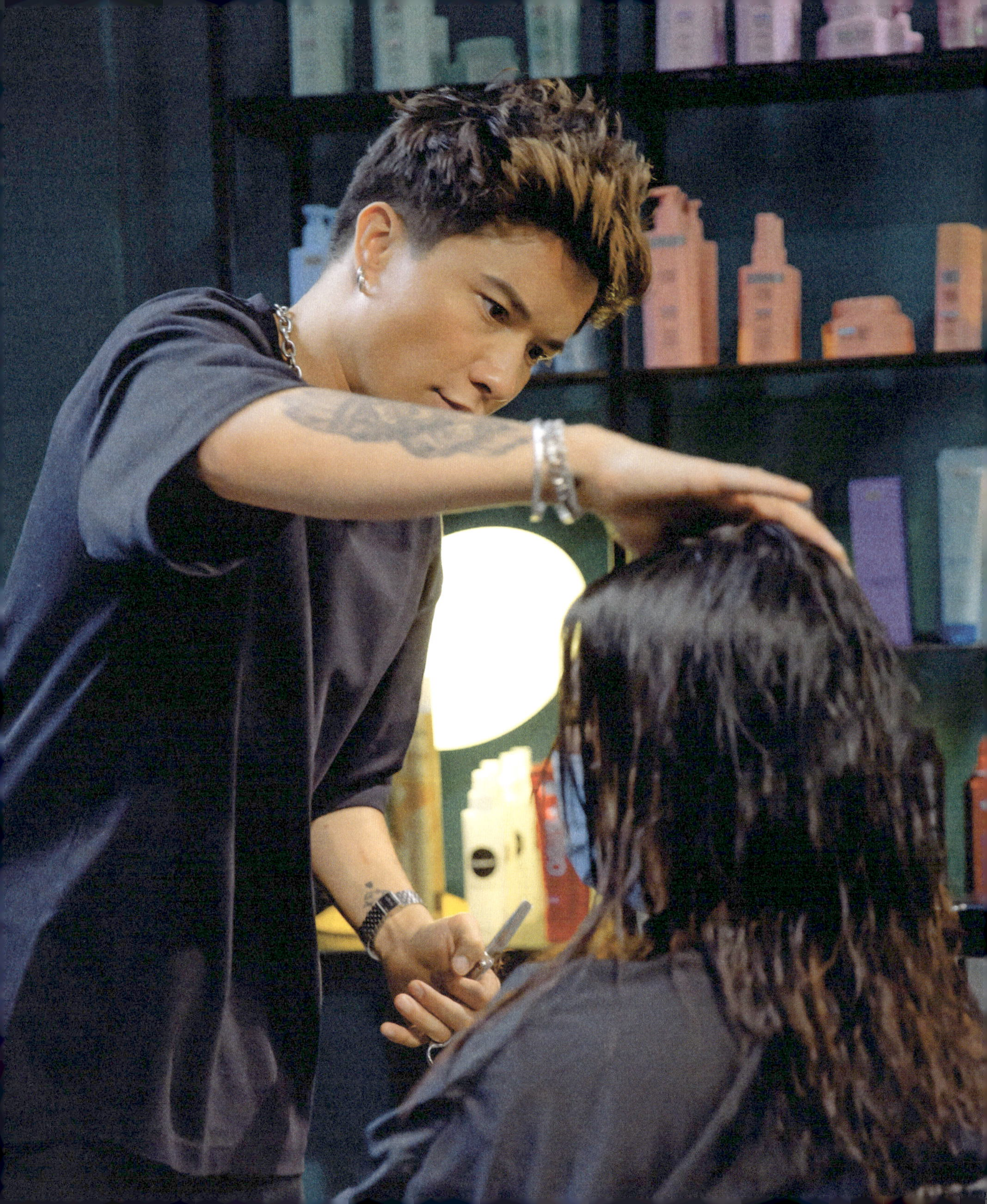

Mon historique couleur

MES CHEVEUX

DATES	COULEURS	APPRÉCIATIONS
/ /		
/ /		
/ /		
/ /		
/ /		
/ /		
/ /		
/ /		
/ /		
/ /		
/ /		
/ /		
/ /		
/ /		
/ /		
/ /		

RATTRAPER UNE COULEUR

Rattraper une couleur, c'est l'une des tâches les plus difficiles en coiffure, car il faut faire l'état des lieux de toutes les bêtises des derniers mois. Un seul oubli et le diagnostic sera faussé, ce qui provoquera souvent de mauvaises surprises. Il faut donc être honnête à 100 % (ne vous en faites pas, avec votre coiffeur, tout ce qui se dira ne sera pas retenu contre vous). Cela fait vingt ans que je vous côtoie, je sais que dès qu'il y a une nouvelle couleur en vogue, vous seriez prête à vendre votre mère pour l'adopter immédiatement, alors que vous avez déjà teint vos cheveux le mois dernier. Soyez patiente, ne les maltraitez pas. Vous avez beau me mentir, le résultat, lui, ne mentira pas !

Un raté chez le coiffeur

Si un coiffeur a loupé votre couleur, soyez pragmatique. Ne courez pas au supermarché pour refaire une coloration à chaud dans la panique, ce n'est jamais bon. Trouvez plutôt un professionnel près de chez vous, qui vous donnera un avis. Ou bien retournez chez votre coiffeur et demandez-lui les produits qu'il a utilisés (après tout, s'il vous a ratée, il peut bien vous répondre).

Réparer les dégâts

Si vous n'avez d'autre choix que de réparer les dégâts toute seule, n'oubliez pas que le diagnostic cheveu sera très important pour éviter les catastrophes, et dans ce cas aussi, il vous faudra l'avis d'un pro, même par téléphone. On ne saute pas à l'élastique sans élastique. Dans l'urgence, le mieux à faire est d'hydrater ses cheveux. Lavez-les moins souvent. Préparez-les à recevoir une nouvelle opération technique.

L'ANECDOTE DE NICOLAS

« Une fois, une cliente est arrivée avec une perruque, elle était en larmes. Sous son postiche, sa tignasse était jaune et orange, comme une flamme. Elle avait acheté une boîte avec le blond de Sharon Stone en photo et elle pensait qu'elle obtiendrait la même chevelure de star. Je lui ai gentiment tapé sur les doigts. Pour rattraper les dégâts, j'ai continué à décolorer, j'ai fait des jeux de patine pour neutraliser ses reflets. »

Rattraper ses racines en 30 secondes chrono

Votre coloriste préféré n'est pas libre et vous avez un événement hyper important. Vos racines se pointent. Pour éviter la cata en attendant votre prochain rendez-vous chez le coiffeur, vous pouvez utiliser des sprays colorants pour les racines. L'application varie selon les marques, lisez bien les notices avant l'emploi, et l'essentiel, c'est de choisir la bonne teinte, sinon on verra de très loin que vous avez usé d'un subterfuge.

Les kits racines

Depuis quelques années, les kits racines trônent dans tous les supermarchés. Et comme pour tous les produits que vous mettez dans votre panier, il y a du bon et du mauvais. Faites très attention, car quand vous êtes en face du rayon, il n'y a pas de professionnels pour vous conseiller. N'hésitez pas à tester le kit sur une mèche avant de le tester sur toute la tête. Ce test vous permettra d'éviter un drame ou toute réaction cutanée.

Très souvent, le kit se compose d'un peigne application ou d'un biberon, c'est assez simple à utiliser, mais n'oubliez pas, pour éviter de surcharger votre cheveu de pigments, essayez de n'appliquer le produit que sur les racines (restez logique, les cheveux blancs ne réapparaissent pas sur des longueurs colorées). En appliquant de cette manière, vous garderez un aspect naturel.

QUEL REFLET ME VA LE MIEUX ?

Imaginez que votre cheveu soit un parquet. Plus vous le poncez, plus il sera clair. Le reflet, c'est la cire et la teinte. Les filles, dans un dictionnaire, le reflet est la réflexion de la lumière sur un corps, mais en coiffure, c'est le prolongement de la couleur.

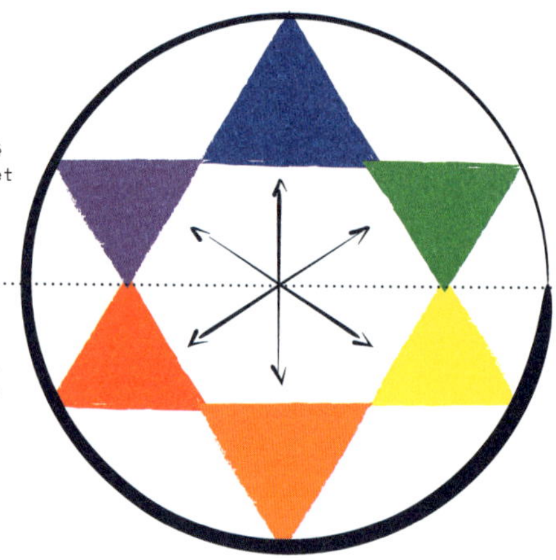

Les reflets, un accessoire de la couleur

Quand vous mettez votre petite robe fétiche, vous l'accessoirisez avec de belles boucles d'oreilles et des escarpins pour la rendre dingue. Les reflets, c'est l'accessoire de la couleur. Ce qui lui donne un look « waouh ! » C'est pour ça qu'à chaque couleur, il faut penser aux reflets. La couleur n'est qu'une hauteur de ton. Le reflet peut être noisette, irisé, cuivré..., ou les trois à la fois, et plus encore. Amusez-vous avec les reflets, vous aurez une couleur unique (voir nuancier à la fin du livre).

L'étoile de colorimétrie

Ce schéma va vous permettre de devenir une experte de la coloration ! Elle représente les couleurs primaires (jaune, rouge, bleu) et secondaires (orange, vert, violet). Regardez bien les flèches qui opposent deux couleurs. Ainsi, le reflet doré (jaune) est annulé par le reflet irisé (violet) et inversement. C'est pour ça que les blondes utilisent du shampoing violet pour neutraliser les mauvais reflets. Pour mieux comprendre, pensez aux cheveux asiatiques, très bruns, qui ont tendance à virer au rouge quand on les éclaircit. C'est pourquoi on ajoute toujours un reflet vert dans la teinture pour que le marron, si c'est la couleur souhaitée, reste neutre.

Attention aux cheveux blancs

Le problème des colorations avec reflets, c'est qu'en cas de cheveux blancs plus ou moins présents, ceux-ci ne prendront que le reflet et pas la couleur. Plus on a de cheveux blancs, plus il faudra mettre de la couleur pure. Si vous avez une majorité de cheveux blancs et que vous achetez une coloration au supermarché, optez pour une couleur la plus pure possible, c'est-à-dire sans reflets. S'il est mentionné «noisette», «praline» ou n'importe quel nom de gâteau sur la boîte, ne la prenez pas, cela veut dire qu'elle contient plein de reflets.

Choisissez bien vos reflets et pimentez votre couleur !

- Sur les peaux blanches avec des yeux clairs, on opte pour des reflets froids sur du blond ou des reflets chauds sur un roux. Ces derniers mettent en valeur les yeux verts.
- Les peaux mates seront mises en valeur avec de jolis reflets moka ou dorés (que l'on situerait sur l'échelle de colorimétrie entre le orange cuivré et le jaune doré), mais il vaut mieux fuir le cuivré afin de garder un contraste avec la peau mate.

Je n'aime pas dire qu'un reflet va mieux qu'un autre à quelqu'un, car les cheveux sont la seule partie du corps que vous pouvez changer à gogo, alors éclatez-vous. Tant que vous vous sentez au top, c'est l'essentiel.

Au secours, ça vire !

Votre reflet part en vrille ! Aïe, aïe, aïe, ne paniquez pas, ça arrive tout le temps, c'est une règle de chimie, une coloration s'oxyde. Pour qu'une couleur ne vire pas, il faudrait ne jamais se laver les cheveux ni s'exposer au soleil, et je sais que vous n'êtes pas prête à faire ces sacrifices !

Rassurez-vous, il existe énormément de moyens de contrer ces reflets disgracieux. Courez chez votre coiffeur, demandez-lui une patine. En vingt minutes de pose, ce ne sera qu'un mauvais souvenir et vos cheveux brilleront comme jamais. Si vous n'avez pas le temps et que vous avez accès à des boutiques de grossistes, vous y trouverez ces fameuses patines. Elles sont inoffensives et prennent toujours par transparence. Allez-y les yeux fermés, elles ne comportent aucun risque, si ce n'est que vous aurez peut-être un ton trop chaud ou trop froid, mais vous prendrez vite le coup de main, et deviendrez une patineuse de compétition !

Et voilà, maintenant, détendez-vous, les reflets n'ont plus de secrets pour vous !

Pour faire votre choix

Reportez-vous au nuancier des reflets, à la fin de ce livre, pour choisir celui qui vous va le mieux.

DES COULEURS FRAGILES

Chères amies blondes, vous l'avez peut-être remarqué, l'été n'est pas la saison préférée de vos cheveux. Les blondes et leur coloration fragile vivent très mal les sauts dans la piscine et les heures au soleil. Quelle blonde n'est pas sortie d'un bassin plein de chlore avec les cheveux verdâtres ?

SOIN MAISON

Recettes d'urgence pour les blondes

Avant de vous exposer au soleil, misez sur un soin capillaire anti-UV.

Quand le mal est fait, pour rattraper les dégâts, il existe deux recettes d'urgence et vous avez tous les ingrédients chez vous.

- Un Efferalgan®. Il ne soigne pas que la fièvre et les maux de tête, il exerce une barrière contre les faux reflets. Diluez un comprimé dans un verre d'eau, puis trempez vos longueurs et pointes dans le verre autant de temps qu'il le faut pour retrouver la couleur initiale.
- Du ketchup. Autre option, réaliser une patine avec du ketchup ou du jus de tomate, qui contiennent des pigments rouges. Appliquez généreusement sur l'ensemble de votre chevelure, laissez poser 2 à 3 minutes, puis rincez.

Le shampoing violet

Soin préféré des blondes, le shampoing violet sert à neutraliser les reflets chauds. C'est génial si votre couleur s'est réchauffée. Mais si vous n'en avez pas besoin et que vous en faites une routine, il affadira votre couleur, la rendra mate, voire grisâtre, et ce ne sera pas joli.

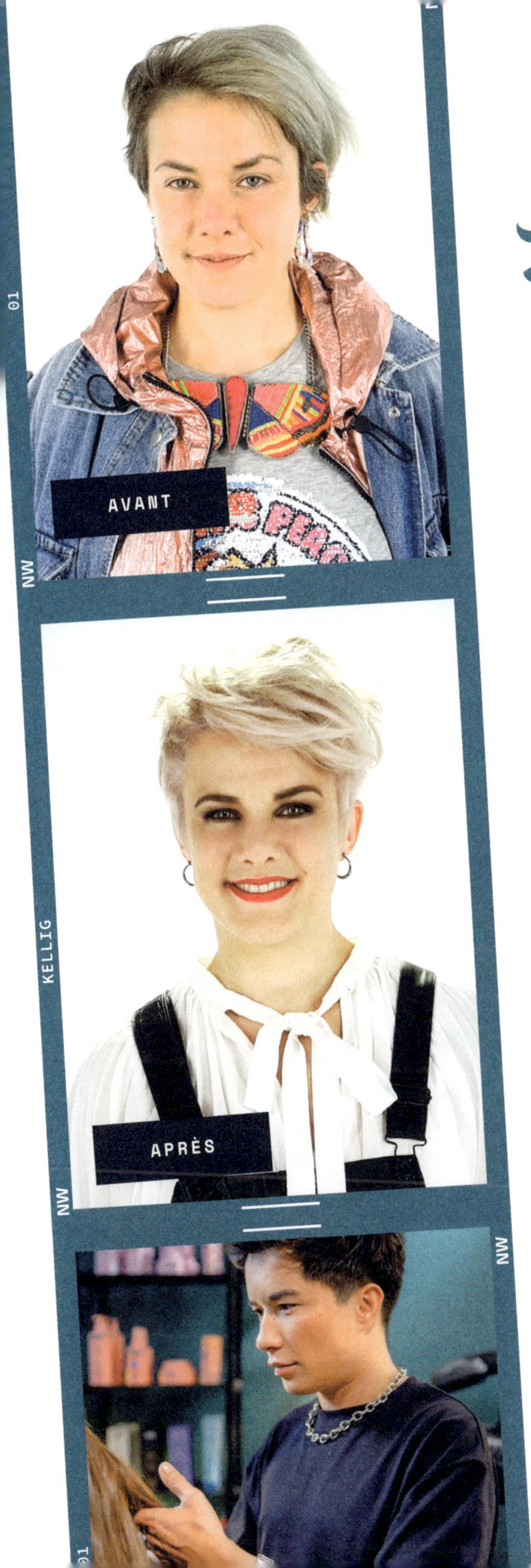

Leur incroyable transformation

LE LOOK DE KELLIG

Le mot de Nicolas

Kellig avait les cheveux très sensibilisés à force de changements de couleur, ils avaient même des reflets verts. Il a fallu démaquiller la couleur qu'elle avait sur les cheveux pour ensuite décolorer ses racines avec une décoloration très faible pour ne pas fragiliser la fibre capillaire. J'ai ensuite appliqué une double patine (une en racine aux reflets irisés, une moins soutenue sur les longueurs) afin de créer du relief, et une couleur unique. J'ai effectué une coupe androgyne en gardant de la longueur sur l'avant pour le côté rock.

Quand Kellig a été transformée, on a été bouleversé de voir qu'elle avait l'air d'un mannequin !

Piscine et coloration

À moins d'avoir une piscine à débordement d'eau salée chez vous, vous allez être confrontée à un problème si vous aimez vous la jouer Laure Manaudou à enchaîner des longueurs, ou si vous êtes adepte d'aquagym. L'exposition trop régulière de vos cheveux au chlore va les ternir et les déshydrater. Comme je le dis souvent, un cheveu mal hydraté ne retient plus les pigments. Cela va provoquer la perte de pigmentation de votre jolie couleur, des reflets verdâtres, des pointes abîmées ou, pire, des fourches. Je ne vous interdirai pas d'aller à votre cours de natation synchronisée, mais si vous pouvez garder au maximum la tête hors de l'eau et, surtout, porter un bonnet qui ne laisse pas passer l'eau (en silicone), ce serait un bon début. Vous pouvez aussi appliquer du sérum ou un soin avant d'enfiler votre bonnet, pour enrober vos cheveux et faire en sorte que le chlore pénètre moins facilement et ne vienne grignoter votre superbe couleur.

Le hair contouring

Le contouring des cheveux, c'est comme le contouring du visage. Il sert à donner de l'ombre et de la lumière à votre joli minois et à vous mettre en valeur. C'est une technique de balayage très populaire, car si votre coloriste est méticuleux, vous aurez un balayage unique. On crée des zones de lumière vers le bas ou vers le haut du visage selon votre morphologie, pour l'affiner ou l'arrondir. C'est souvent très beau sur un visage anguleux pour donner de la douceur. Ou pour donner du style à un blond trop uniforme. Cela crée un halo de lumière. Le blond ne paraît pas uniforme, il a plus de chien ! Pour passer au contouring, il faut AB-SO-LU-MENT aller voir un expert, et ne surtout pas le tenter seule à la maison !

Pour les nageuses olympiques qui ne peuvent éviter d'aller à la piscine tous les jours pour battre des records, c'est simple, vous devez faire un choix. Vous ne pourrez pas avoir une couleur parfaite en vous baignant régulièrement. Je vous conseille donc de faire des tons sur tons, qui s'oxyderont beaucoup moins, ou des balayages très légers qui n'altèreront pas les fibres capillaires. Vous n'aurez pas de mauvaise surprise si vous faites bien votre soin à chaque lavage. Et profitez du week-end, quand vous n'êtes pas dans les douches de la piscine municipale, pour poser votre soin assez longtemps.

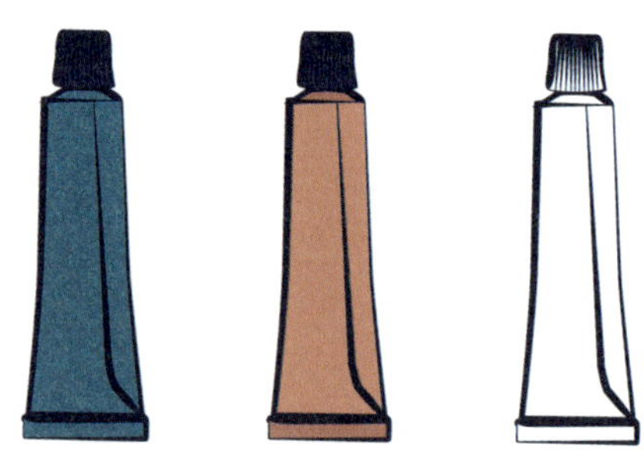

LES CHEVEUX BLANCS

Si vous lisez ces pages, c'est que, comme moi, vous commencez à mûrir. Mais n'oubliez pas que cela a du bon, surtout en coloration. Mais il y a des règles importantes à respecter. Le cheveu blanc a perdu ses pigments, il a donc plus de mal à imprimer l'information couleur. C'est un cheveu plus épais, plus dru, plus gros, plus rebelle. Bref, il vous donne envie de vous arracher les cheveux !

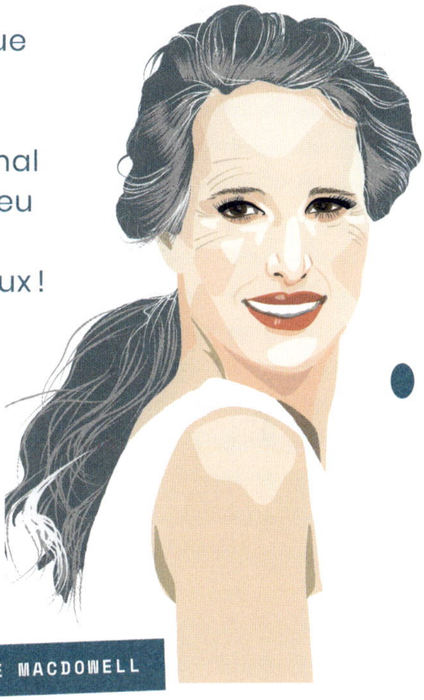

ANDIE MACDOWELL

Un shampoing ou un soin déjaunisseur

Le cheveu blanc, parce qu'il est dépigmenté, est moins brillant, moins vivant. Pour avoir un joli blanc, vous pouvez faire des patines transparentes dans lesquelles il faut ajouter des reflets rosés, perlés, argentés… qui donnent un coup d'éclat. Le shampoing déjaunisseur sera votre meilleur allié pour avoir un cheveu blanc éclatant. Mais ne le laissez pas poser trop longtemps ! Souvent, dans la rue, vous pouvez croiser de petites mamies qui arborent une mise en plis bleutée, violette ou pastel. Ne vous méprenez pas, elles ne sont pas fans de Katy Perry. C'est juste qu'elles se sont endormies en laissant poser leur shampoing déjaunisseur. C'est un bon exemple pour montrer qu'il ne faut pas en abuser. Il existe aussi des soins déjaunisseurs qui hydrateront vos cheveux tout en les rendant plus éclatants, le top ! Je vous conseille le soin renuanceur de couleur Christophe Robin®, ou le Blond Revival d'Aveda®, qui fonctionne aussi très bien sur cheveux blancs, ou les shampoings déjaunisseurs de L'Oréal Professional®.

Attention aux excès de reflets

Chez les femmes, très souvent, les cheveux blancs commencent par la couronne, l'arrière de la tête reste foncé tandis que les cheveux s'éclaircissent sur le devant. Si vous êtes dans ce cas, il faudra donc utiliser un produit différent à l'arrière et à l'avant. Les cheveux blancs auront tendance à absorber beaucoup plus les reflets que la couleur. En fonction du pourcentage de cheveux blancs, il faudra, dans le mélange, augmenter la dose de la couleur de base, sans reflets, pour éviter d'avoir une couleur pétante et artificielle. Si vous voulez le faire vous-même, prenez la couleur la plus neutre possible, pour ne pas avoir les cheveux cuivrés.

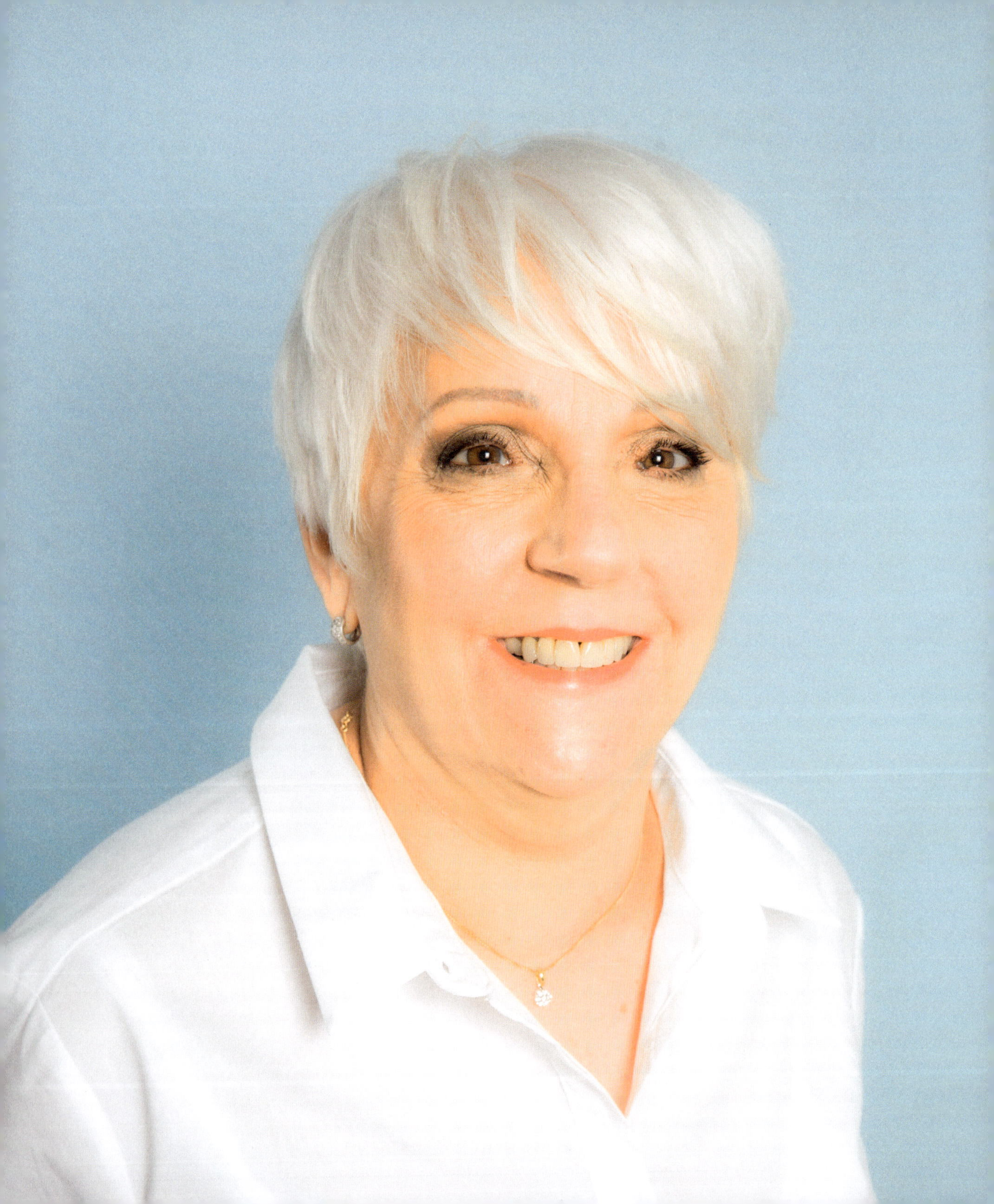

Assumez vos cheveux blancs !

Soyez-en sûre, un blanc assumé peut vous donner une allure ultra tendance. Le plus important est de trouver le bon style et surtout d'avoir toujours l'air moderne. Faites-en un atout, *WHITE IS THE NEW BLACK !*

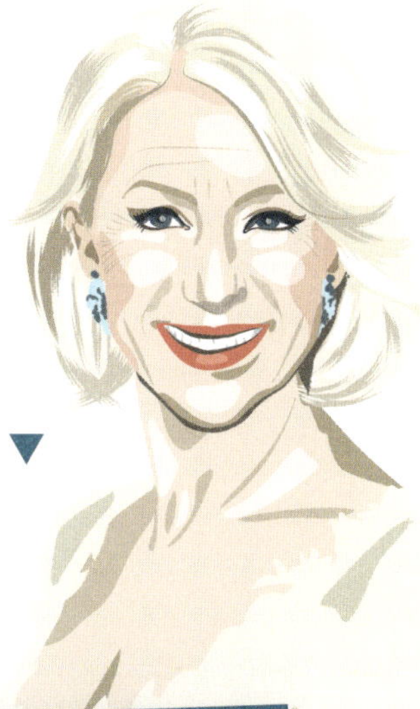

HELEN MIRREN

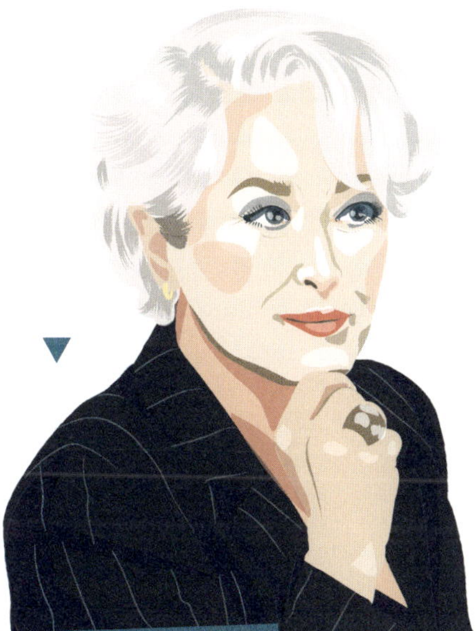

MERYL STREEP

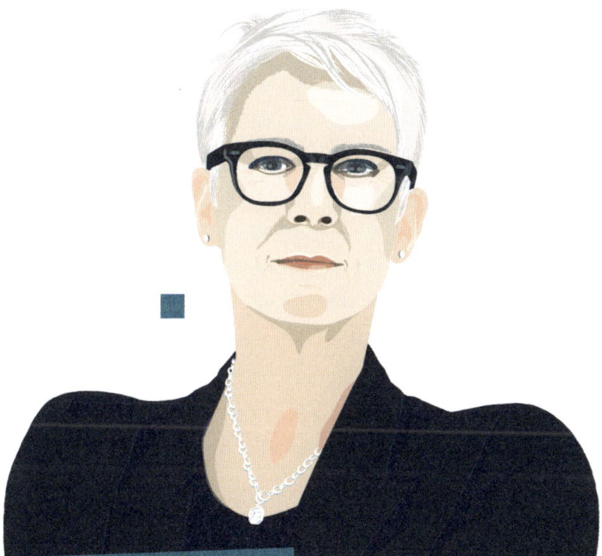

JAMIE LEE CURTIS

LES COULEURS DIFFICILES À PORTER

En haut de la liste des couleurs les plus difficiles à porter, on trouve le noir bleuté, qui a fait fureur dans les années 2000. Cela ne flattait ni le teint, ni le visage, ni le look. Et surtout, personne n'a les cheveux noirs bleutés naturellement, à part dans les mangas.

Les couleurs ultra foncées

Sauf si vous êtes typée, ne vous donneront jamais bonne mine. Ou alors, il vous faudra passer beaucoup de temps en maquillage pour contrer leur effet mauvaise mine.

Les couleurs flash

Comme le rose, le vert, le violet, le rouge, le bleu ne donnent jamais bonne mine non plus. Si vous voulez ne pas altérer votre teint, utilisez ces couleurs par touches et autour du visage, sur vos longueurs et pointes, comme ça vous conserverez une couleur de base plus esthétique.

N'oubliez jamais ces règles d'or !

Les couleurs trop claires,

Comme le blond peroxydé elles sont toujours compliquées à arborer, car il faut tout le temps être très maquillée. Le blond peroxydé « efface » la notion de cheveu autour du visage, c'est pourquoi il faut jouer avec les effets d'ombre et de lumière du maquillage pour ne pas avoir l'air malade.

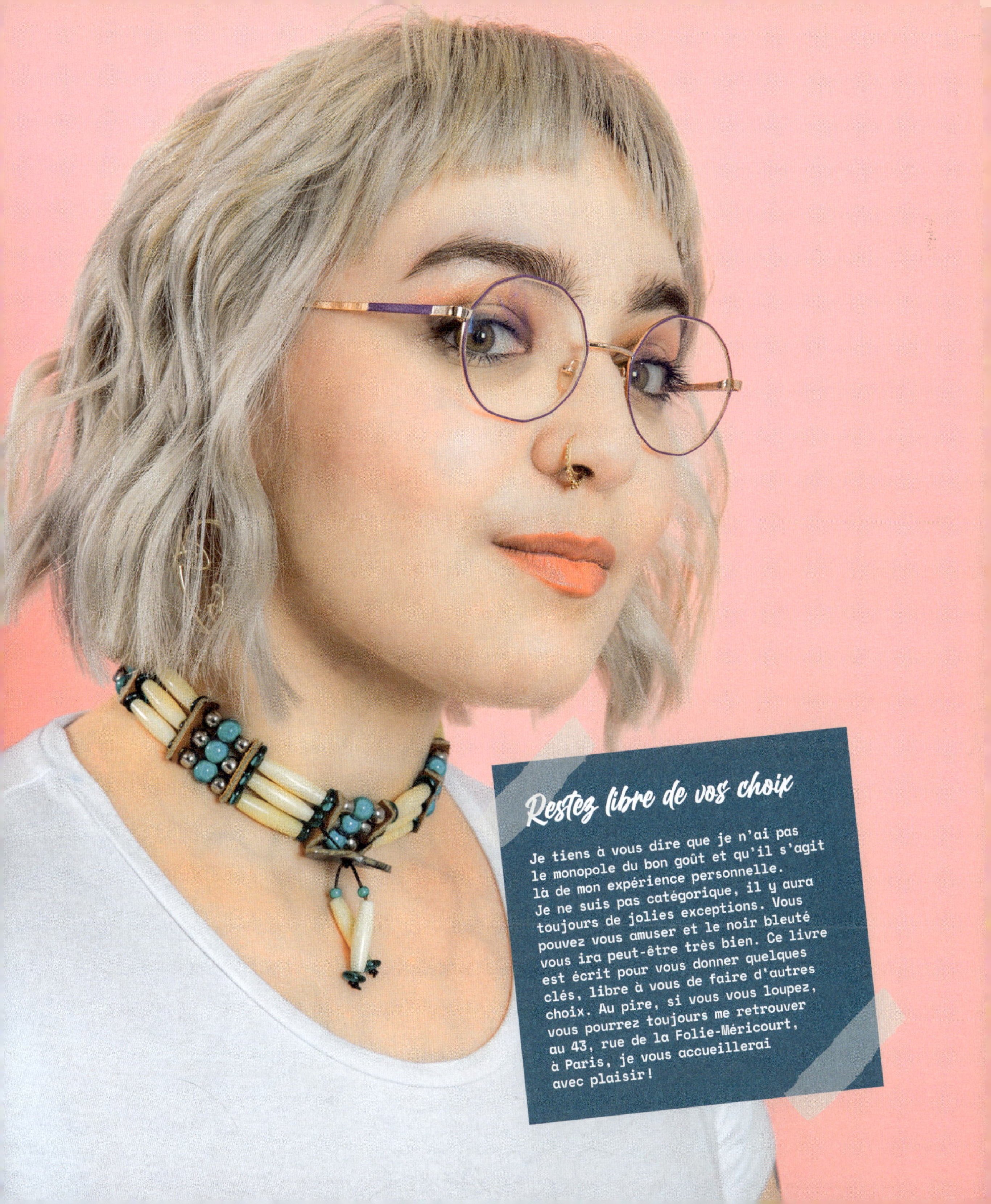

Restez libre de vos choix

Je tiens à vous dire que je n'ai pas le monopole du bon goût et qu'il s'agit là de mon expérience personnelle. Je ne suis pas catégorique, il y aura toujours de jolies exceptions. Vous pouvez vous amuser et le noir bleuté vous ira peut-être très bien. Ce livre est écrit pour vous donner quelques clés, libre à vous de faire d'autres choix. Au pire, si vous vous loupez, vous pourrez toujours me retrouver au 43, rue de la Folie-Méricourt, à Paris, je vous accueillerai avec plaisir!

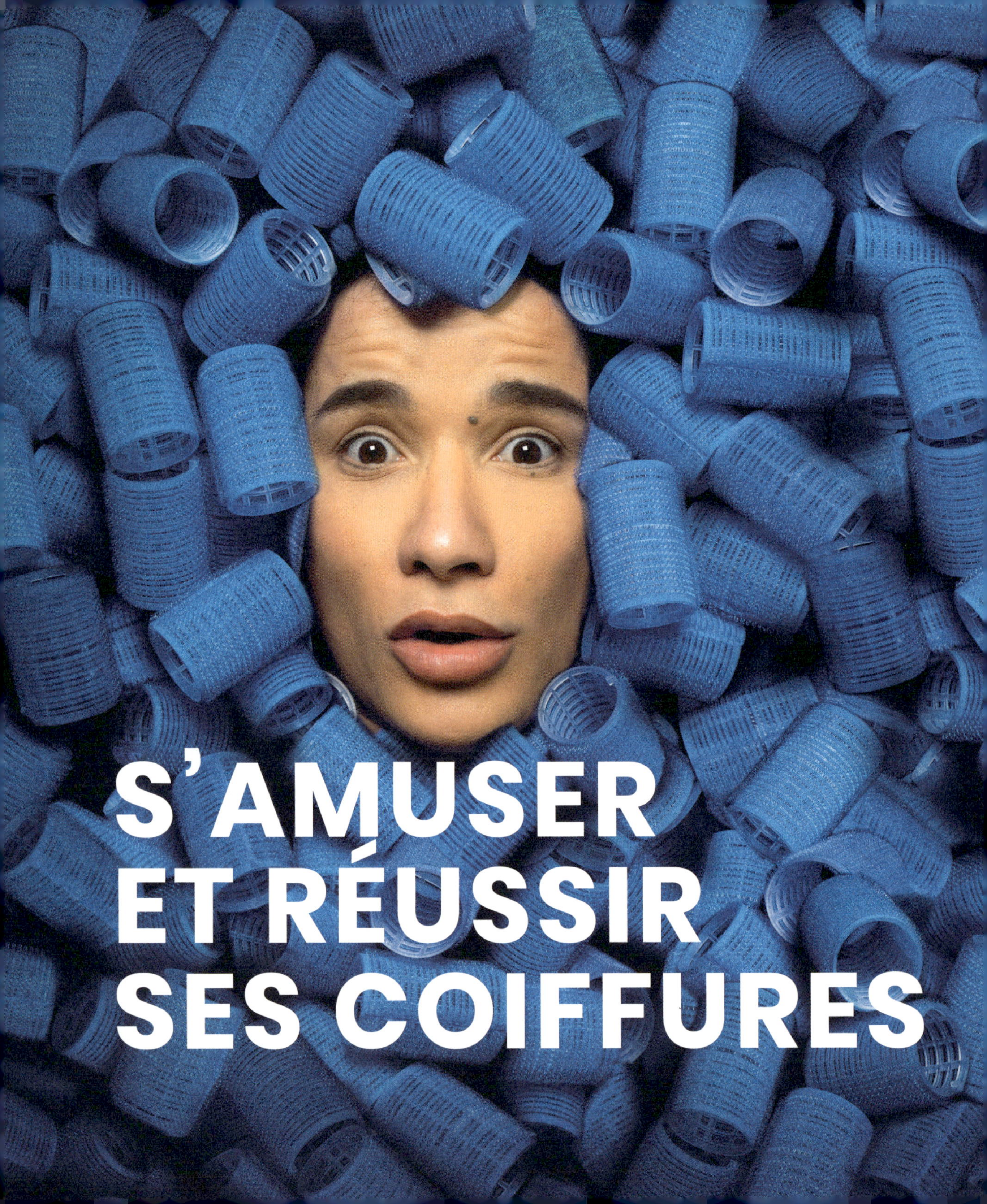

S'AMUSER ET RÉUSSIR SES COIFFURES

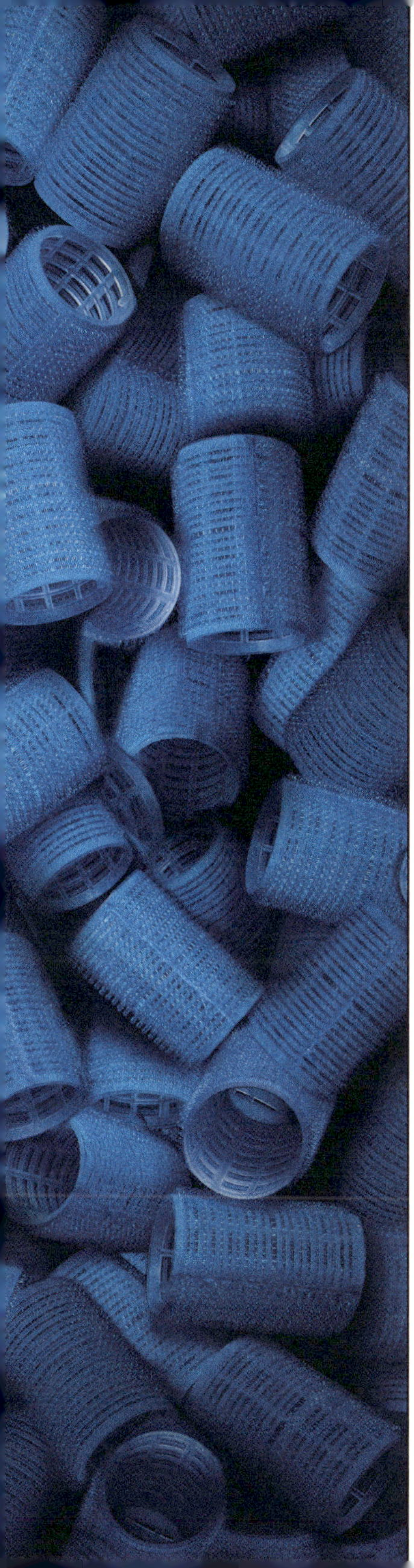

Maintenant que vous avez diagnostiqué vos cheveux, que vous avez appris à vous aimer et à vous chouchouter avec un soin maison, que votre couleur est impeccable, que vous êtes sûre de vous et que vous vous acceptez, l'heure est venue de vous éclater !

Hair just wanna have fun !

Attrapez vos produits coiffants, votre brosse et quelques élastiques, ce soir, vous sortez... Mais avant, faites-vous une coiffure digne de ce nom.

LA MAGIE D'UNE COIFFURE RÉUSSIE

Depuis des années, quand mes copines sont en galère avant un *date*, elles passent au salon pour un coup de pouce. Vous le savez toutes, mon équipe et moi aimons traîner le soir à la boutique afin de trouver les nouvelles tendances, de les comprendre, et surtout de nous former afin d'être toujours performants. Les trainings sont pour nous une manière de satisfaire toutes vos envies, même les plus folles. Ce que j'aime par-dessus tout, c'est quand votre visage se transforme pendant le coiffage. La couleur se révèle, le visage s'illumine, les volumes se dessinent et plus les minutes passent, plus la magie opère. Grâce à ce chapitre, vous pourrez refaire les gestes de pro chez vous !

Choisir sa brosse et son peigne

Plus votre brosse sera petite, plus votre mouvement sera serré et plus vos cheveux seront bouclés.

A contrario, si elle est large, vos cheveux seront plus raides. Si vous n'avez pas de brosse ronde, une brosse pneumatique fera l'affaire.

Pour maîtriser les cheveux très épais ou bouclés, il vaudra mieux utiliser des brosses pneumatiques en poil de sanglier, elles ont plus de surface de poil et permettent donc une meilleure adhérence.

1. **La brosse ronde :** elle donne du volume et de la souplesse aux cheveux.
2. **La brosse pneumatique :** elle sert à démêler et à lisser les cheveux.
3. **La brosse araignée :** elle galbe les racines.
4. **La brosse goupillon :** elle sert à gonfler les racines et à faire des brushings serrés.
5. **Le peigne :** il sert à démêler les cheveux.
6. **Le peigne à queue :** il sert à crêper et à tracer les raies.

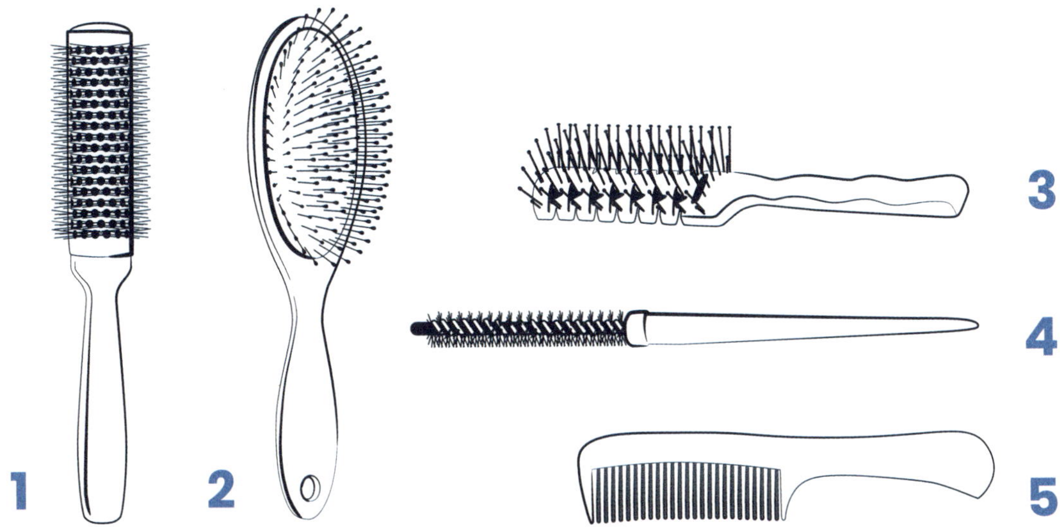

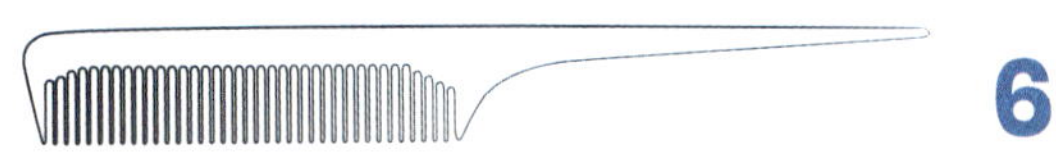

Avant un brushing

Très souvent, il faut un spray booster de volume (le « Volume Up » de Schwartzkopf® est top). Vous pourrez aussi utiliser un spray salin qui donnera un côté retour de plage faussement rebelle, un sérum pour hydrater les longueurs avant le brushing et une fixation avec une laque légère pour celles qui veulent une coiffure longue tenue.

Peut-on se passer d'un spray thermoprotecteur ?

Le spray thermoprotecteur est un liquide qui enrobe le cheveu et le protège de la chaleur avant l'utilisation d'un sèche-cheveux ou d'un fer à lisser. Je vous conseille d'en avoir toujours un dans votre placard, sinon, à force d'utiliser vos fers, vos cheveux auront un aspect brûlé.

Bien sécher ses cheveux

Sécher ses cheveux, c'est tout un art. Il ne suffit pas juste de mettre la dernière chanson de Britney Spears, d'allumer son sèche-cheveux à fond et de secouer la tête. Il faut d'abord préparer ses cheveux (spray volumateur, spray thermoprotecteur, sérum parfois), et surtout, ne pas systématiquement utiliser la chaleur maximale. Il ne faut pas hésiter à séparer la chevelure par sections pour éviter de donner de faux mouvements et même de vous fatiguer. Soufflez section par section. Et vérifiez bien que vous n'avez pas oublié de mèches pour ne pas provoquer de disproportions de volume. Pensez toujours à finir en passant de l'air froid un peu partout pour éviter les frisottis et l'électricité statique, et figer le mouvement.

TUTORIEL

RÉUSSIR UN BRUSHING

La première chose que j'ai apprise quand j'étais apprenti coiffeur, c'est le brushing. Il est la base de la coiffure. Il n'y a rien de pire que d'arriver quelque part avec l'impression que vous vous êtes pris la tignasse dans un broyeur. Si vous retenez ces quelques règles, vous serez toujours au top.

Je vais donc vous montrer que le brushing n'est pas insurmontable, il suffit d'être méthodique et de bien s'entraîner. Pour que la chevelure soit parfaitement travaillée et qu'il ne reste pas d'humidité, il faut être méticuleuse.

À réaliser seule ou à deux.

Il vous faut :

- Une brosse ronde
- Un sèche-cheveux avec un embout droit pour être précis
- Des pinces pour séparer les mèches
- Optionnel : un spray thermoprotecteur et un sérum pour la brillance
- De la laque pour fixer
- Un miroir, si vous n'êtes pas sûre de vous.

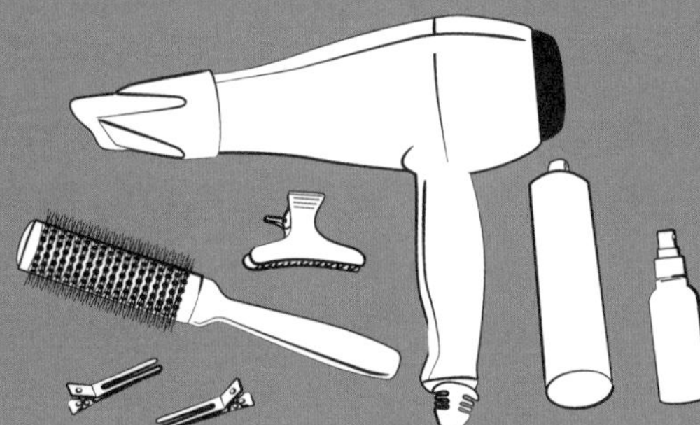

1

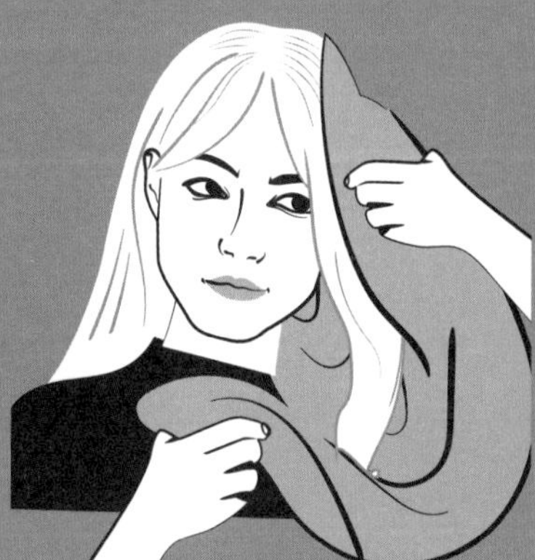

Commencez par présécher vos cheveux délicatement avec une serviette.

2

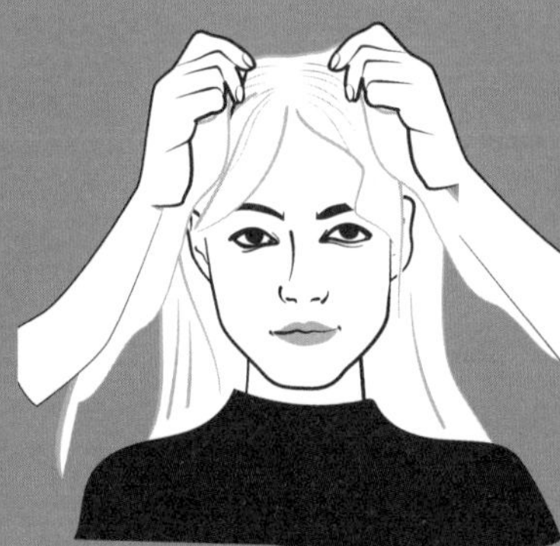

À l'aide des doigts, tirez vos cheveux dans la direction du mouvement que vous souhaitez leur donner. Vers le haut pour plus de volume, vers le bas pour aplatir le volume.

3

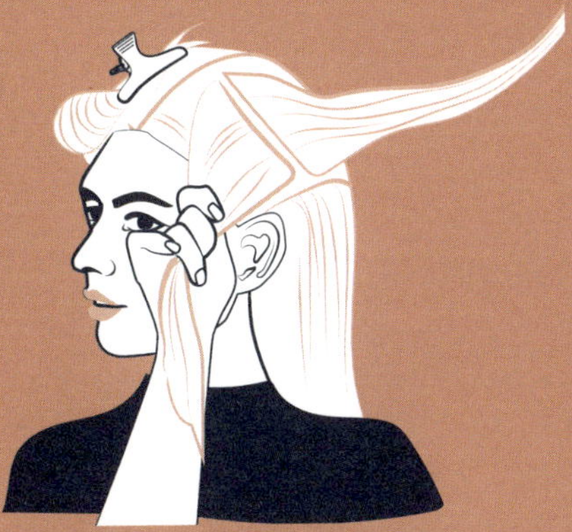

Lorsque vos racines sont sèches, vous pouvez passer aux longueurs. C'est à ce moment-là que vous allez vous munir de votre brosse ronde, plus ou moins épaisse selon le mouvement souhaité. Il faut commencer par faire des séparations pour éviter d'être dépassée. Tracez une ligne droite d'une oreille à l'autre pour séparer la partie haute du crâne et la nuque.

5

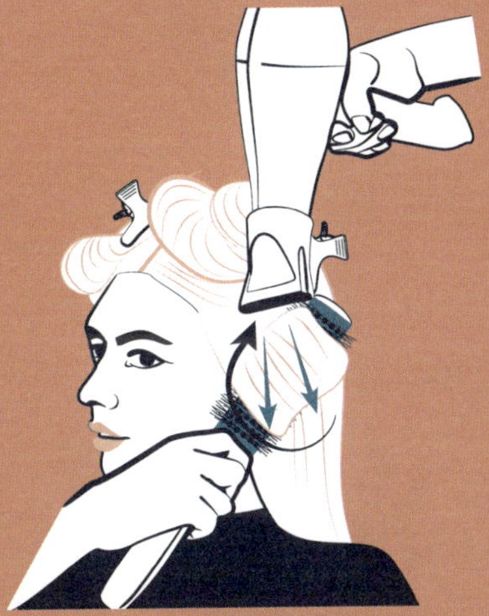

Approchez le sèche-cheveux, l'embout doit viser la brosse, souffle vers le bas. Déroulez la brosse. Attention, ne soufflez pas en dehors de la brosse, sinon cela va créer un faux mouvement. Si ça accroche, c'est que la mèche est mal enroulée, recommencez jusqu'à ce qu'elle glisse toute seule. N'oubliez pas que la pointe doit être parfaitement travaillée. Veillez à ce que la brosse glisse aussi sur la pointe. Ne recommencez pas dix fois sur la même mèche, sinon vous aurez des fourches ! Répétez l'opération sur les mèches suivantes.

4

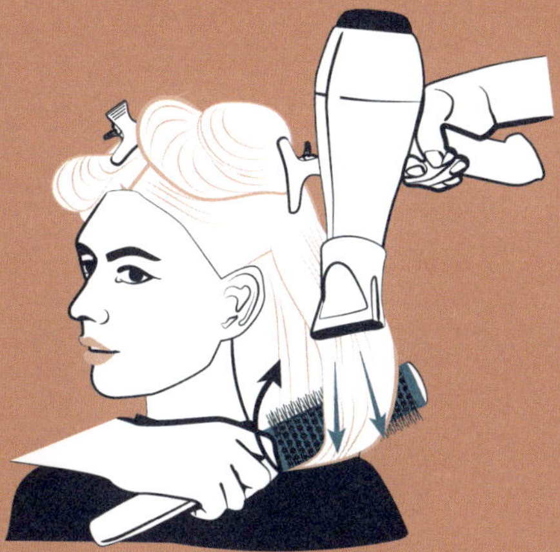

Prenez une première mèche, enroulez-la autour de votre brosse en commençant par la pointe et en remontant comme un yoyo vers la racine.

6

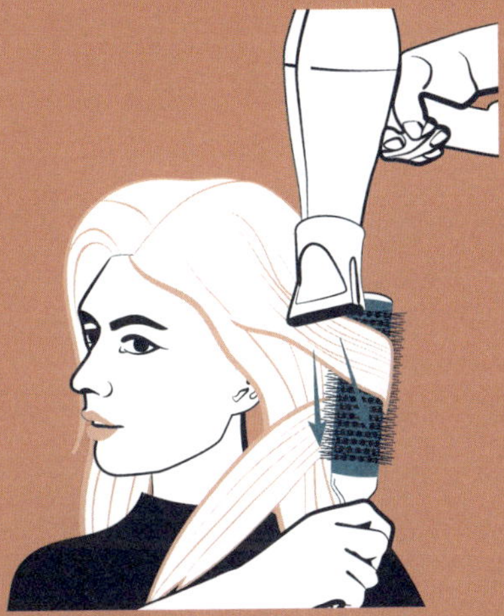

Remontez petit à petit, en faisant des séparations de 2 cm maximum en allant jusqu'au crâne.

7

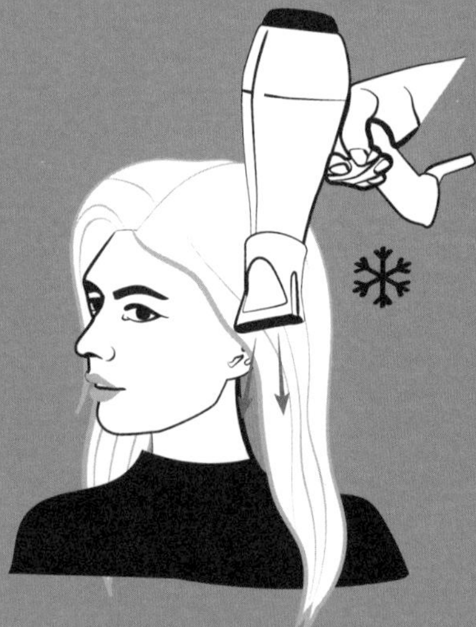

Lorsque toute votre tête est sèche, pour finir votre brushing, réglez le sèche-cheveux sur air froid, passez le souffle sur toutes vos racines et vos longueurs, cela fixe les cheveux, enlève l'électricité statique, efface toute l'humidité qui aurait été oubliée.

8

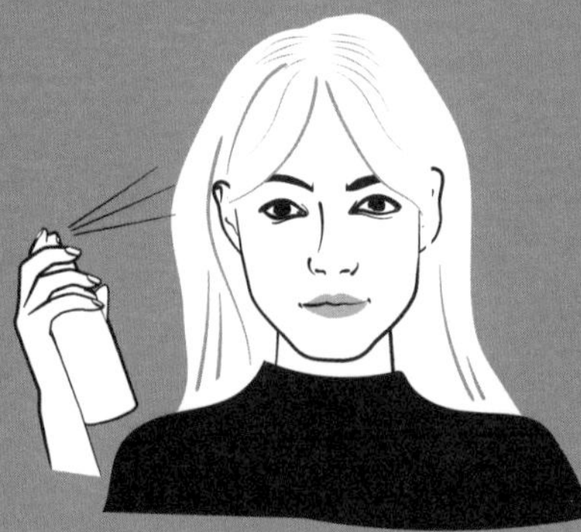

Pulvérisez un peu de spray salin à 30 cm de votre tête, car il donne un côté ébouriffé, pour un aspect moins strict, et gaine le cheveu.

9

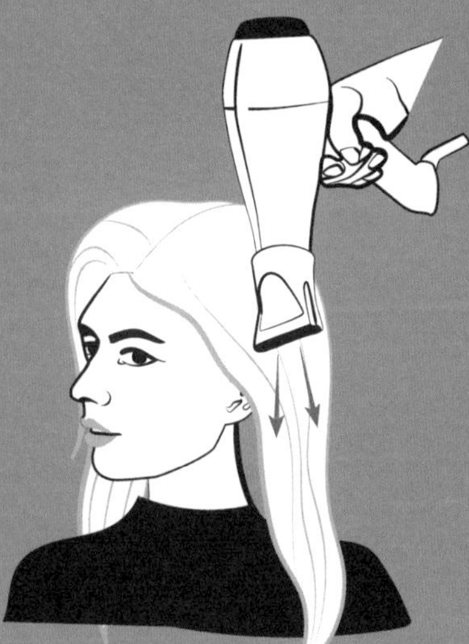

Repassez un dernier coup de sèche-cheveux vers le bas. Cela va optimiser le volume et donner un côté plus naturel au brushing.

10

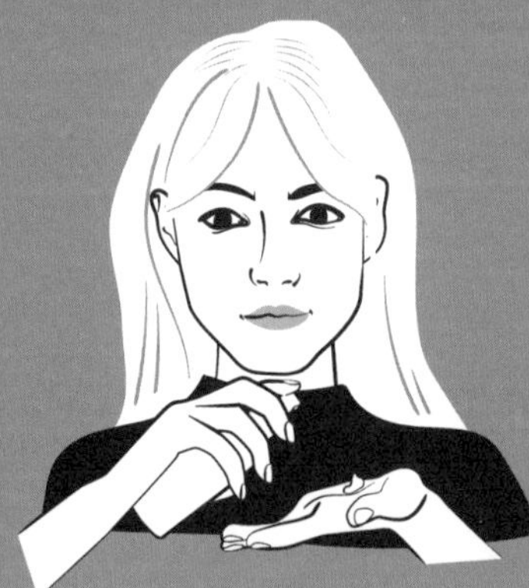

Appliquez une larme de sérum sur les longueurs et les pointes pour leur donner plus de brillance, le rendu sera plus joli. Fixez le tout avec un nuage de laque pour une tenue longue durée.

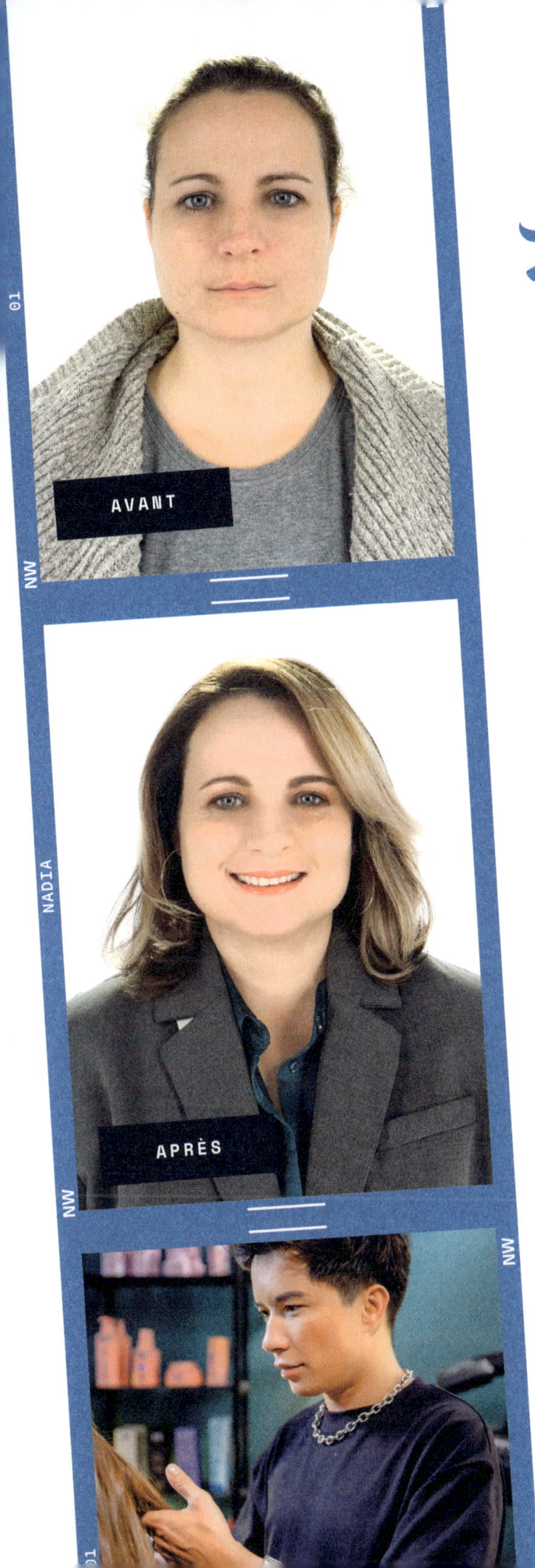

Leur incroyable transformation

LE LOOK DE NADIA

Le mot de Nicolas

Nadia n'entretenait plus ni sa couleur ni sa chevelure et elle avait clairement deux couleurs de cheveux différentes. Ses cheveux étaient fins et elle s'obstinait à les garder longs. J'ai donc décidé de tracer une base nette afin de redonner force et densité à sa chevelure. J'ai dégradé très légèrement les mèches du dessus pour avoir du volume même sans brushing. J'ai créé une mèche sur le côté afin de donner de la douceur et du glamour à son visage carré. Pour la couleur, j'ai remis des nuances dans sa chevelure afin de créer du relief, et j'ai retracé un balayage très fondu que j'ai monté autour de son visage afin d'illuminer son teint. Effet « waouh » garanti !

Elle ne pensait pas qu'elle avait autant de potentiel et cela a été un choc lorsqu'elle s'est vue dans le miroir.

LA RAIE

La place de la raie est essentielle, car elle peut modifier l'aspect du visage, l'adoucir ou le rendre sévère.

Une raie naturelle

Pour définir votre raie naturelle et qu'elle ne soit pas trop marquée – sinon, elle peut donner un air sévère et parfois même psychorigide ! – penchez la tête en avant, brossez vos cheveux vers le bas, relevez la tête d'un coup sec. Balancez la tête de gauche à droite, vos cheveux vont se séparer naturellement. La raie va se dessiner toute seule, ce sera irrégulier, mais avec un tombant parfait.

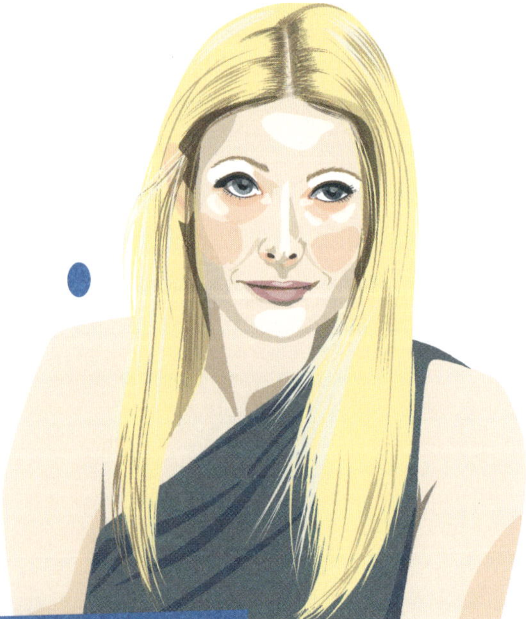

GWYNETH PALTROW

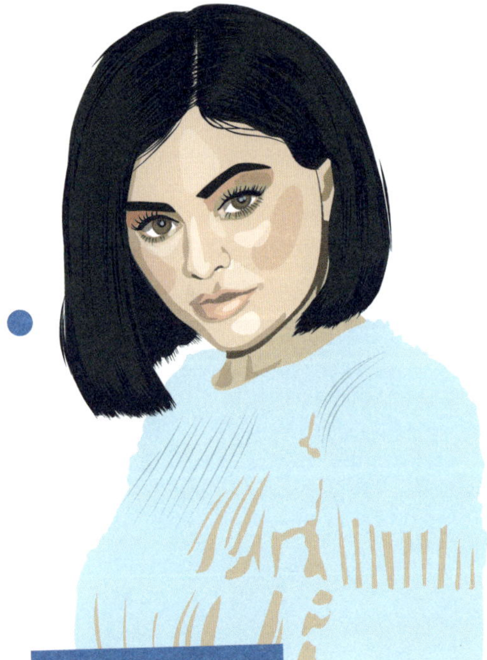

KYLIE JENNER

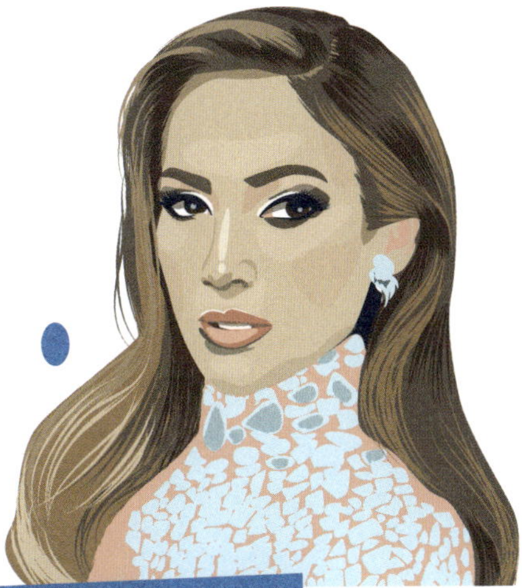

JENNIFER LOPEZ

KATE HUDSON

D'autres types de raies

La position de la raie peut complètement changer votre style, comme vous pouvez l'observer sur vos stars préférées.

La raie au milieu offre une symétrie parfaite au visage, mais lui donne un côté plus froid ou plus sévère, il vaut mieux la porter avec un brushing souple qui contrebalance la symétrie.

En revanche, une raie sur le côté adoucit le visage, car elle casse la symétrie des volumes. Le fait d'avoir plus de cheveux d'un côté fera, la plupart du temps, retomber une mèche sur le front, ce qui apporte de la douceur. On peut donc plus facilement s'autoriser un brushing lisse sans avoir peur de paraître rigide.

Si vous voulez une raie sur le côté, tout en gardant des proportions égales, vous pouvez la tracer en diagonale, afin que la masse de cheveux se répartisse mieux.

Je vous le redis, vous pouvez faire ce que vous voulez, porter du lisse avec une raie au milieu, je vous par le juste de mon expérience. La meilleure façon d'être sûre de ce qui vous va est de tester différents mouvements et de vous prendre en photo pour comparer.

LA MISE EN PLIS

Vous pensez que la mise en plis, c'est pour les mamies ? Eh bien non, vous avez tout faux ! La mise en plis, c'est la vie ! Vous venez d'apprendre à faire un brushing, mais pour celles qui veulent tester une autre technique, elle reste un bon compromis. Elle permet d'avoir un brushing souple avec du volume dans les racines.

Bien choisir les rouleaux

Comme pour les brosses dans un brushing, le diamètre des rouleaux définit le mouvement de votre chevelure. Plus le rouleau est petit, plus le cheveu sera frisé, plus le rouleau est large, plus la chevelure sera souple. Dans les séries américaines, vous voyez des femmes se rendre à leur travail avec des rouleaux sur la tête, elles ont bien raison ! C'est pour garder le volume et se coiffer sans effort. Il existe aujourd'hui une multitude de modèles de rouleaux, il en existe même à scratch qui adhèrent directement à vos cheveux sans effort. Personnellement, ce sont ceux que je préfère.

Ne vous cherchez plus d'excuses, vous êtes parée pour obtenir un volume incroyable !

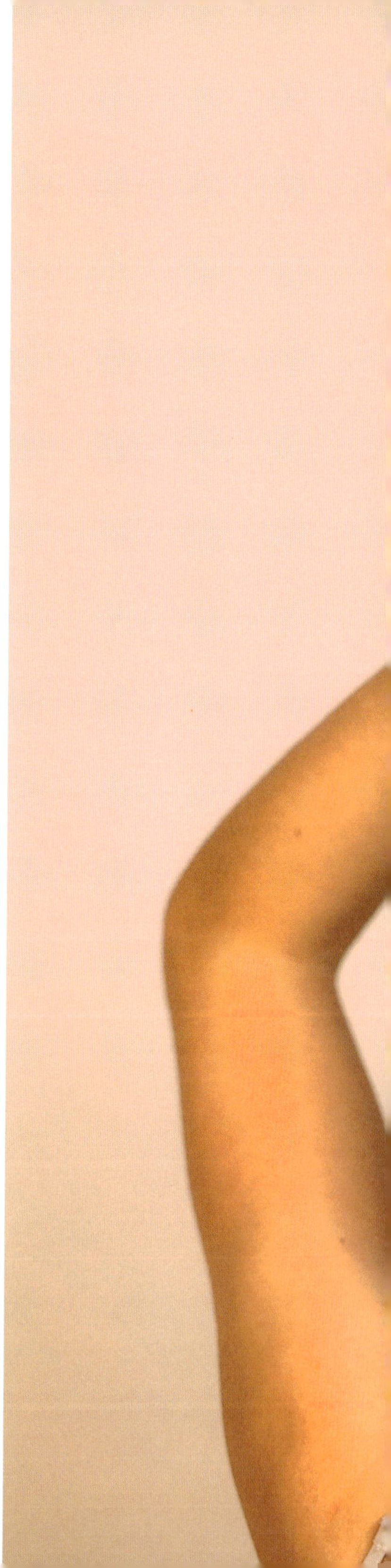

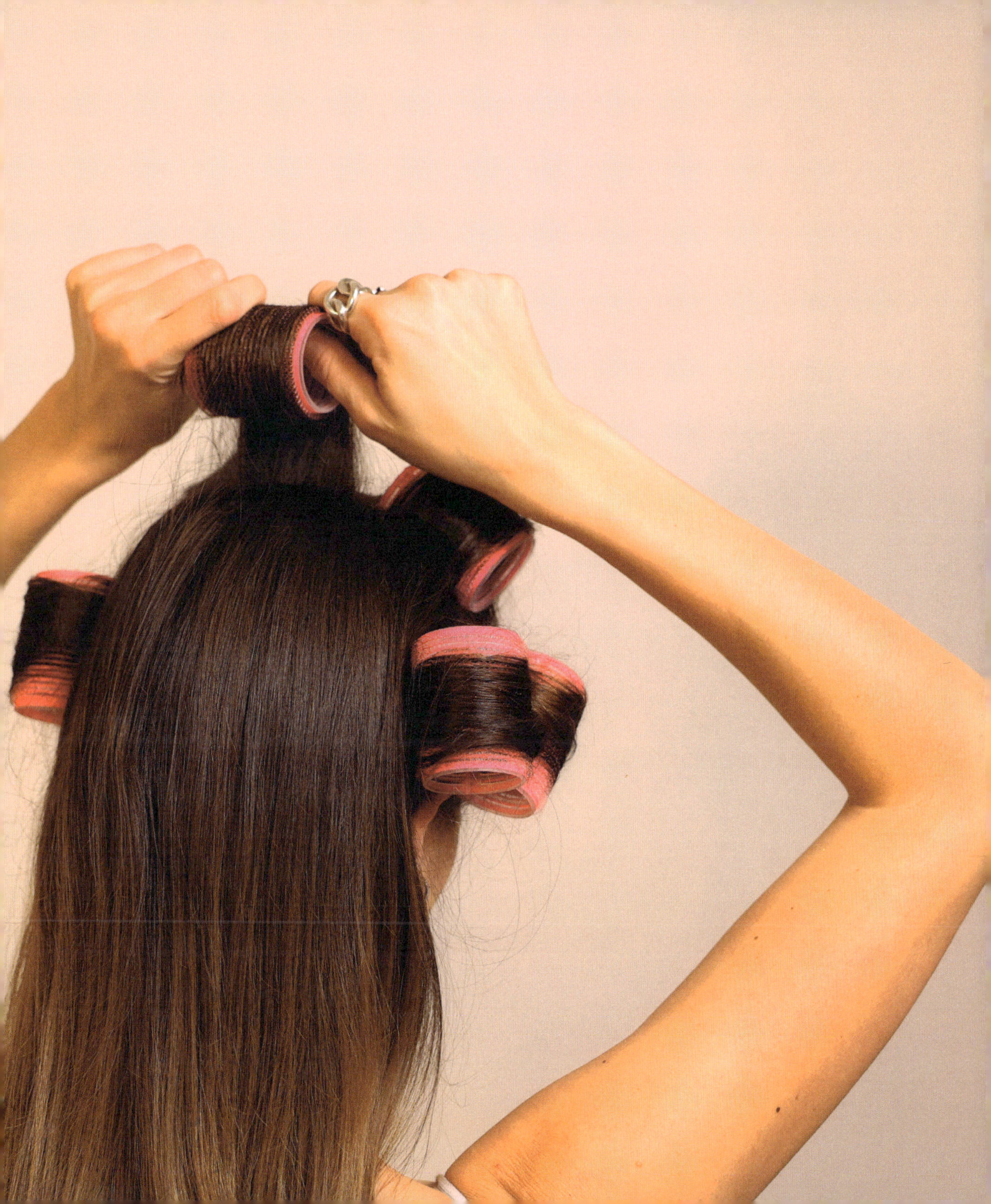

TUTORIEL

DEUX MÉTHODES POUR UNE MISE EN PLIS PARFAITE

1. Pour donner du volume aux racines

1

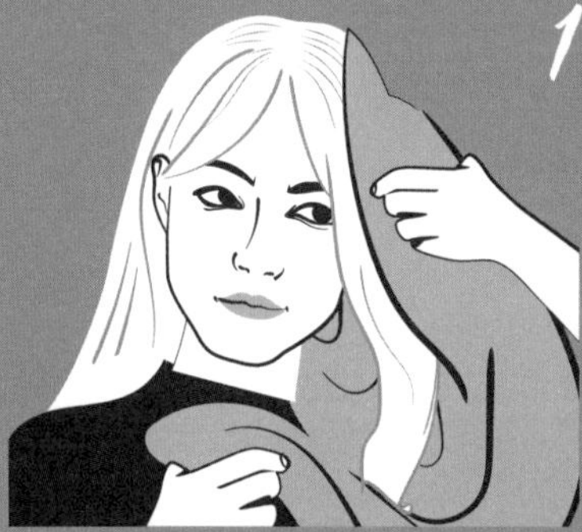

Après avoir lavé vos cheveux, essorez-les 5 minutes dans une serviette, puis brossez-les. Si vous en avez, appliquez un peu de mousse volumatrice.

2

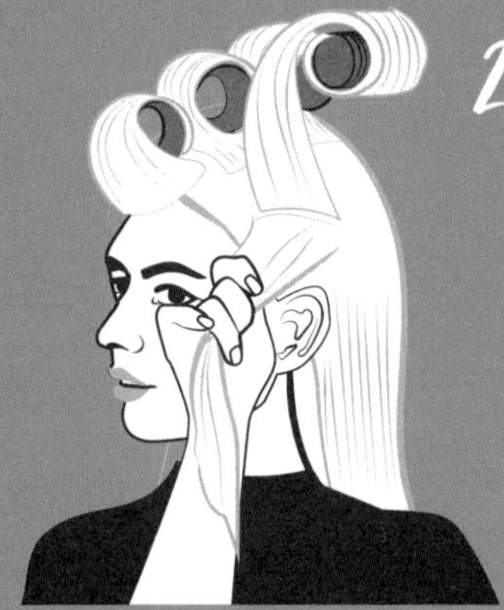

Faites des séparations en rectangle de la taille du rouleau.

3

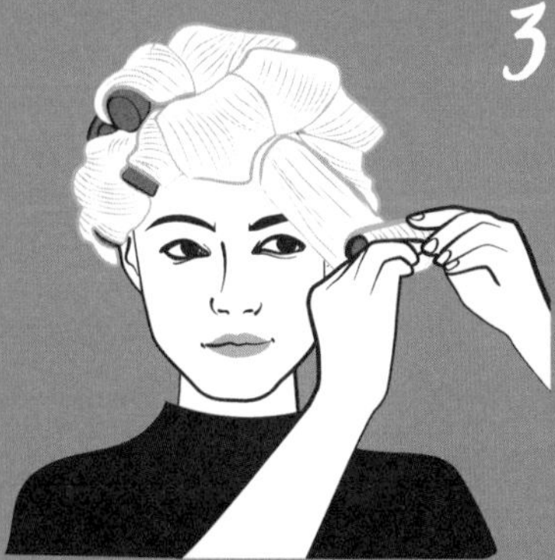

Enroulez de la pointe vers la racine en gardant une tension pour galber cette dernière et qu'il n'y ait pas de démarcation.

4

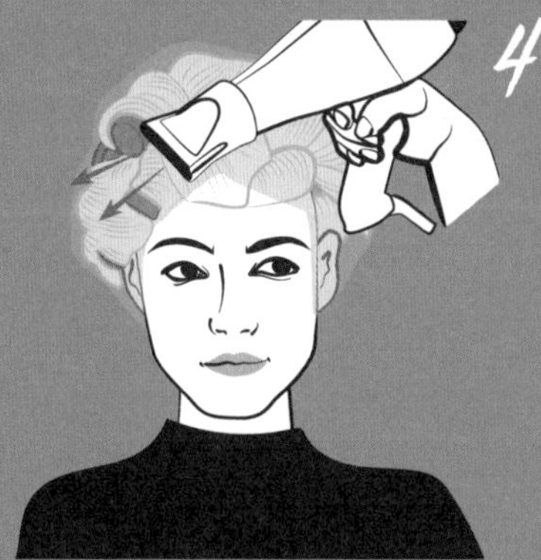

Mettez un filet par-dessus. Vous pouvez les sécher légèrement si vous avez les cheveux épais.

5

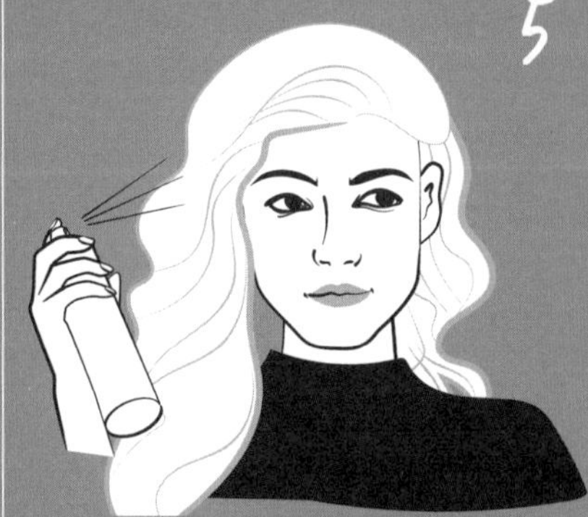

Préparez-vous, et quand ils sont secs, défaites le tout. Vaporisez un nuage de laque.

Vous pouvez poser les rouleaux sur la tête entière, cela donnera une extrême souplesse à votre chevelure.

2. Pour un effet plus naturel

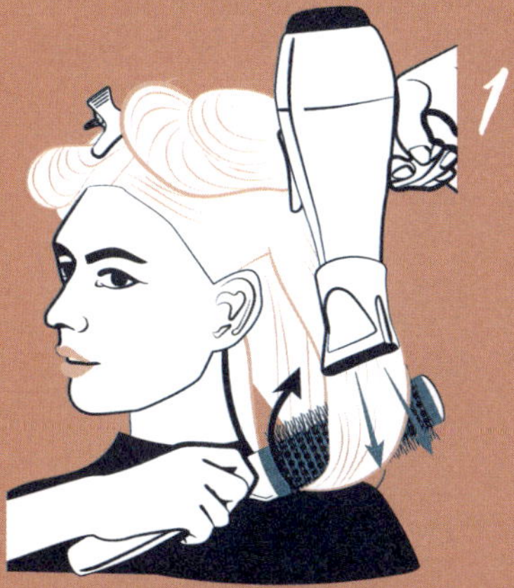

Sur cheveux lavés et essorés, commencez par brusher la partie basse du crâne.

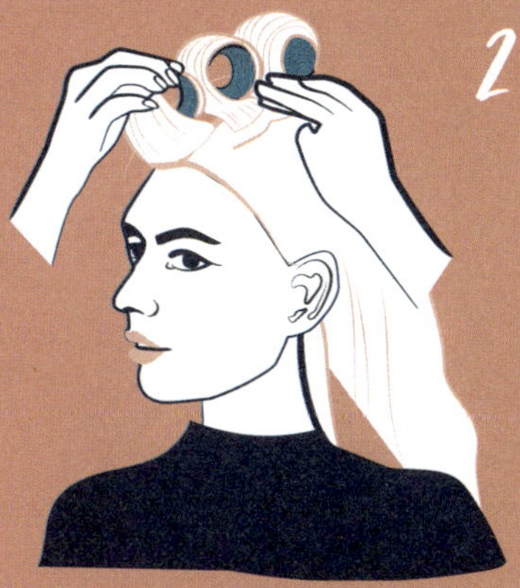

Appliquez les rouleaux seulement sur la partie haute, celle qui s'aplatit le plus.

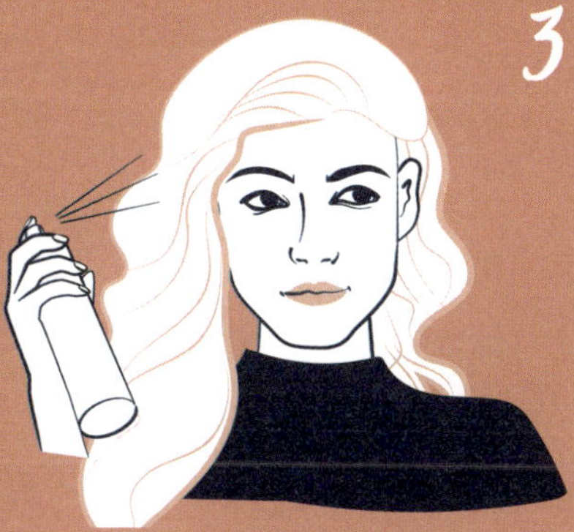

Laissez sécher pendant que vous vous préparez et enlevez les rouleaux au dernier moment, puis vaporisez un nuage de laque.

Attention !

On parle de rouleaux, pas de bigoudis, ne les confondez pas ! Les bigoudis sont tout petits, en plastique et dotés d'un élastique. Ils servent pour les permanentes. Je dois avouer que je ne suis pas fan des modifications de la nature du cheveu (permanente ou lissage), car il y a tellement d'évolution dans les techniques de coupe, qu'on peut être parfaitement coiffée en assumant sa nature de cheveux. Je n'en propose pas dans mon salon, mais si vraiment l'une d'entre vous est tentée, renseignez-vous bien pour aller chez des experts, car c'est comme la coloration, les produits chimiques pénètrent dans le cheveu. De plus, contrairement à la couleur, si vos cheveux sont ensuite trop frisés, on ne peut pas les modifier et vous allez devoir attendre leur repousse.

LE CRÊPAGE

Qui, en entrant dans un salon de coiffure pour mamies, n'a pas entendu cette phrase ultra clichée : « On crêpe un petit peu, madame Michu ? » Vous vous êtes alors promis que jamais, ô grand jamais, vous ne vous crêperiez le chignon de peur de ressembler à votre grand-mère. Mais je peux vous jurer que le crêpage n'est pas réservé à nos aînées.

À quoi sert le crêpage ?

Il donne un volume démesuré à votre chevelure, mais surtout il offre un soutien solide à votre coiffure. Il est donc primordial pour moi de vous expliquer comment procéder. Le crêpage vous aidera à fixer vos attaches, parfois à poser une frange à clip, à ajouter un postiche style Ariana Grande, même à avoir une tignasse digne de Jennifer Lopez pendant ses concerts. Le crêpage se pratique souvent quand on veut faire un chignon, ou si vous voulez poser des extensions, mais surtout, pour avoir du volume. Il est un bon soutien pour un brushing parfait. C'est comme un gros nœud sur lequel on fixe ce qu'on veut.

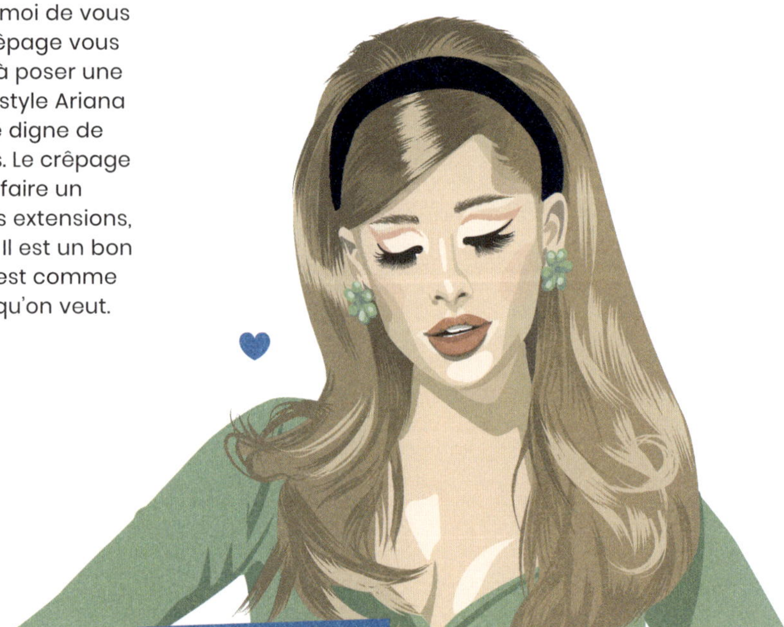

ARIANA GRANDE

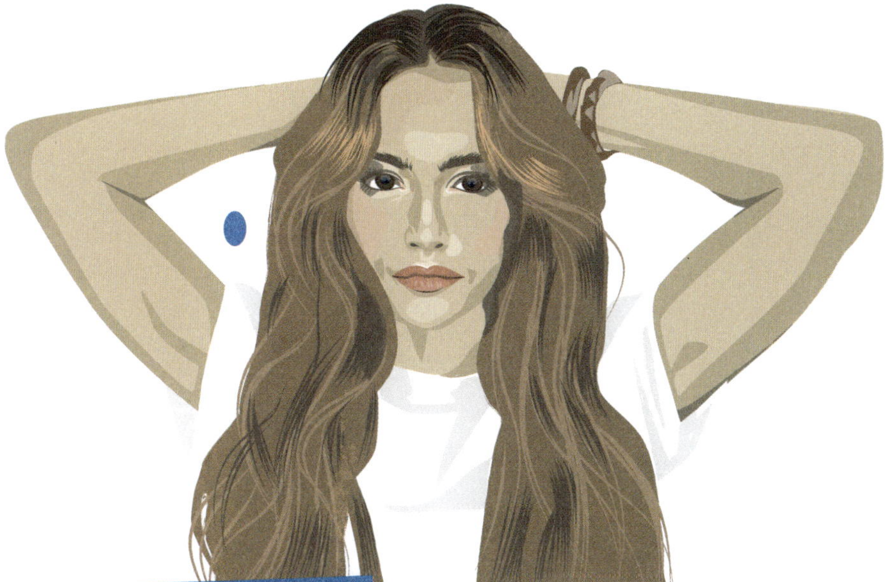

JENNIFER LOPEZ

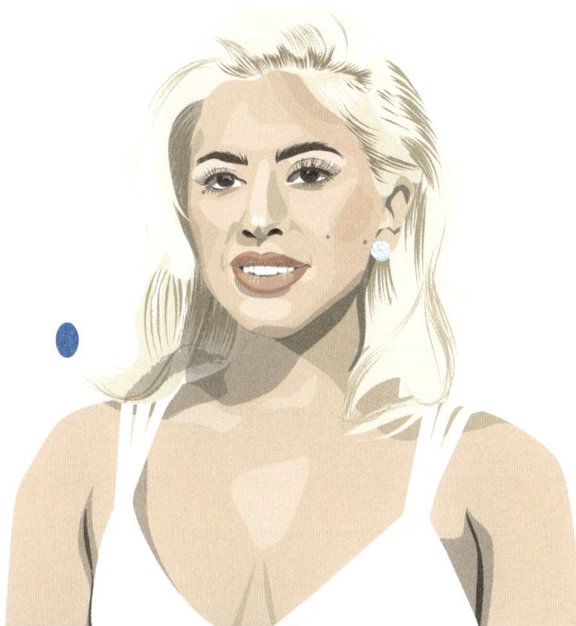

LADY GAGA

« Pour tout vous dire,
même moi, parfois,
je me crêpe les cheveux. »

Nicolas W.

TUTORIEL

UN CRÊPAGE RÉUSSI

Pour un crêpage réussi, il vous faut un peigne à queue, de la laque et un miroir.

1

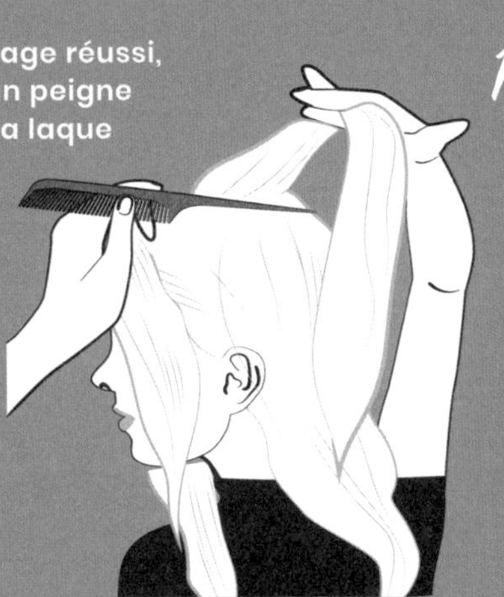

Mettez-vous en face de votre miroir, séparez les mèches des côtés de la nuque, vous n'allez pas les travailler. Localisez les endroits où vous voulez donner du volume. Séparez-les du reste de la chevelure. Pour un brushing plein de volume, par exemple, prenez les cheveux du dessus, ceux qui entourent votre raie.

3

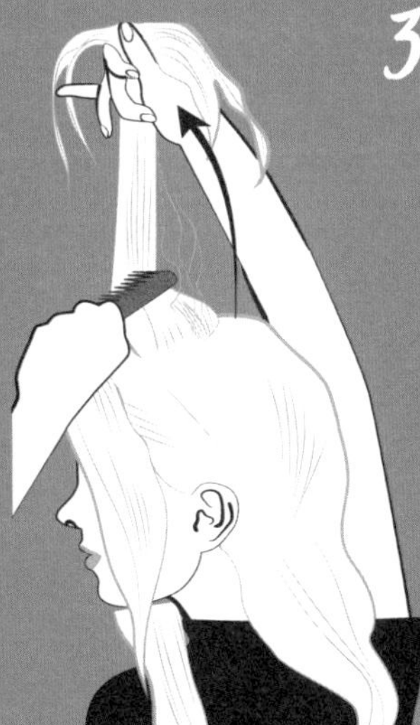

Remontez ainsi jusqu'à la mi-longueur. Fixez légèrement avec la laque. Répétez l'opération avec toutes les mèches que vous voulez consolider.

2

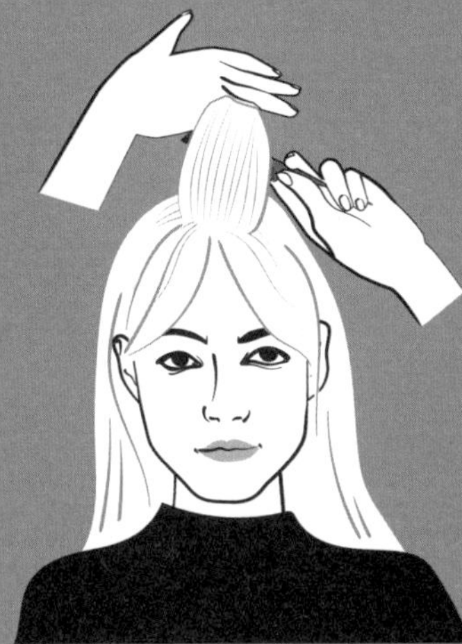

Saisissez une mèche d'un centimètre d'épaisseur. Soulevez-la à la verticale. Plantez les dents du peigne près de la racine, donnez des petits à-coups sur la mèche pour créer des micronœuds que vous tassez à chaque passage.

4

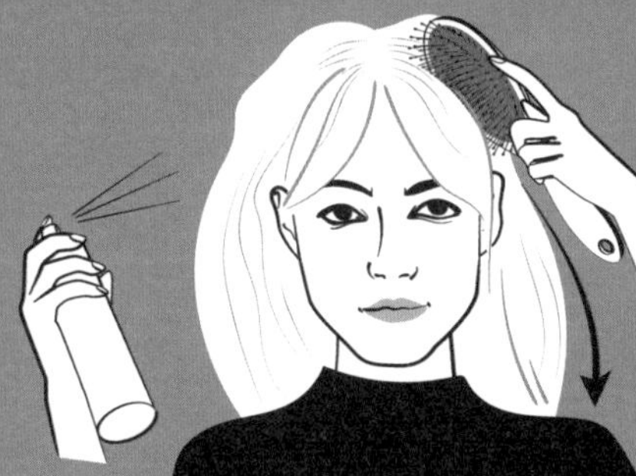

Laissez sécher la laque et brossez légèrement pour enlever les petits cheveux qui dépassent tout en gardant le crêpage à l'intérieur. Vous aurez un volume longue tenue et pourrez faire une attache sans problème, ou lâcher vos cheveux et avoir un volume à rendre jalouse Sarah Jessica Parker. Si votre crêpage est réussi, vous ne pourrez plus passer la main dans vos cheveux comme d'habitude. Si vous faisiez ce geste pendant un rendez-vous, vous risqueriez d'avoir une mèche qui sort comme Cameron Diaz dans *Mary à tout prix !*

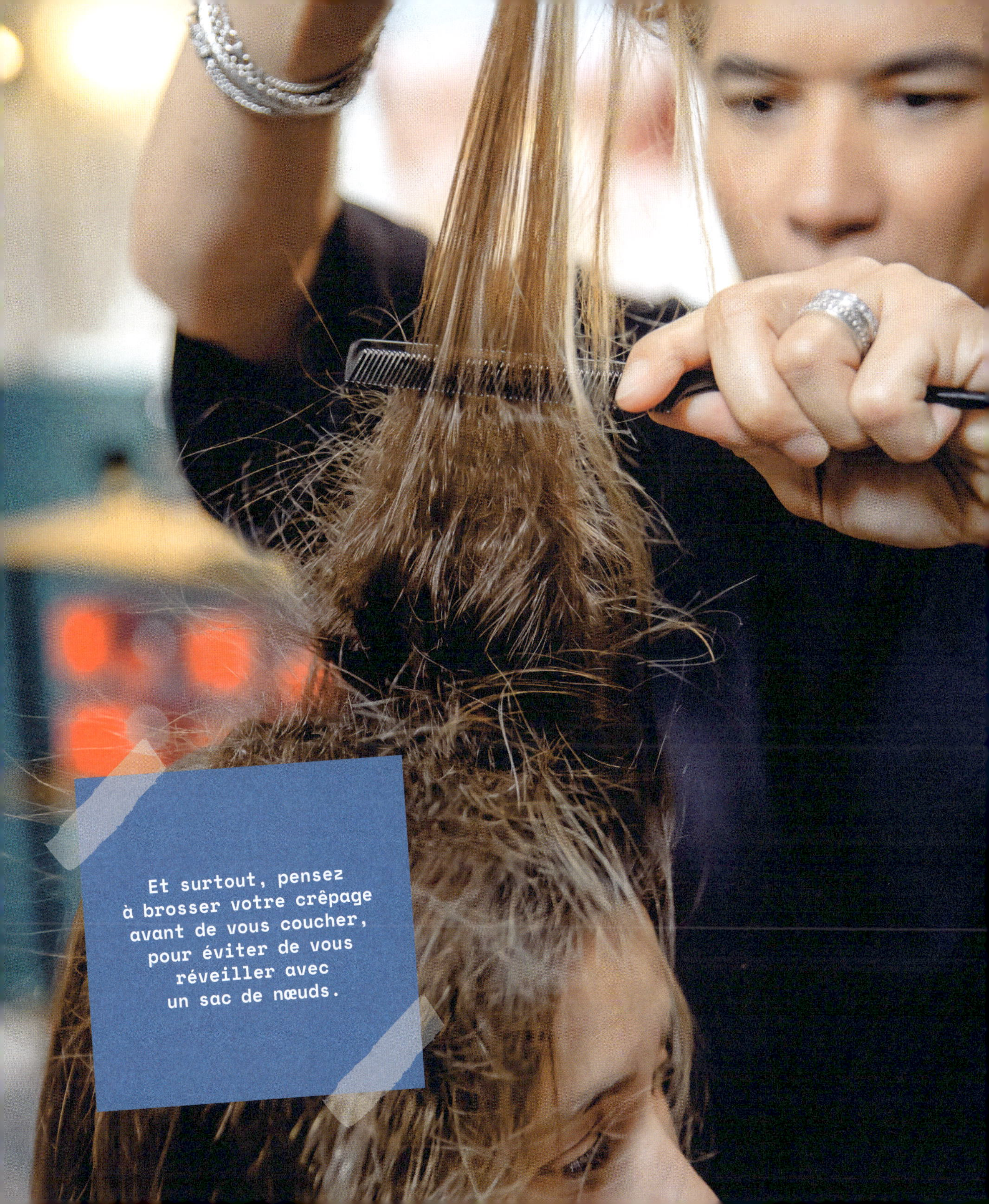

Et surtout, pensez à brosser votre crêpage avant de vous coucher, pour éviter de vous réveiller avec un sac de nœuds.

LES ACCESSOIRES DE COIFFAGE

Le brushing est toujours difficile à maîtriser et, pour un travail parfait, il faut posséder les bons outils. Ils aident à réaliser les plus belles coiffures, sont faciles à utiliser et vous pouvez les emporter partout. Petit tour d'horizon.

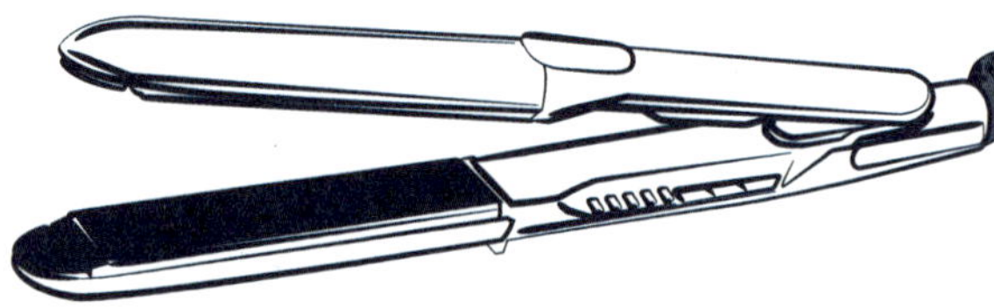

Le fer à lisser

C'est aujourd'hui un incontournable. Le fer à lisser permet de travailler les longueurs et les pointes et de leur donner plus de brillance. La chaleur ferme les écailles des cheveux, les rend lisses, mais attention à les utiliser avec modération.

Il existe des fers à lisser de tout prix, mais surtout, il y en a qui s'adaptent à la porosité de vos cheveux. Finies les températures trop basses ou trop hautes, c'est le fer qui décide. Il protège la fibre capillaire en évitant de la sensibiliser.

Protéger ses cheveux

Il existe une multitude de modèles de fer à lisser, à boucler, à cranter dont vous êtes fan. Mais il ne faut pas en abuser ! Votre meilleur ami sera le sérum (comme le sérum fortifiant anticasse d'Yves Rocher®) ou encore le spray thermoprotecteur (celui de la marque GHD® est très bien) qui protègera vos cheveux de ces excès. En plus, il sent bon !

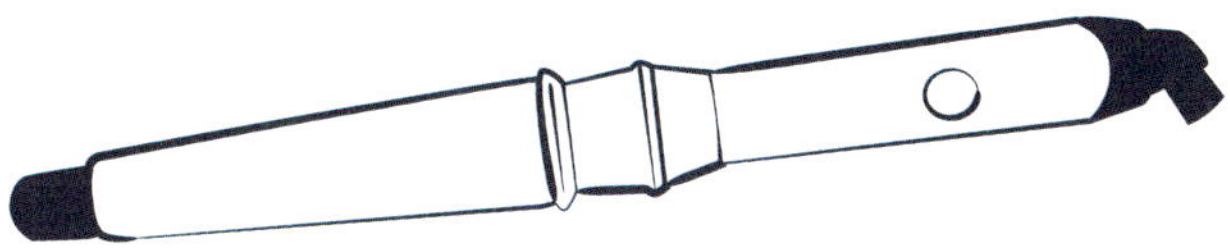

Le cône chauffant

C'est la révolution de ces dernières années, car il permet de créer des crans, un wavy moderne, et surtout vous pouvez boucler toute votre chevelure en gardant une pointe un peu plus lisse. Selon l'orientation du cône chauffant, vous obtiendrez différentes ondulations et pourrez varier les plaisirs, en enroulant une mèche à l'endroit, une mèche à l'envers, ce qui permet d'avoir une boucle très naturelle sans avoir l'air trop coiffé. L'avantage de cet instrument, c'est que vous pouvez reprendre juste quelques mèches sans faire une cassure avec votre coiffure naturelle. C'est mon ustensile préféré.

Le fer à boucler

Il permet, comme son nom l'indique, de boucler vos cheveux. Selon le diamètre et le modèle, vous aurez une frisure plus ou moins serrée. Pour un coiffage moderne, il vaut mieux privilégier un fer large. Attention, le fer à boucler demande un sacré coup de main, car il faut enrouler votre mèche le plus rapidement possible pour éviter de sensibiliser vos cheveux. N'oubliez pas que le fer à boucler créera des coiffages ultra glamour, mais qui manqueront parfois de modernité. Vous ne pourrez pas l'utiliser si vous cherchez à avoir un wavy léger. C'est juste l'outil parfait si vous voulez de belles anglaises ou une coiffure de charme. Comme le fer à lisser, il existe pour tous les budgets.

Do / Don't

LES INSTRUMENTS CHAUFFANTS

DON'T Vous devez impérativement sécher vos cheveux avant de passer le fer à lisser, car l'humidité, au contact du fer chaud, peut sensibiliser la fibre capillaire. Soyez vigilante !

DO Séparez bien les mèches entre elles pour éviter de repasser dix fois au même endroit. Vous risqueriez de les cramer.

DO N'hésitez pas à utiliser des sprays thermoprotecteurs pour créer un bouclier autour du cheveu au moment du passage du fer (voir page ci-contre «Protéger ses cheveux»).

DON'T N'utilisez pas le fer à lisser plus de deux fois par semaine.

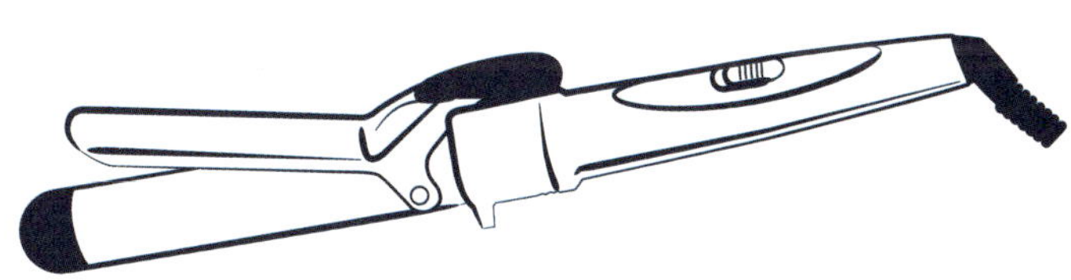

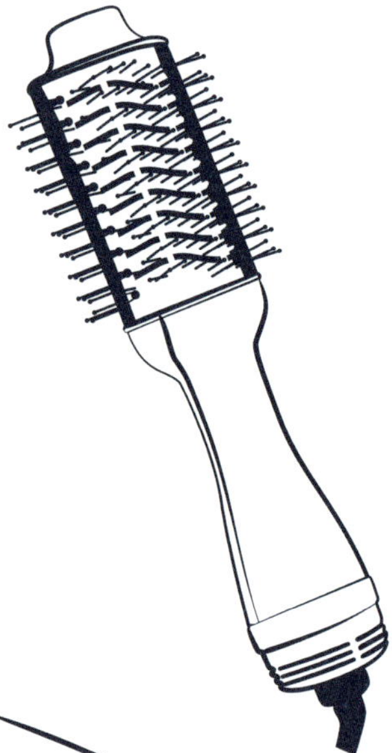

La brosse soufflante

La brosse soufflante est un deux-en-un : elle permet de sécher les cheveux tout en les coiffant. C'est un super gadget quand on est pressé et qu'on est vraiment nulle en brushing (ce qui ne devrait plus être le cas si vous avez lu les pages précédentes !). Elle permet de donner énormément de volume et de forme sans le moindre effort.

Attention, les modèles bon marché abîment très souvent les cheveux. Pour éviter les soucis, il vaut mieux investir un peu plus. Cependant, la brosse soufflante endommage moins les cheveux que les fers, vous pouvez donc l'utiliser les yeux fermés. Ne la sortez pas non plus à longueur de journée pour vous retoucher.

Son plus : elle est souvent vendue avec une multitude d'embouts différents, vous pouvez donc vous amuser. Elle existe aussi avec l'option brosse lissante.

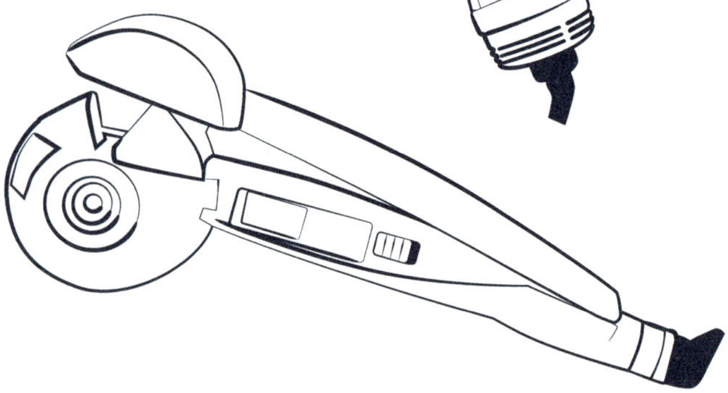

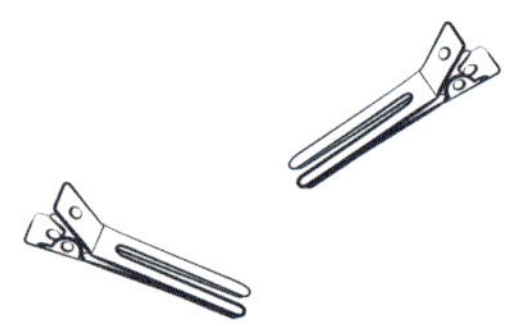

Le boucleur automatique

Il s'agit de petites machines qui permettent de boucler vos cheveux sans bouger. Le boucleur aspire votre mèche et l'enroule dans le mécanisme. Vous n'avez plus qu'à ouvrir la pince pour relâcher votre boucle. Il y en a pour tous les budgets et il est assez facile d'utilisation. **Attention cependant,** car une mauvaise utilisation peut causer des dégâts. Une mèche mal placée peut se coincer dans le boucleur, et là, il faut souvent sortir les ciseaux. Si cela se produit, débranchez l'appareil pour qu'il ne brûle pas votre mèche et la sectionne.

Les pinces

Les pinces plates, ou sépare-mèches, servent à séparer les zones pour un brushing, pour un coiffage ou lorsque vous appliquez votre couleur à la maison. Mais elles ne servent pas à attacher toute votre chevelure.

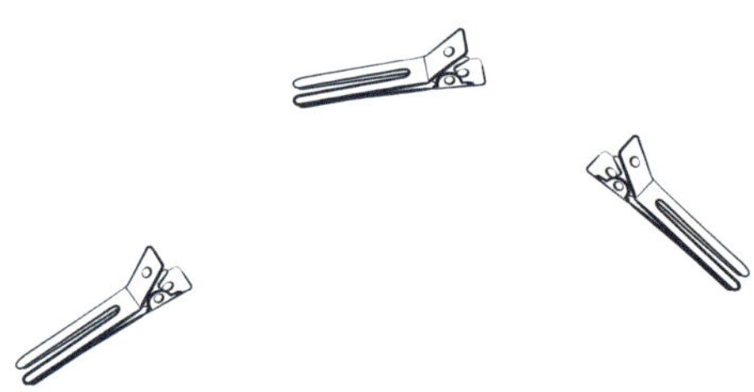

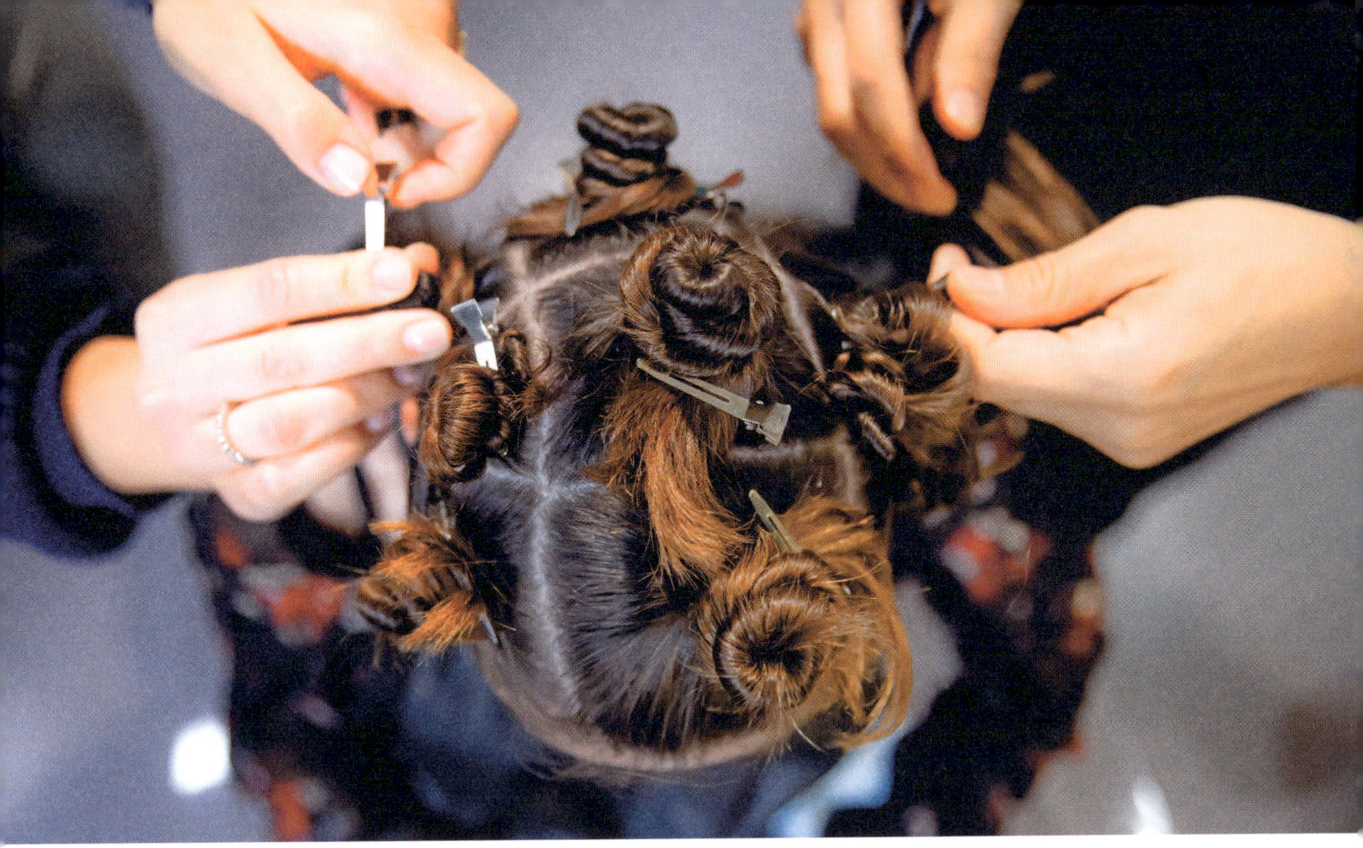

Les invisibles (ou pinces neige) sont de toutes petites pinces plates. Il en existe de couleurs différentes, pour les blondes et pour les brunes. Comme leur nom l'indique, elles sont invisibles à l'œil lorsqu'elles sont plantées dans vos cheveux. C'est avec celles-ci qu'on élabore des chignons, car elles laissent penser que la coiffure tient toute seule.

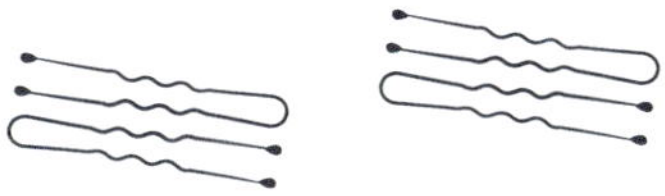

Le crépon, plus souvent appelé « le donut », est un allié de taille pour faire un chignon en trente secondes. Une fois fixé dans vos cheveux, il permet de donner un volume XXL et une forme parfaite à votre bun. Vous pouvez le fixer partout sur la tête. Il est indispensable pour les mariées, mais aussi pour les stars sur tapis rouge.

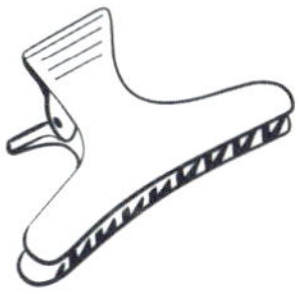

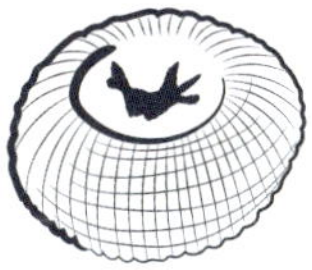

Les pinces croco, communément appelées pinces de douche, servent surtout dans la salle de bains, pour ne pas mouiller vos cheveux lorsque vous lavez votre visage par exemple.

S'il vous plaît, ne sortez pas dans la rue coiffée d'une pince croco. Sinon, c'est que vous avez lâché la rampe !

LES ACCESSOIRES POUR CHEVEUX

Si vous voulez être la plus belle pour aller danser, les accessoires et bijoux de tête sont vos meilleurs alliés. Il en existe une multitude et il y en a pour tous les goûts. Mais attention à ne pas trop en mettre pour ne pas finir en piñata. Point trop n'en faut.

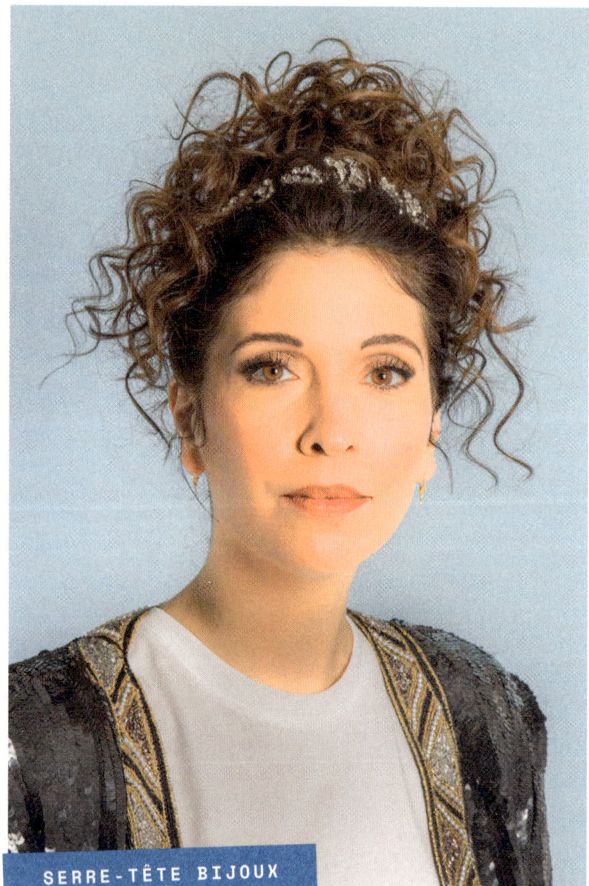

SERRE-TÊTE BIJOUX

Chaque accessoire a son style !

Barrettes et tours de tête

Parmi les bijoux de tête, on retrouve les barrettes, souvent ornées de perles ou de pierres, parfaites pour une coupe asymétrique et une soirée glamour. Il y a aussi des tours de tête en forme de chaîne ou avec des perles, ou même avec des motifs de fleurs qui donnent un style romantique ou hippie chic.

Foulards et bandeaux

Pour un style Brigitte Bardot, vous pourrez opter pour le bandeau, un indispensable intemporel. Pour un look pin-up, on attache le foulard, ou le bandana, avec le nœud vers le haut. Le nœud en bas sera plus rock. Vous l'avez compris, il existe de très nombreuses options, alors amusez-vous !

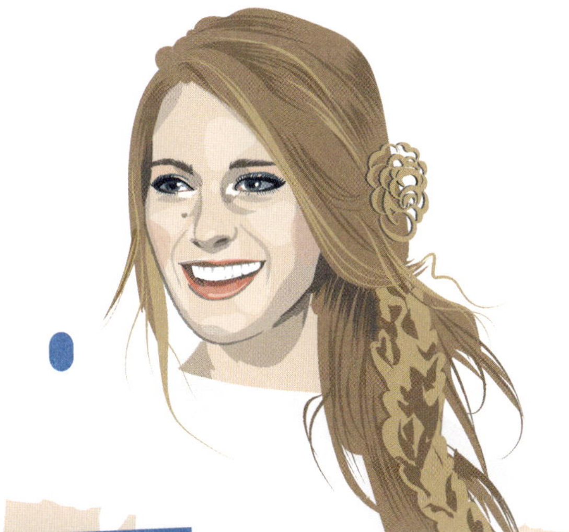

BARRETTE

Blake Lively

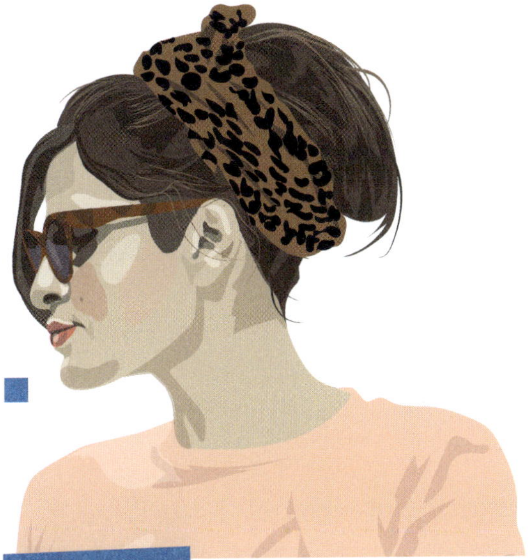

FOULARD

Eva Mendez

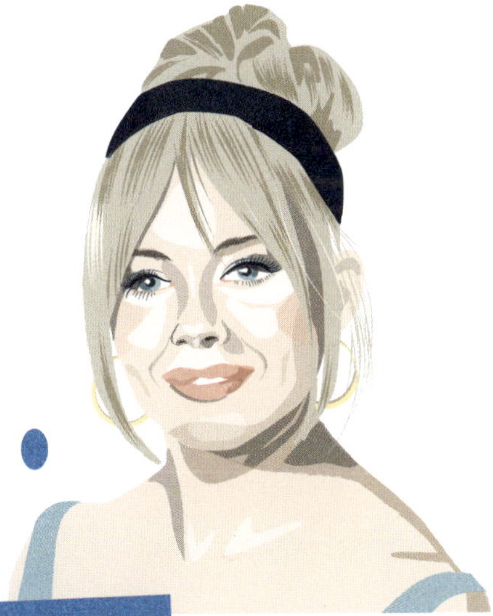

BANDEAU

Sienna Miller

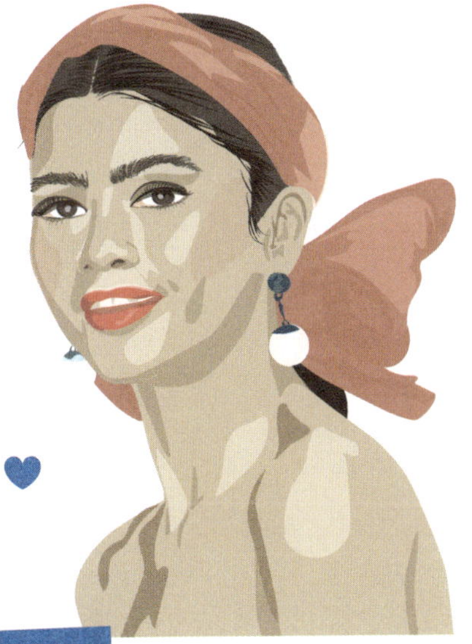

NŒUD

Zendaya

LES EXTENSIONS

Qui n'a pas rêvé d'avoir la chevelure d'Ariana Grande, la crinière de Blake Lively ou le volume de Shakira ? Les filles, maintenant, c'est possible, et pour tous les budgets. Il existe plusieurs façons de gagner en volume, en masse et en longueur, et je vais vous en dire plus. Finis les cheveux raplapla et les pointes filasse !

En quelques minutes, vous pouvez devenir une star de tapis rouge !

Les extensions classiques

La première solution est la pose d'extensions classiques, à l'aide de points de colle fixés à la base des mèches, sous l'occipital. Elle permet d'ajouter du volume, et même de la longueur. Il existe plusieurs types de fixations, à froid, à chaud et par ultrasons. Les extensions à chaud se font de moins en moins, car elles fragilisent les fibres capillaires. Elles sont parfois composées de cheveux naturels, ce qui explique leurs prix élevés, ou semi-naturels, à prix plus abordables, mais elles s'abîment plus rapidement. Si les extensions sont bien entretenues, elles peuvent tenir jusqu'à six mois. Il faut cependant éviter les shampoings hyper hydratants qui désolidarisent la colle des cheveux.

Les extensions en bandes adhésives

Ces extensions ont des autocollants en kératine, elles tiennent donc un mois et demi et sont très faciles à coiffer. J'en utilise souvent dans l'émission « Incroyables Transformations », car elles offrent un effet « waouh » en quelques minutes.

Vous en trouverez de toutes les couleurs, ce qui permet de ne jamais se tromper. L'avantage de ces bandes autocollantes, c'est qu'on peut les décoller et les recoller une à deux fois lorsque les cheveux poussent. L'inconvénient, c'est qu'il vaut mieux faire des brushings en salon pour éviter de les décoller trop rapidement, elles ne laissent pas une grande liberté.

CLASSIQUES

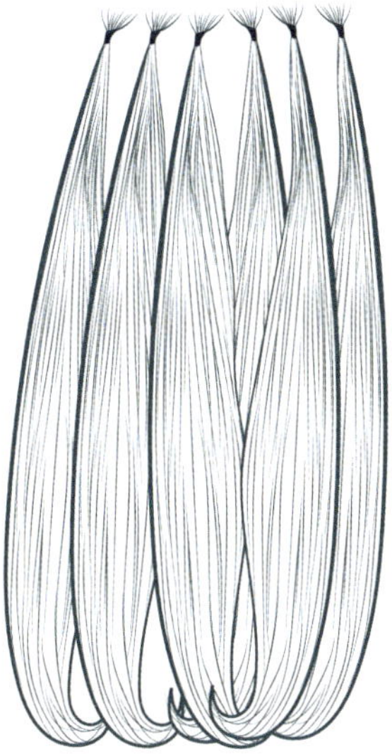

ADHÉSIVES

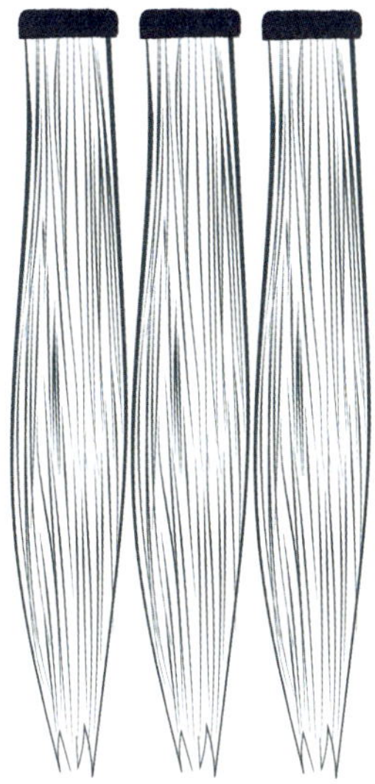

CLIPS

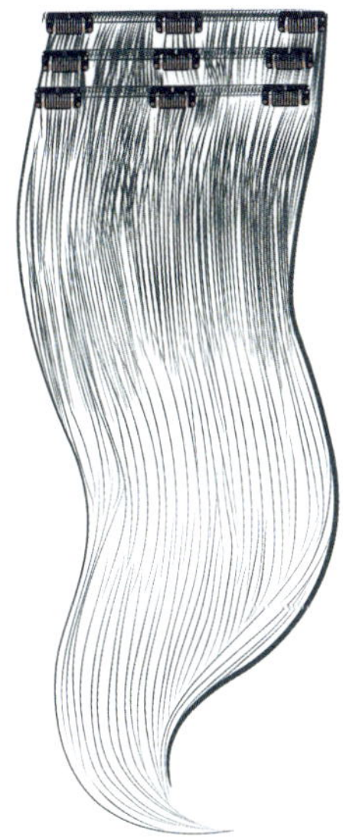

Les extensions à clips

Ce sont des extensions amovibles sous forme de bandes, très souvent fabriquées dans des salons de coiffure spécialisés pour obtenir une teinte parfaite. On peut les clipser soi-même grâce à de petites barrettes intégrées.
Elles offrent une masse de folie en quelques secondes. C'est mon option préférée, car on n'a pas besoin de les nettoyer lorsqu'on fait un shampoing, elles s'enlèvent et se remettent à volonté. Elles offrent beaucoup de liberté, car vous pouvez changer de coiffure sur un coup de tête.

Changer de couleur sans coloration !

L'avantage de toutes ces extensions, c'est qu'il existe de nombreuses couleurs, donc vous pouvez changer de couleur de cheveux sans avoir à passer par une coloration ou un balayage. Ces techniques sont géniales si l'on est impatiente et surtout si on a les cheveux qui s'abîment très vite. Elles permettent d'être toujours impeccable et d'avoir plus de mouvement dans la chevelure.

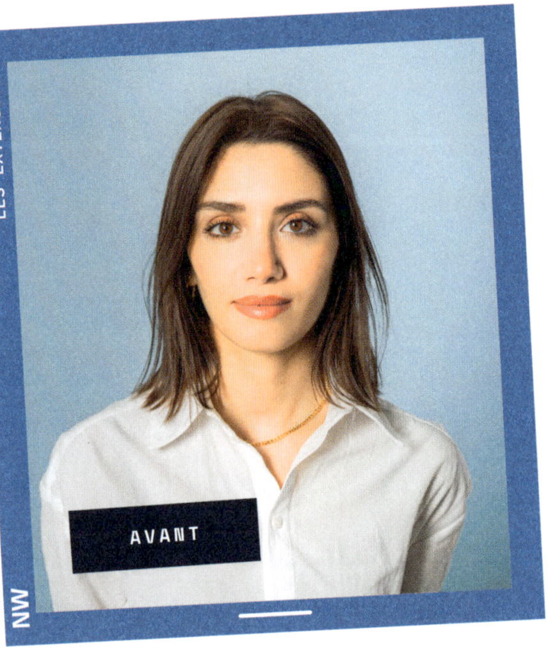
AVANT
NW

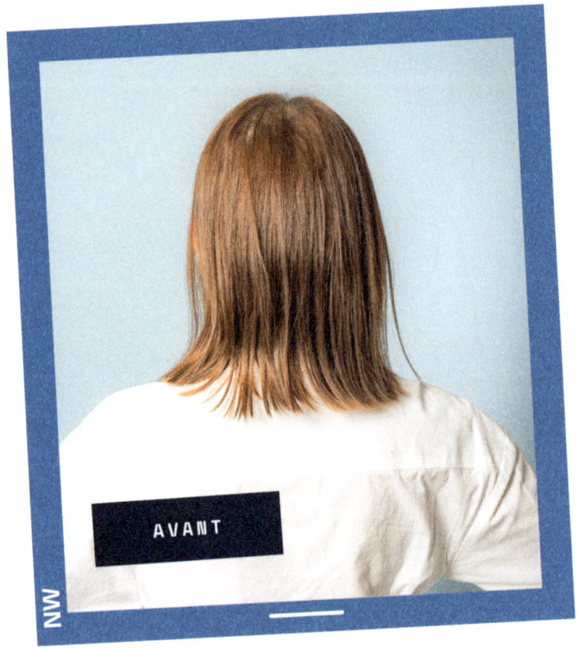
AVANT
NW

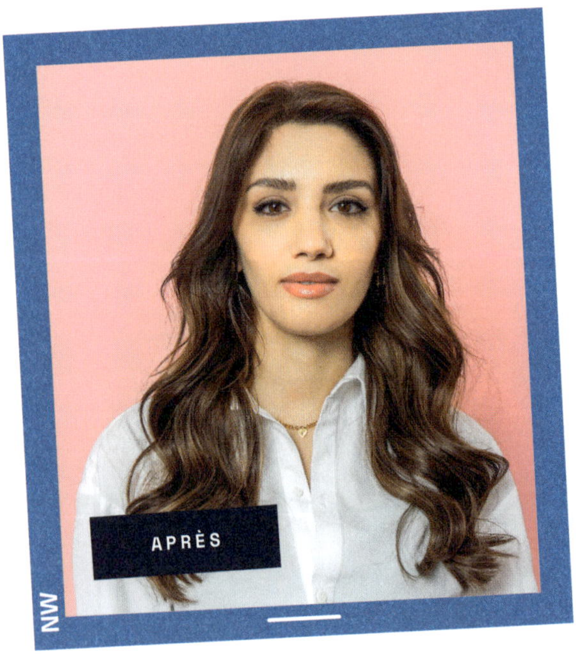
APRÈS
NW

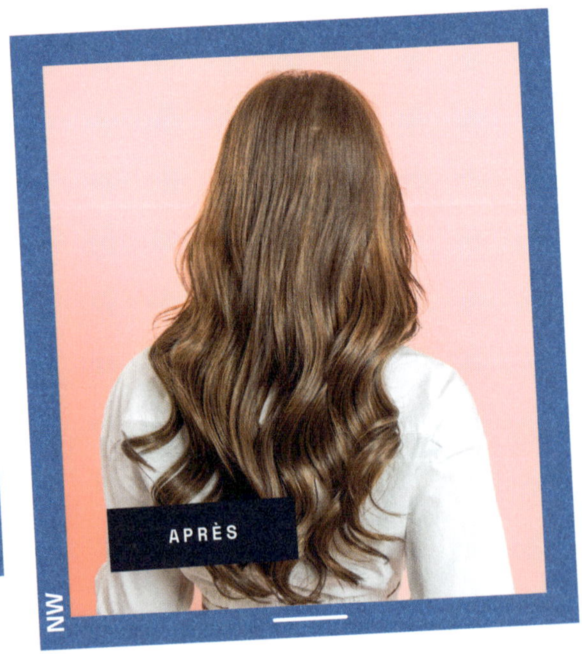
APRÈS
NW

Vrai / Faux

LES EXTENSIONS

Les extensions abîment les cheveux.

VRAI ET FAUX Non, les extensions n'abîment pas les cheveux, car elles n'altèrent pas leur nature. Le poids des extensions peut, si on ne les entretient pas, arracher les cheveux qui servent d'accroche. Pour éviter tout problème, il ne faut pas hésiter à les brosser régulièrement et utiliser des shampoings adaptés aux extensions.

Elles coûtent cher.

VRAI Pour avoir une chevelure de rêve, il faut y mettre le prix, car si on essaie d'économiser, c'est comme avec un bon coloriste, ça peut manquer de naturel. Très souvent, si on utilise des extensions naturelles, elles tiennent plus longtemps et elles s'harmonisent mieux avec vos cheveux. Il faut compter 400 euros minimum pour 100 mèches (soit toute la tête) et avoir un résultat naturel.

Elles servent seulement à augmenter la longueur.

FAUX Elles servent aussi à ajouter du volume et c'est joli. Très souvent, il suffit d'ajouter quelques extensions de la même longueur que la vôtre pour ajouter de la densité et donner un aspect plus esthétique à une longueur qui s'affine ou sensibilisée. Cela permet aussi de jouer sur les teintes, en utilisant des couleurs différentes de votre couleur naturelle.

Attention à ne pas devenir addict aux extensions, votre portefeuille ne le supporterait pas !

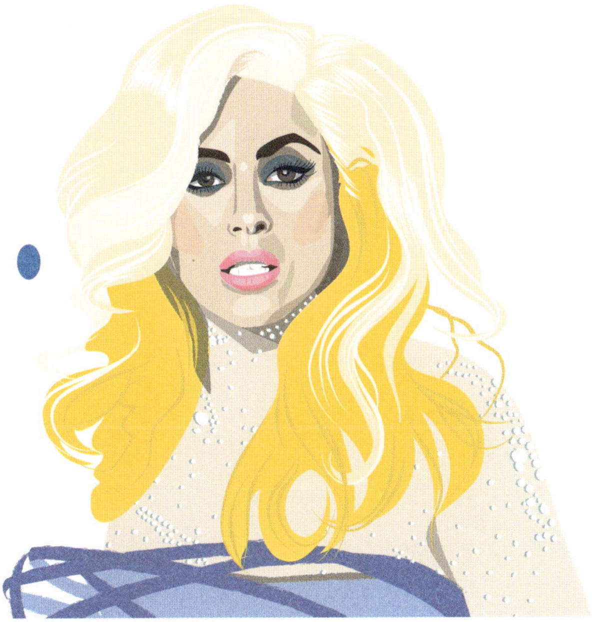

Lady Gaga

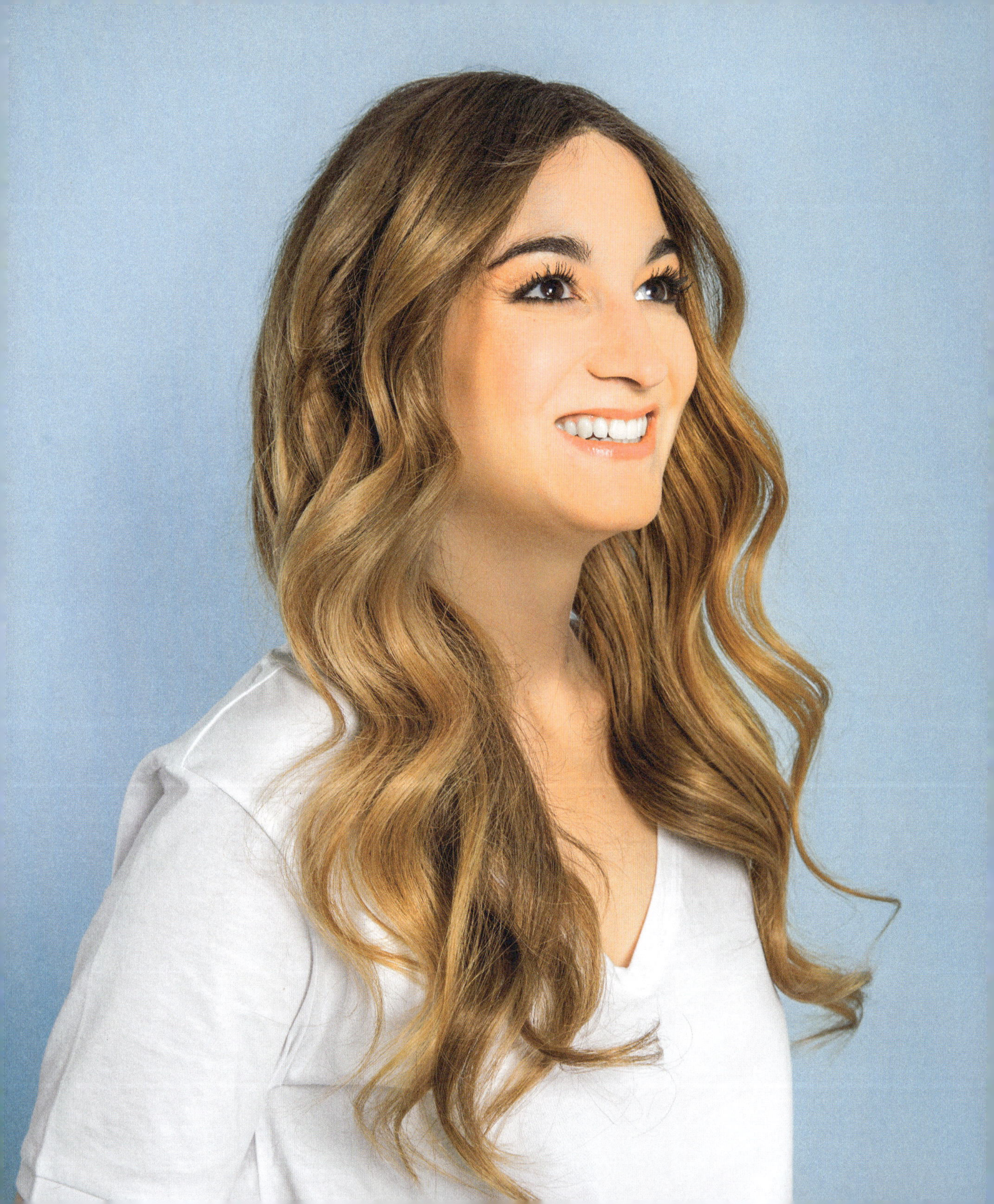

LES PERRUQUES

Depuis quelques années, les perruques s'imposent auprès des stars, mais aussi auprès du public. En effet, leur qualité s'est améliorée et les actrices préfèrent porter des perruques plutôt que d'enchaîner les teintures ou de maltraiter leurs cheveux sur les tournages. Peu à peu, cet accessoire s'est démocratisé.

Pour changer au gré de son humeur

Les perruques sont devenues un véritable accessoire de mode. Souvenez-vous de Kylie Jenner qui passe du long au court au gré de ses humeurs. N'attendez plus un an que vos cheveux poussent, vous avez le pouvoir de tout changer en allant chez un perruquier. L'avantage, elles vous permettent de tester ce qui vous va avant de sauter le pas vers une nouvelle coupe ou une nouvelle couleur. Vous pouvez, le temps d'une soirée, avoir un carré façon Crazy Horse ou arborer une longue chevelure bouclée pour la journée et même éclaircir de dix tons sans prendre de risques.

Conseils

Vous en trouverez à tous les prix, mais toutes ne se valent pas. Privilégiez une visite dans une boutique plutôt que sur Internet, afin de toucher la matière capillaire et d'apprécier sa qualité. Vous connaissez ma longue histoire d'amour avec les perruques, dans l'émission et sur mon compte Instagram. J'adore alterner des perruques de cheveux naturels quand je veux un finish impeccable, et des perruques synthétiques quand je vais faire la fête avec mes amis.

Choisissez le modèle de perruque en fonction de ce que vous comptez en faire. Vous n'iriez pas dépenser des centaines d'euros dans une perruque juste pour une soirée déguisée. En revanche, si vous voulez la porter longtemps, investissez !

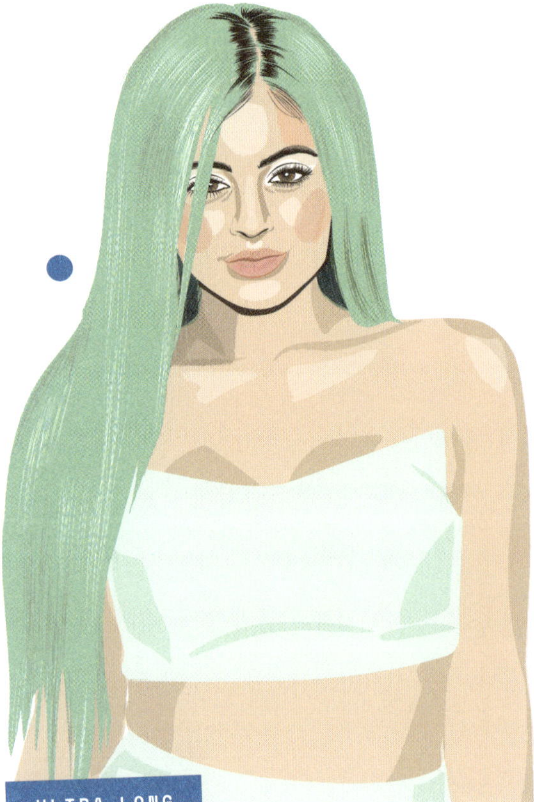

ULTRA LONG

Kylie Jenner

Entretenir sa perruque

Comme votre tête, une perruque mérite d'être entretenue – mais moins souvent, car elle n'est pas soumise à la sécrétion de sébum. Quand vous trouvez qu'elle est sale, nettoyez-la avec une demi-dose de shampoing pour une dose de soin, cela permettra de ne pas assécher les fibres capillaires tout en la nettoyant et en la désodorisant. Rincez abondamment et laissez-la sécher sur une serviette ou à l'air libre, dans une position qui ne donne pas de mauvais plis. J'aime bien les pendre à l'envers pour qu'elles prennent du volume en racines.

Comment poser sa perruque

Si vous avez les cheveux longs, tressez vos cheveux en les plaquant bien sur le crâne. Il vous faut absolument un bonnet à perruque, un filet pour maintenir tous vos cheveux. Enfilez la perruque de l'arrière vers le sommet du crâne en ajustant les bords aux bordures de votre chevelure. Sur certains modèles, il existe des élastiques pour régler le diamètre et qu'elle ne s'envole pas au moindre coup de vent.

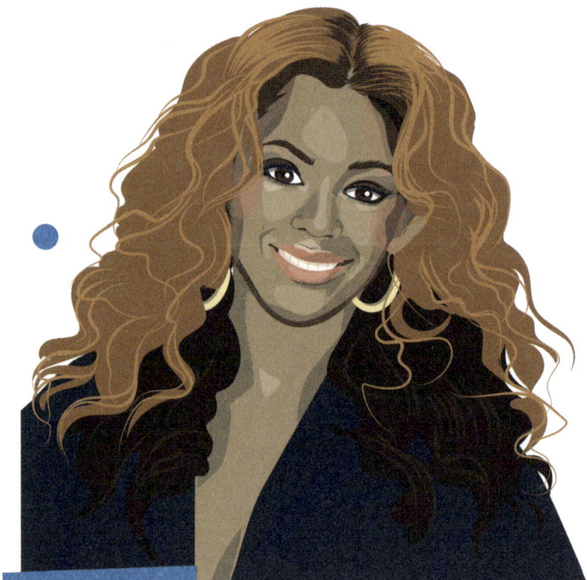

NATURELLE

Beyoncé

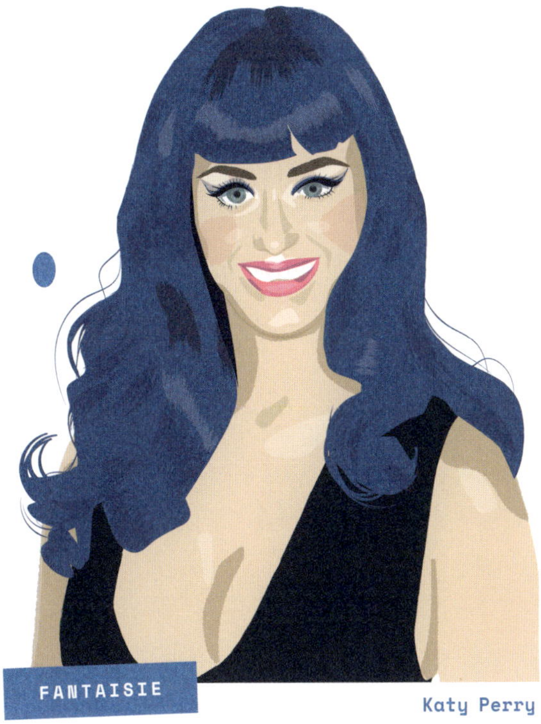

Katy Perry

Astuces

- Pour donner une jolie forme à une perruque, je la tape contre ma cuisse à plusieurs reprises pour un effet tombé naturel et que les mèches reprennent leur forme d'origine.
- Si elle se dessèche aux pointes, achetez une huile pour perruques, qui est un peu plus riche et hydratera bien les cheveux.

Coiffer et ranger sa perruque

Une perruque s'emmêle plus facilement que vos cheveux naturels. Il faut donc la brosser délicatement et en prendre soin. Quand il y a des nœuds, cela se voit immédiatement, mais ne la démêlez pas avec un peigne, qui arracherait le cheveu. Prenez plutôt une brosse pneumatique. Lorsque vous ne la portez pas, posez-la plutôt sur une tête malléable, et si vous n'en avez pas, trouvez une boule pour l'installer.

MES TUTOS COIFFURE

Le wavy, les tresses, le chignon..., plus rien n'aura de secrets pour vous !

MAÎTRISER LE WAVY

Il n'y a rien de pire qu'un wavy qui ne tient pas, ou trop bouclé, et qui fait ressembler à Laura Ingalls. Le wavy, c'est tout un art qu'il vaut mieux maîtriser pour ne pas avoir l'air d'une chanteuse de country. Pour cela, il faut préparer vos cheveux. Lors de votre shampoing, ne laissez pas le soin posé trop longtemps, car il alourdirait le cheveu et le wavy ne tiendrait pas. Sur cheveux humides, pulvérisez un peu de spray salin, puis de thermoprotecteur. Commencez à sécher tête en bas pour garder le volume, puis continuez avec les doigts comme expliqué pour un brushing (voir p. 106-107). Utilisez la brosse ronde pour travailler les longueurs sans trop insister. Vos cheveux doivent être bien secs. Je préconise le cône chauffant, car on est sûr d'avoir une boucle moderne, plate, avec la pointe raide.

1

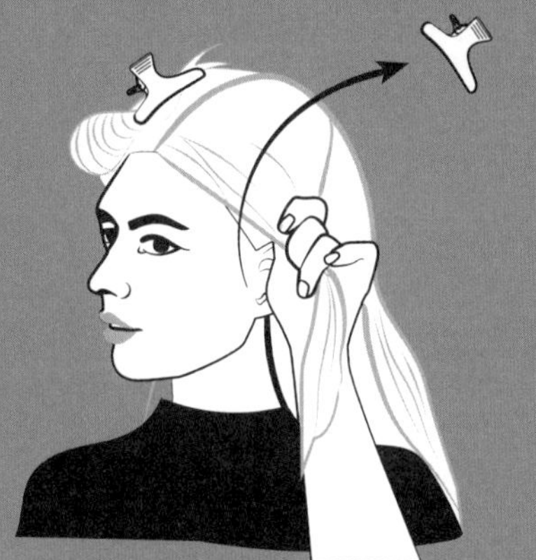

Séparez les cheveux en quatre sections à partir du sommet du crâne.

2

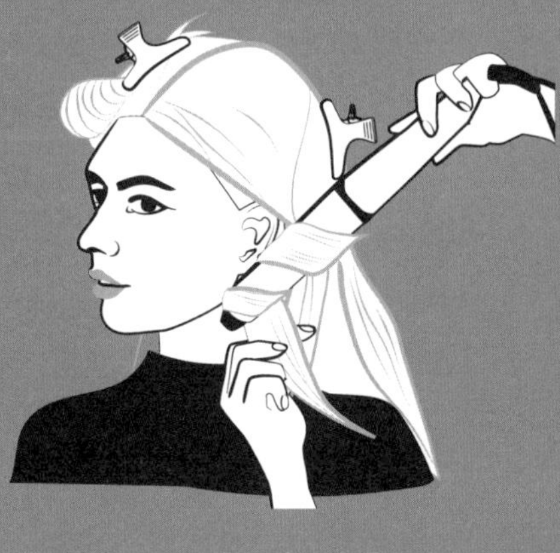

Enroulez la mèche sur le cône à 5 cm de la racine, gardez la pointe entre le pouce et l'index afin qu'elle reste raide.

3

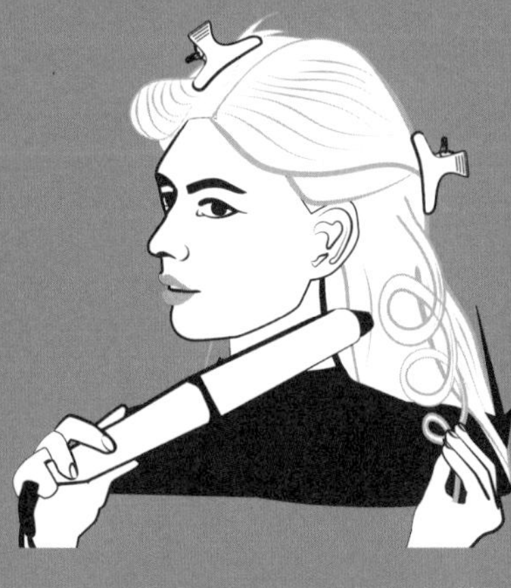

Attendez quelques secondes et déroulez la mèche en tirant dessus pour la détendre tant qu'elle est chaude.

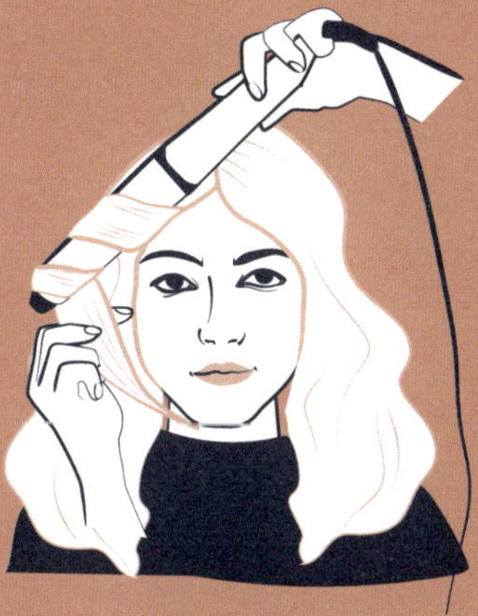

4

Répétez l'opération pour chaque séparation en remontant vers le sommet du crâne.

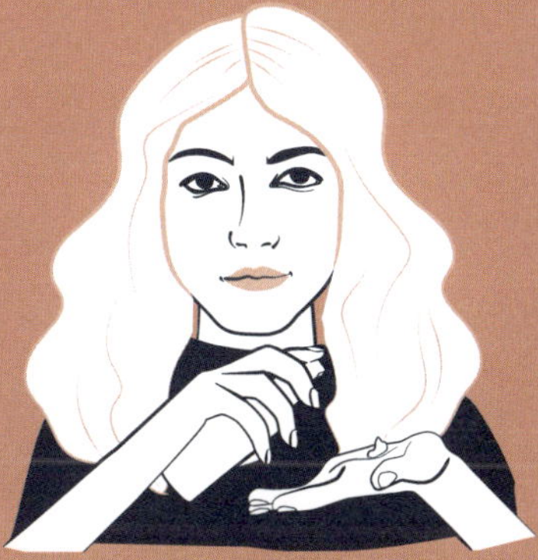

5

Une fois que vous avez du mouvement sur toute la tête, passez vos mains dedans pour casser la boucle. Effet incroyable garanti ! Mettez une noisette de sérum sur vos longueurs pour un côté shiny, un nuage de laque et vous êtes parée.

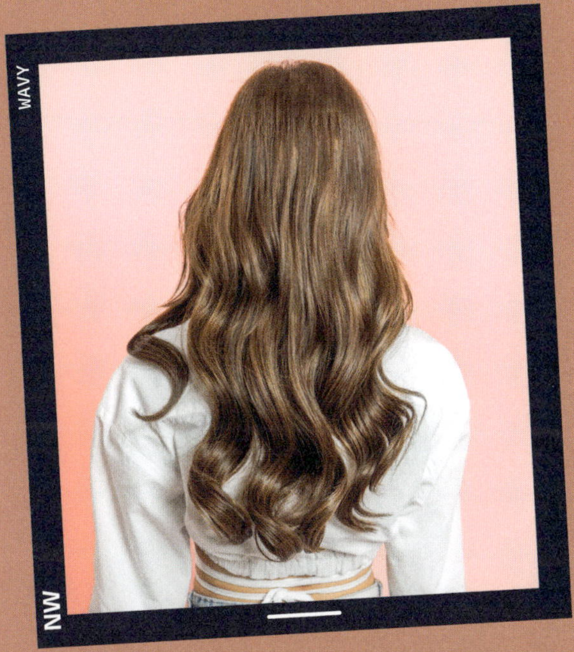

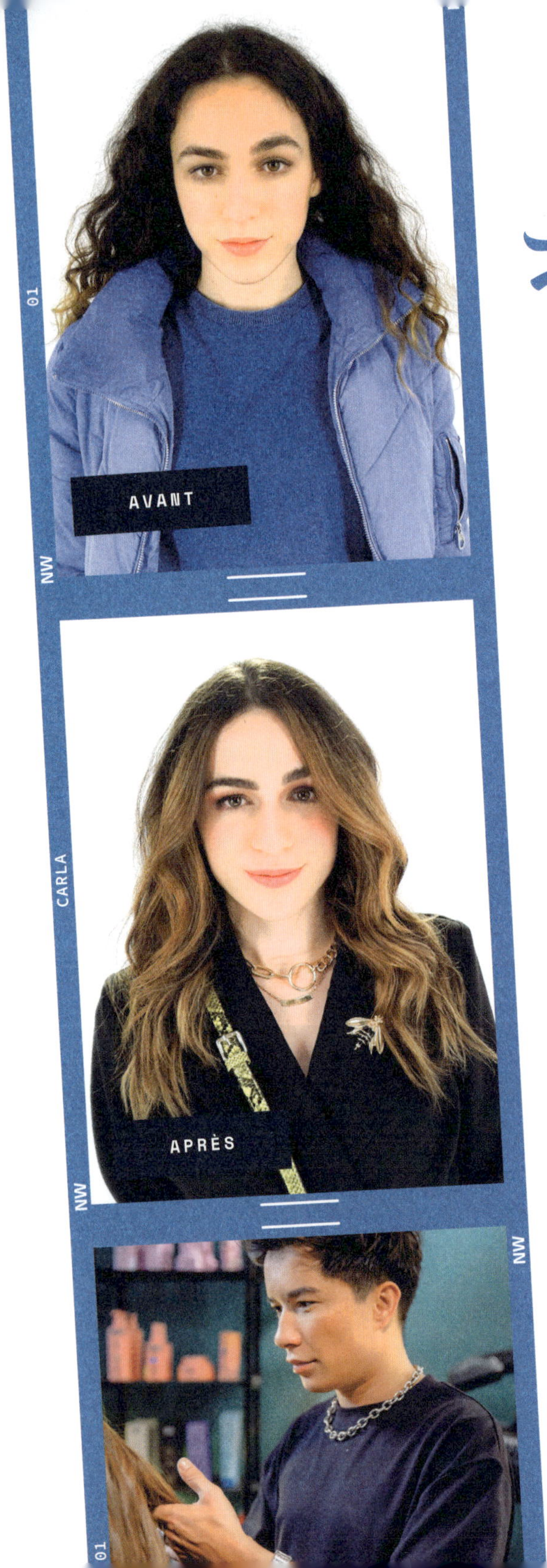

Leur incroyable transformation

LE LOOK DE CARLA

Le mot de Nicolas

Carla avait une chevelure magnifique, bouclée, mais très déshydratée avec un reste de balayage sur les pointes. J'ai donc décidé de créer un balayage en contouring aux reflets dorés et de dégrader ses cheveux en la texturisant de manière à ce qu'elle garde un effet décoiffé après le brushing, pour un look à la JLo ! J'ai utilisé un spray salin pour défaire son brushing, pour un effet coiffé décoiffé, et j'ai tracé une frange rideau longue pour un coiffage tendance.

Carla est arrivée comme un petit être fragile, après sa transformation, elle se sentait beaucoup plus forte.

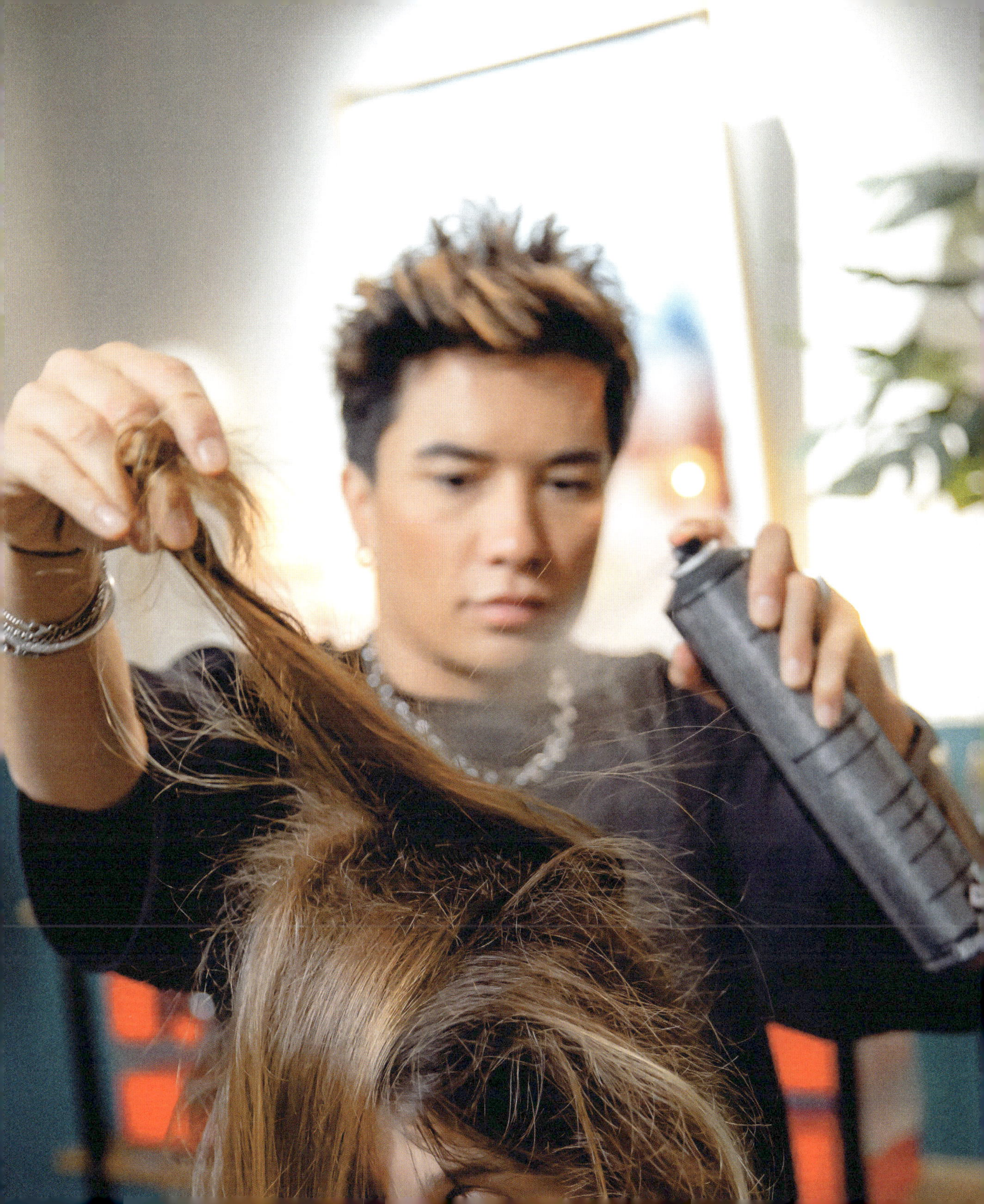

MES TUTOS COIFFURE

SAVOIR TRESSER

Les filles, on ne va pas vous apprendre à réaliser une tresse classique, vous savez déjà le faire ! Mais voici quelques conseils pour trois tresses un peu plus sophistiquées, avec les étapes en images.

1. La tresse couronne

Pour vous donner un style bohème chic et romantique à souhait, rien de mieux que la tresse couronne. Elle dégage le visage, donne un joli port de tête, un look toujours impeccable et, contrairement à ce que vous croyez, elle est facile à réaliser ! En revanche, elle ne se pratique que sur les cheveux très longs.

1

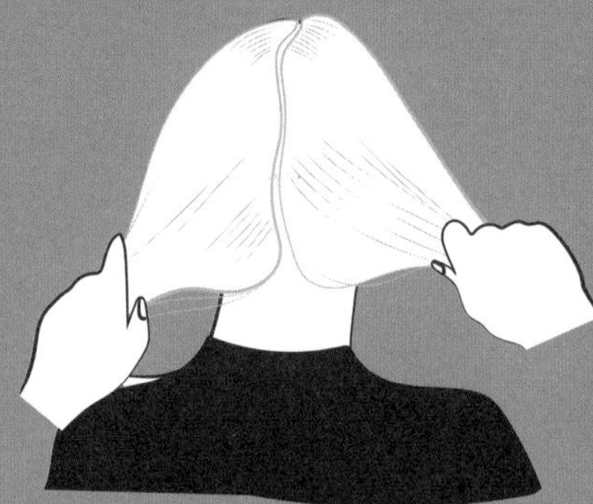

Divisez votre chevelure en suivant votre raie.

2

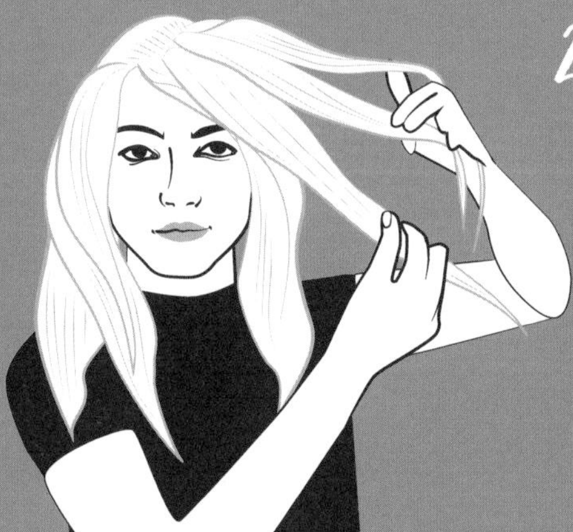

Lissez vos cheveux vers la nuque, séparez en trois parties le côté droit.

3

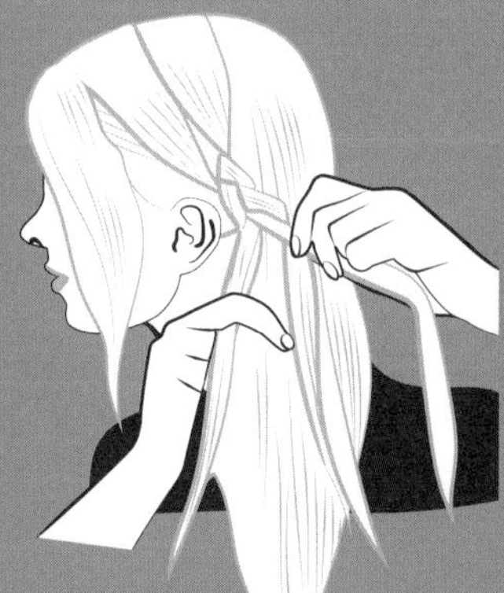

Faites une tresse plaquée de chaque côté de la tête.

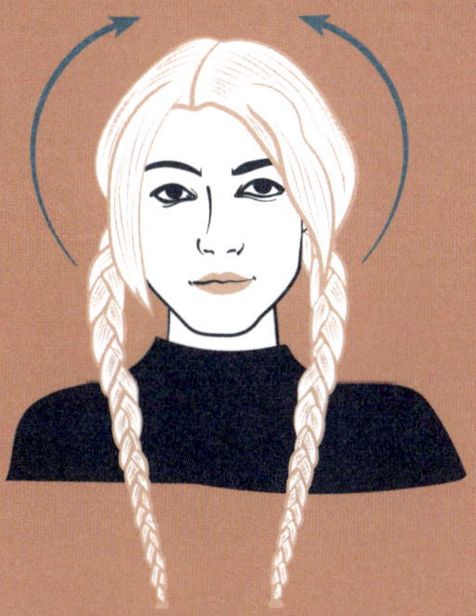

4

Amenez-les à l'avant du crâne en faisant le tour par l'arrière des oreilles.

5

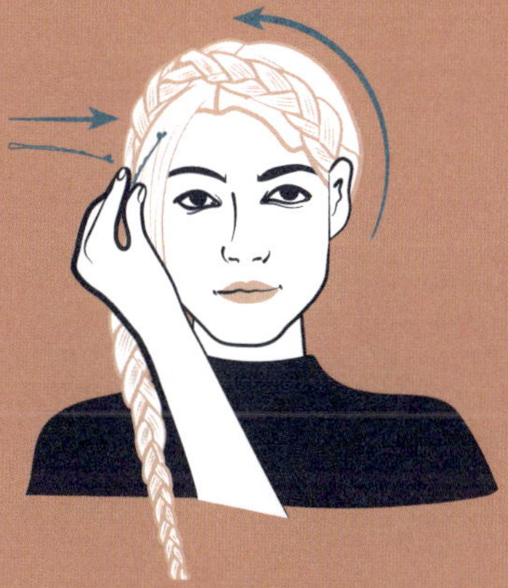

Fixez-les à l'avant à l'aide de pinces invisibles et le tour est joué !

Leur incroyable transformation

LA TRESSE COURONNE D'OLIVIA

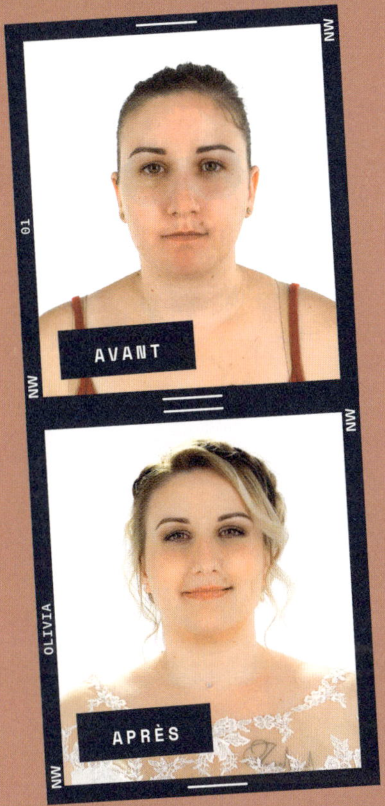

Le mot de Nicolas

Olivia avait l'air sévère. Un balayage blond clair a adouci ses traits, puis j'ai tracé une base droite avec un dégradé assez long pour les attacher. Elle voulait être la plus belle des mariées, je lui ai fait une tresse romantique et j'ai créé une mèche sur le côté pour donner du volume.

Olivia était là pour qu'on prépare le plus beau jour de sa vie, une transformation qui nous a tous émus.

SAVOIR TRESSER

2. La tresse épi

La tresse épi peut se faire à l'arrière de la nuque ou sur le côté sur des cheveux très longs. Il est parfois utile de se faire aider.

1

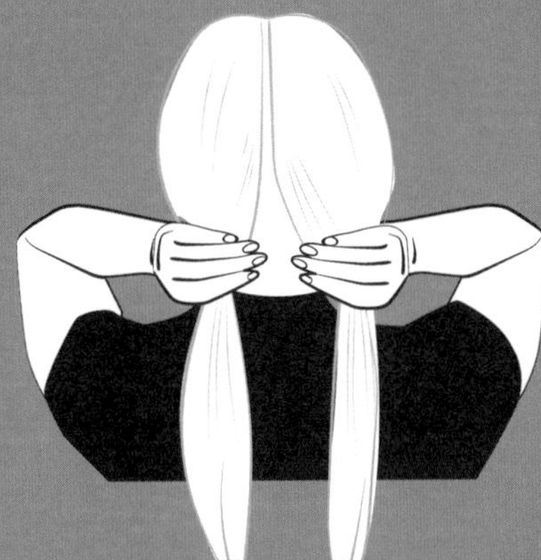

Divisez votre chevelure en deux sections (et non en trois comme pour une tresse classique), de la raie à la nuque.

2

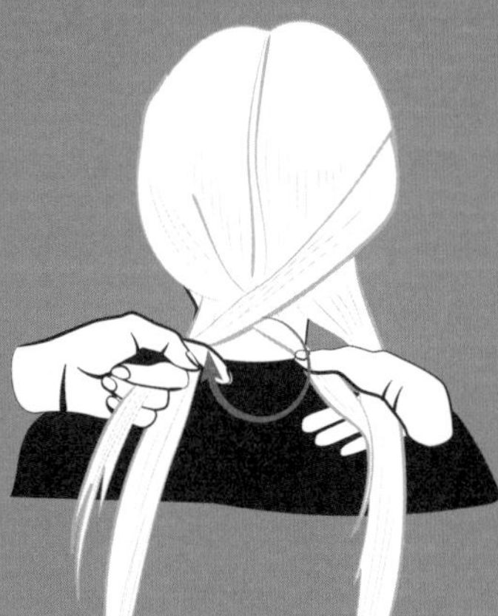

Prenez une mèche fine à l'extérieur de la section droite, ramenez-la au centre, puis sous la section gauche.

3

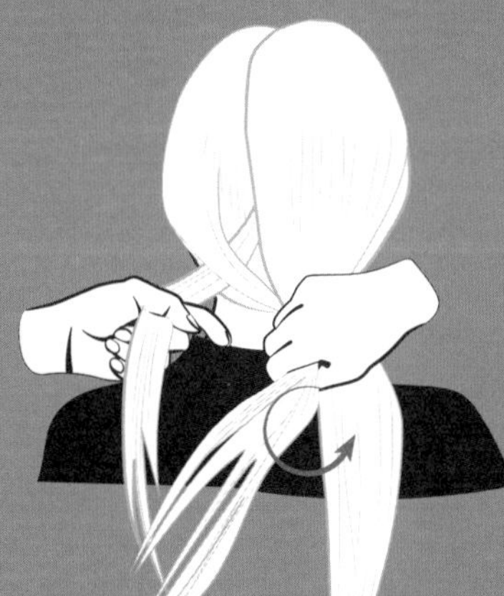

Puis prenez une mèche fine à l'extérieur de la section gauche, ramenez-la au centre, puis sous la section droite.

4

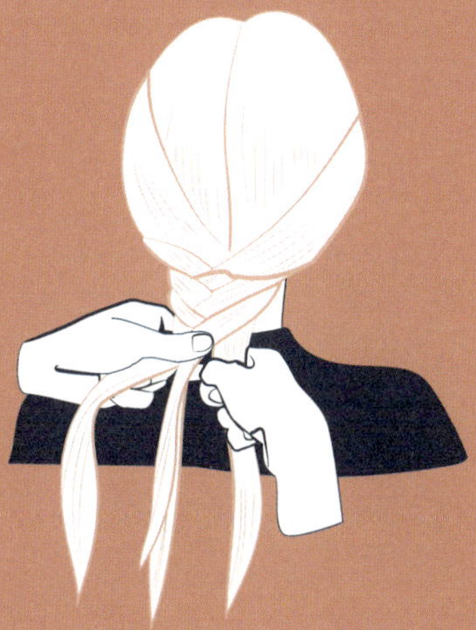

Répétez l'opération jusqu'à la pointe et attachez.

5

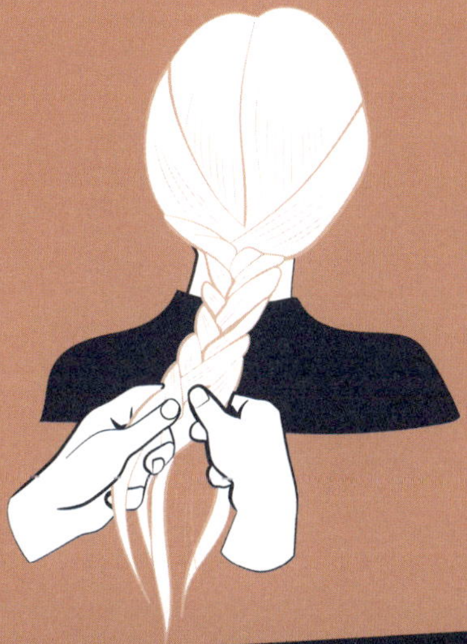

6

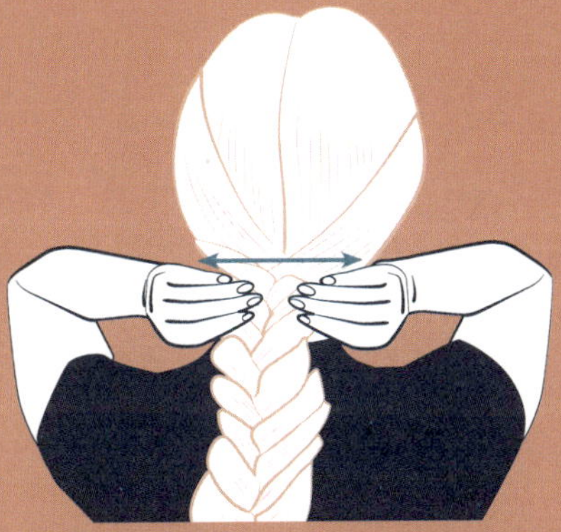

Une fois terminé, pour donner un côté unique et bohème à votre tresse, défaites un peu la natte en glissant vos doigts vers l'extérieur afin que des petits cheveux s'échappent. Si vous voulez qu'elle tombe sur le côté, au lieu de séparer votre chevelure au niveau de la nuque, décalez votre raie sur le côté souhaité et faites la même chose.

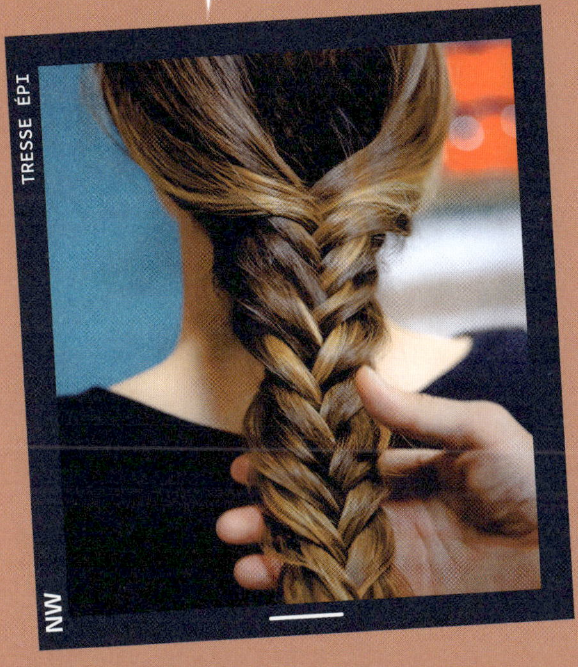

MES TUTOS COIFFURE

SAVOIR TRESSER

3. La tresse indienne

La tresse indienne étant collée à votre crâne, il vaut mieux préparer vos cheveux pour que les racines aient du volume et ne pas avoir un effet tiré. Un peu de crêpage et de spray texturisant avant de commencer seront du plus bel effet.

1

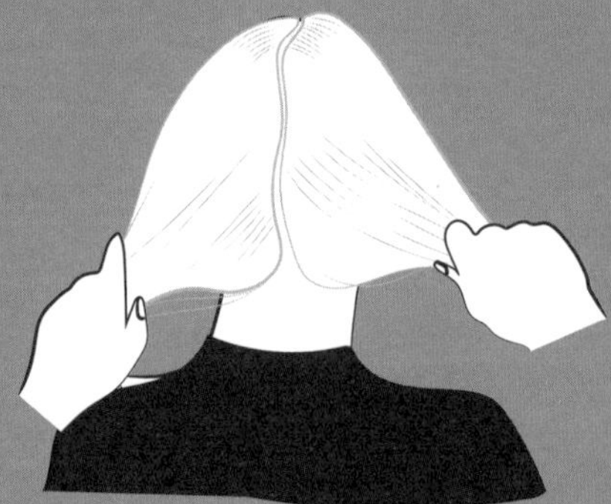

Commencez par tracer une raie au milieu jusqu'à la nuque.

2

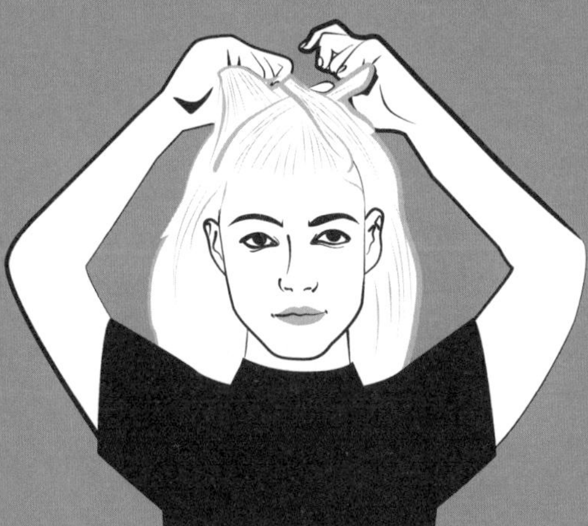

À l'avant de la tête, au milieu, séparez les cheveux en trois sections comme pour une tresse classique.

3

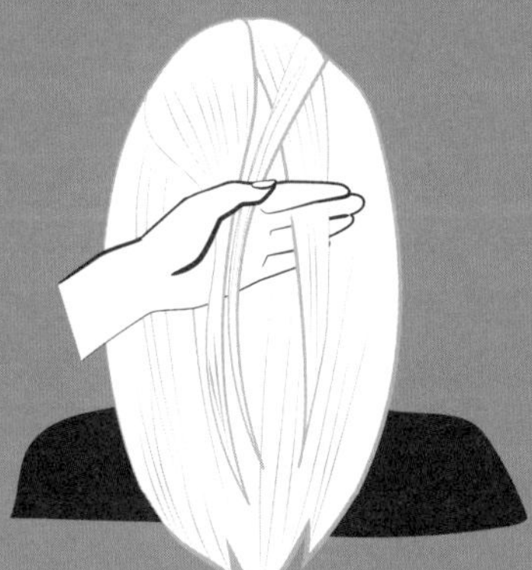

Commencez à tresser les trois mèches sur le haut de la tête.

4

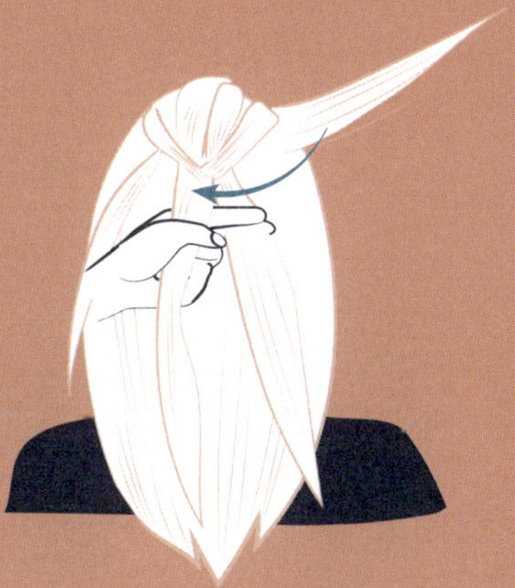

Continuez en ajoutant chaque fois une petite mèche supplémentaire d'un côté et de l'autre. Continuez ainsi jusqu'en bas de façon à prendre tous les cheveux.

5

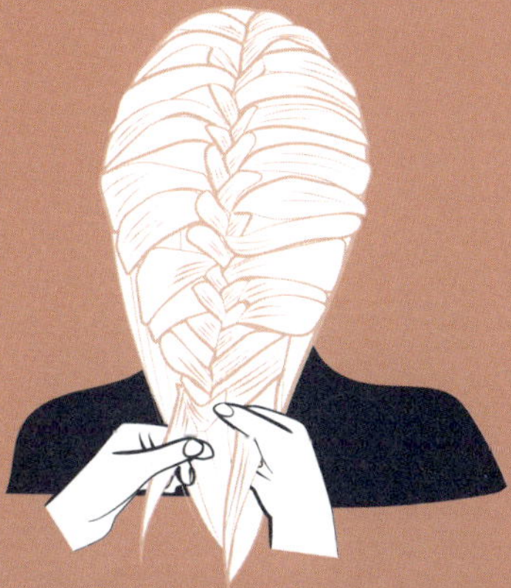

6

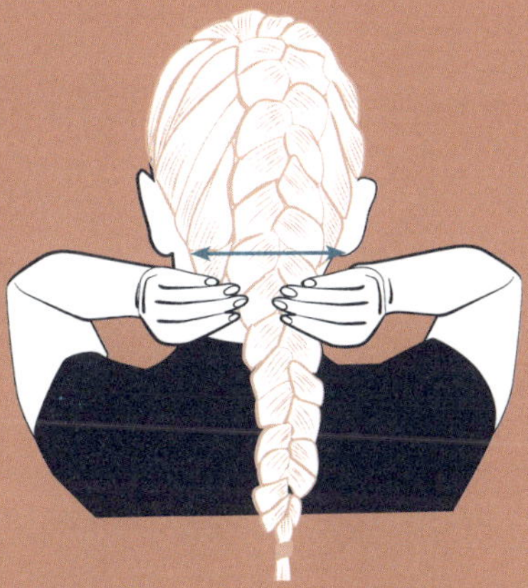

Attachez la pointe avec un élastique. Comme pour la tresse épi (voir p. 141), vous pouvez desserrer quelques mèches pour donner un côté irrégulier et plus de relief.

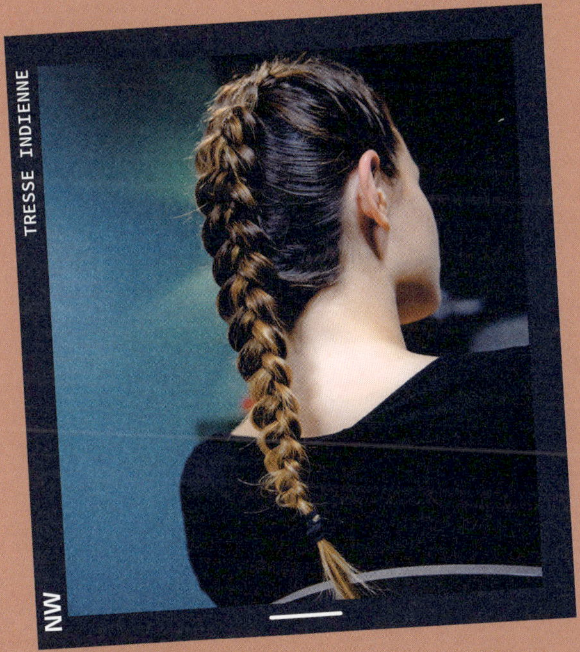

RÉALISER UN CHIGNON

Avant un chignon

Si vous voulez un chignon pour monter les marches de la Croisette, le secret consiste à « salir » vos cheveux avec cire, laque, sérum, etc. Cela prépare vos cheveux pour que les attaches et le crêpage tiennent. Un chignon n'aura du relief et de la tenue que si les cheveux sont « sales ». Et ça ne marchera pas si vous vous êtes lavé les cheveux le jour même. Même chose s'ils sont trop poisseux.

Munissez-vous d'une cire, d'un spray texturisant, d'une bombe de laque, de pinces invisibles (ou pinces neige) – fermées ou ouvertes selon votre confort – d'un fer à boucler ou à lisser pour donner du mouvement à vos longueurs et aussi d'un peu de patience. Le but d'un chignon n'est pas qu'il soit parfait. Au contraire, s'il est un petit peu décoiffé ou si quelques mèches s'en échappent, il vous donnera un côté plus dynamique et plus cool. C'est important de savoir quelle forme et quel style vous voulez afin de ne pas vous perdre. Suivez cette technique, elle est infaillible pour réussir son chignon.

1

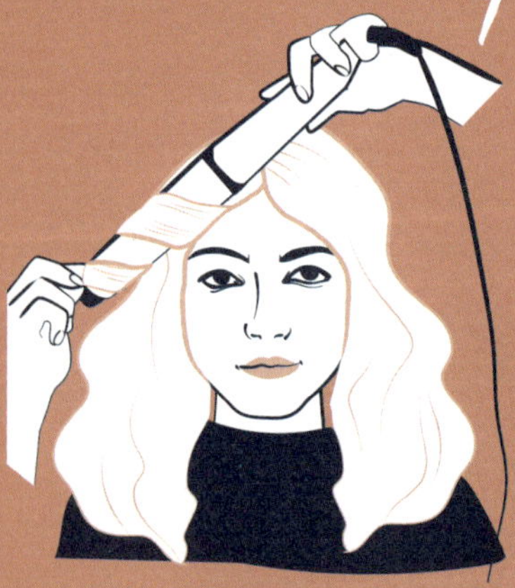

Pour commencer, définissez le mouvement : la raie peut être de côté ou au milieu. Avec le fer à lisser ou à boucler, donnez un peu de mouvement en faisant un très léger wavy.

2

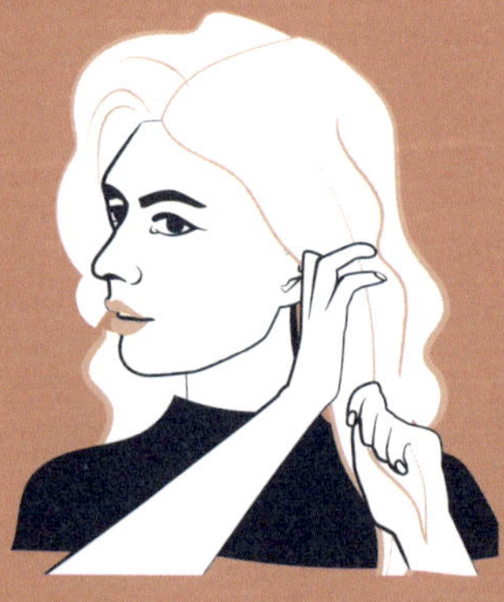

« Salissez » les cheveux avec une cire afin qu'ils ne glissent pas.

3

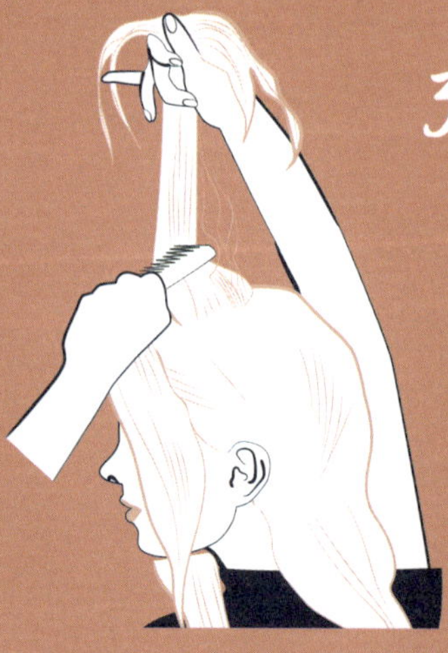

Séparez vos bordures de 4 cm afin de créer un cercle qui ressemble à une demi-queue. Crêpez toute cette partie.

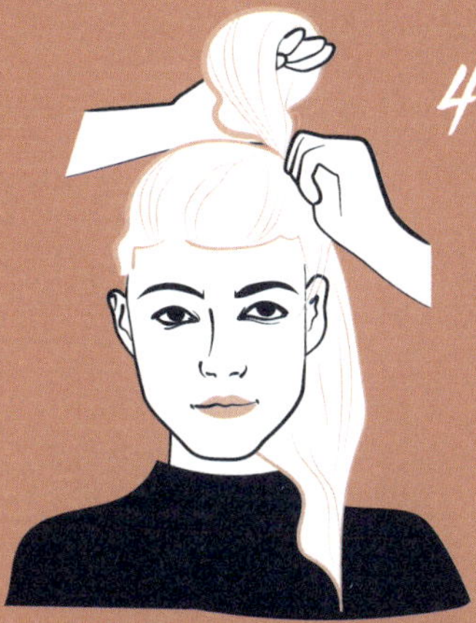

4

Brossez légèrement et attachez avec un élastique.

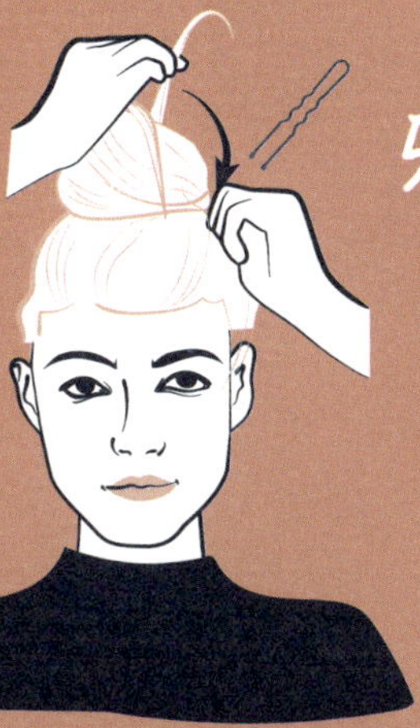

5

Entortillez les mèches de la queue entre elles, puis glissez-les dans le crêpage sous l'élastique. Fixez-les avec des pinces invisibles.

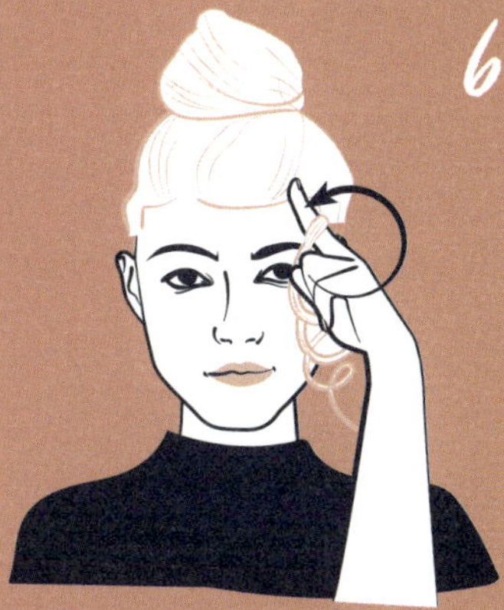

6

Pour donner un peu de volume, prenez quelques mèches du contour de votre visage, torsadez-les et laissez-en quelques-unes volantes.

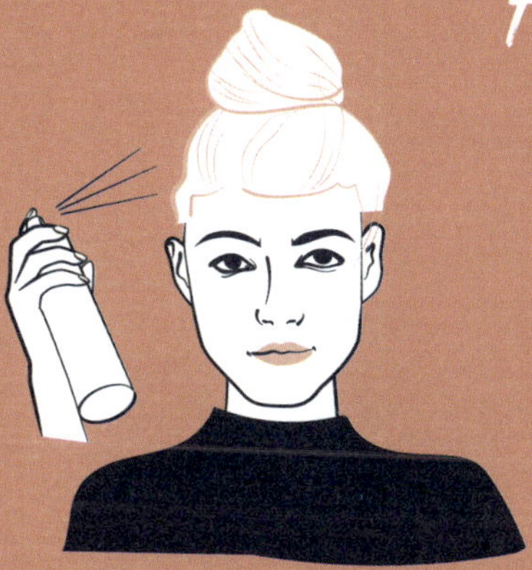

7

Attachez les autres dans le crêpage. Répétez l'opération jusqu'à trouver le volume qui vous va. Finissez par un nuage de laque et le tour est joué.

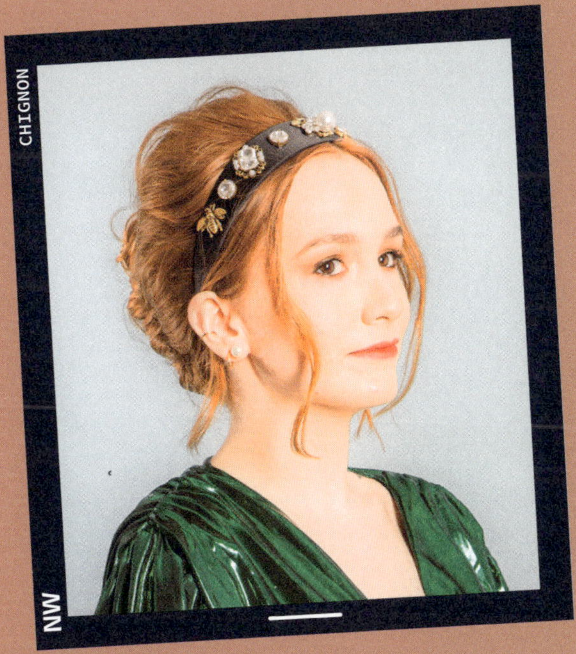

UNE COIFFURE ÉLÉGANTE POUR CHEVEUX LONGS

L'élégance, c'est un tout. Effectivement, elle transparaît dans le look, elle se mesure à l'entretien de vos ongles, à une tenue bien repassée, une démarche assurée, un joli port de tête, mais elle se distingue aussi par la chevelure.

Mes conseils

Une coiffure élégante n'est pas forcément stricte, elle doit simplement être entretenue : si vous savez pertinemment que vous ne pouvez pas aller chez le coiffeur toutes les deux semaines, ne choisissez pas une couleur trop compliquée ni une coupe incoiffable. Restez sur quelque chose de facile à entretenir et à mettre en forme. Voici mes conseils pour être chic en quelques minutes, à appliquer au quotidien sur tout type de cheveux, pour être toujours impeccable.

- Il est plus difficile de se faire une jolie coiffure le jour du shampoing, ils glissent et sont électriques. Vous êtes pressée, prenez trente secondes pour passer de l'air froid dans vos cheveux afin d'enlever l'électricité statique. Vaporisez un nuage de laque autour de votre raie pour cacher les petits cheveux qui dépassent et le tour est joué.

- Au lieu d'user et d'abuser de votre shampoing et de rendre votre cheveu indomptable, utilisez votre copain le shampoing sec. Il en existe pour tous les goûts, avec des parfums surprenants ou inodore si vous préférez. Il vous donnera une crinière de lionne.

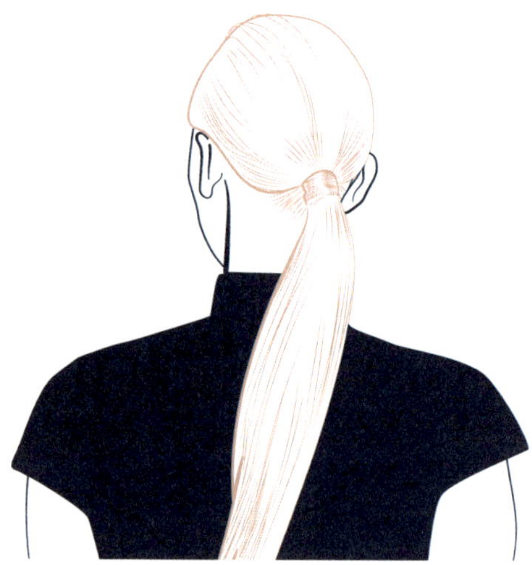

- Vous voulez vous attacher les cheveux, car vous êtes pressée et ils ne sont pas très propres. Il ne vous reste qu'un affreux élastique fluo, ne paniquez pas. Brossez vos cheveux vers l'arrière, faites-vous une queue de cheval basse et pour camoufler ce petit chouchou disgracieux, prenez une mèche de 2 cm d'épaisseur, enroulez-la autour de l'élastique et faites-la passer à l'intérieur de la boucle à l'aide de votre peigne à queue. Et voilà, vous avez une jolie coiffure de soirée !

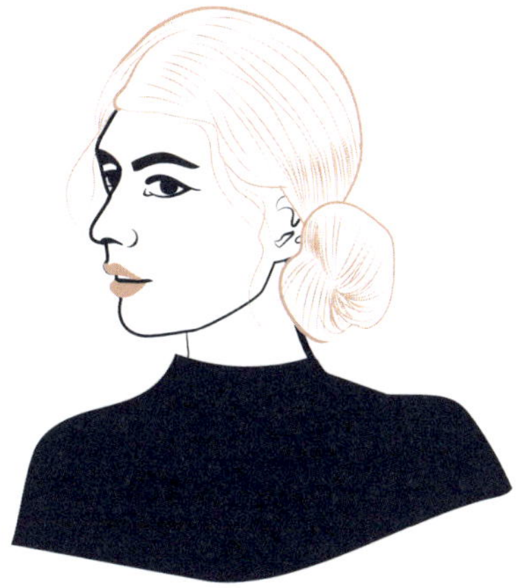

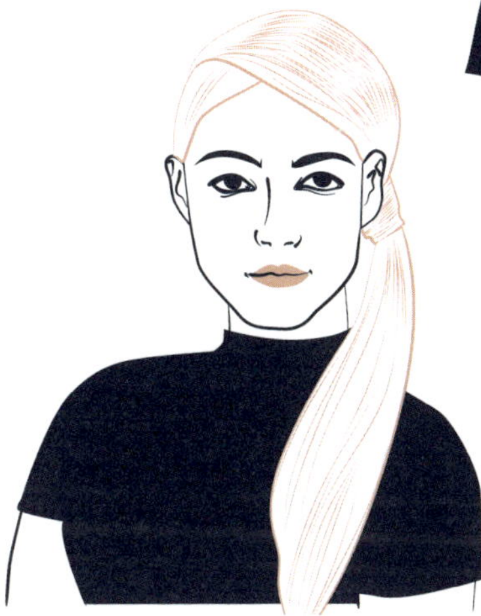

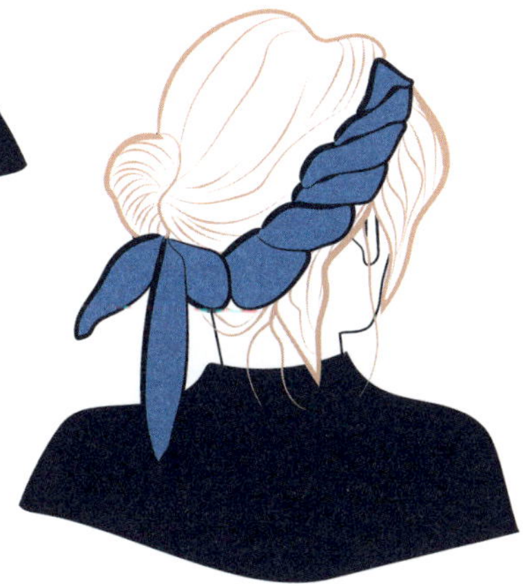

• Vous avez une soirée professionnelle et votre coiffeur n'a pas le temps de vous recevoir. Vous avez acheté une robe qui met vos épaules en valeur et il est hors de question d'arriver avec une tête de cocker. Prenez un élastique, faites une queue de cheval basse sur le côté. Enroulez toute la mèche de cheveux autour de l'élastique, puis fixez-les au-dessus de l'élastique avec des pinces invisibles pour que cela tienne. C'est un chignon simplifié et asymétrique qui fera son petit effet.

• Vos cheveux sont rebelles, vous n'arrivez pas à en venir à bout. Lâchez ces ciseaux et oubliez votre casquette. Je vais vous montrer comment avoir l'air élégante avec un foulard. C'est l'accessoire parfait pour détourner l'attention quand les racines repoussent ou que notre cheveu est terne. Il apporte de la couleur et complète le look. Vous avez toutes un joli foulard dans votre dressing. Faites une queue de cheval basse, mais ne sortez pas la mèche entièrement, laissez les pointes dans l'élastique. Sortez les mèches à l'avant sur 3 cm de largeur. Torsadez légèrement votre foulard et nouez-le sous la queue de cheval. Ondulez les mèches qui dépassent du bandeau avec un fer à boucler ou un cône chauffant. Effet Brigitte Bardot garanti !

COMMENT COIFFER DES CHEVEUX COURTS ?

Pour celles qui ont les cheveux courts, il existe aussi plusieurs façons de se coiffer afin d'être élégante en toutes circonstances, et en un rien de temps. Vous allez à l'anniversaire de votre meilleure amie et vous voulez un look explosif, rien de plus simple !

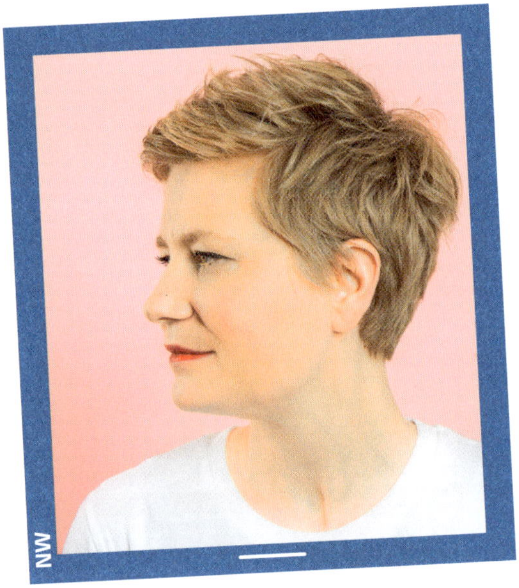

1. Un volume coiffé-décoiffé Prenez votre **spray salin**, trois pschitts suffisent sur vos racines. Soufflez, tête en bas, avec votre sèche-cheveux, dans tous les sens. Ajoutez un peu de **cire** sur les pointes et disposez vos cheveux jusqu'à trouver le volume parfait. Effet coiffé-décoiffé garanti !

2. Un effet wet pour une soirée tapis rouge et un look ultraglamour, adoptez un wet look. Sur cheveux humides, appliquez du gel effet mouillé. Tracez votre raie sur le côté et aplatissez vos cheveux vers l'arrière. Ajoutez bien du gel sur les pointes pour avoir le même aspect sur toute la chevelure. Effet sortie de l'eau au top !

3. Un volume parfait Pour être sûre d'avoir un bon volume sur une coupe garçonne, utilisez un spray booster de volume ou un spray salin sur cheveux humides avant votre séchage. Séchez dans tous les sens pour soulever vos racines, appliquez ensuite une cire modelante afin d'avoir une coiffure impeccable, coiffé-décoiffé pour un look espiègle.

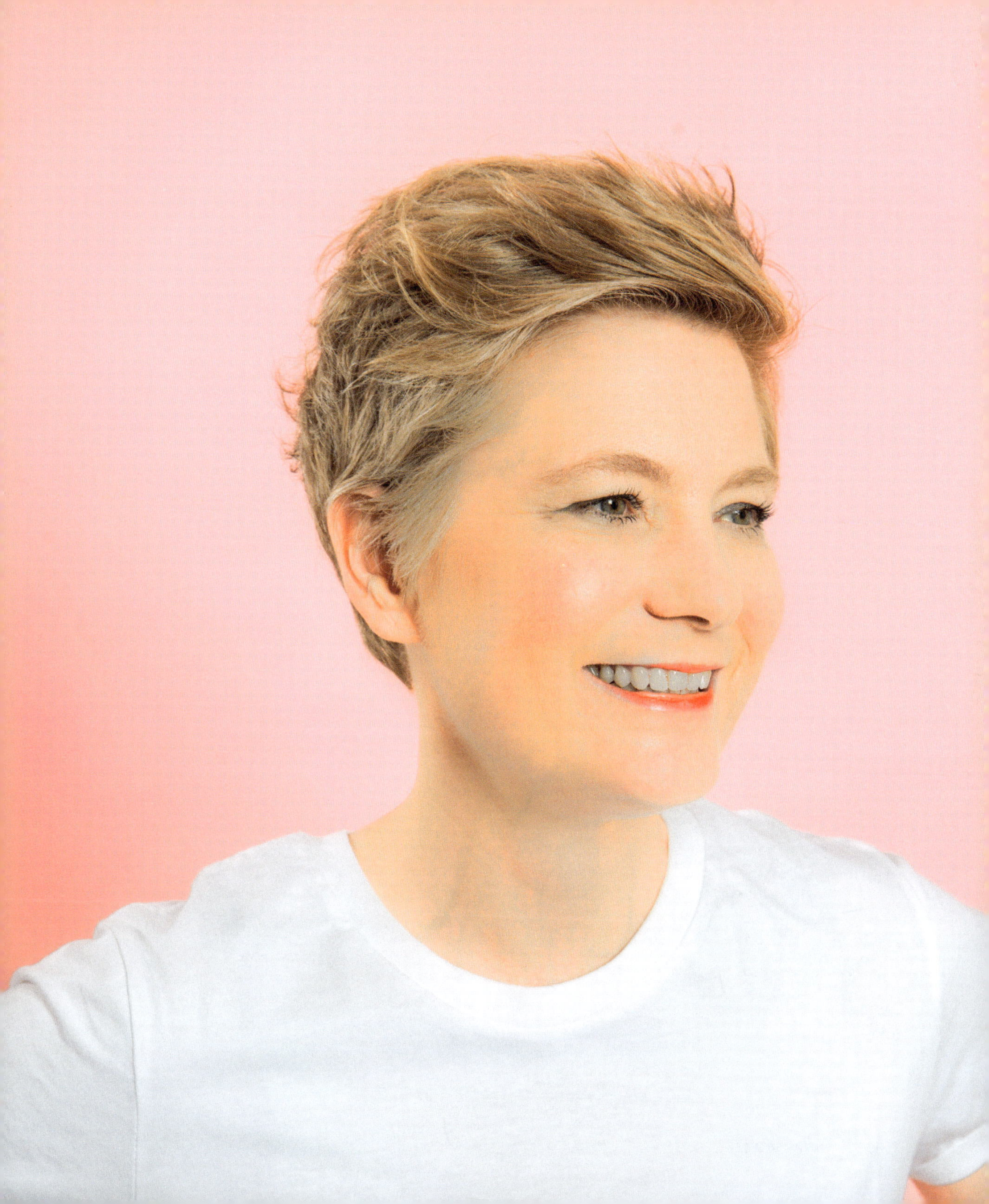

SE MAQUILLER SELON SA COULEUR DE CHEVEUX

Trop souvent, je reçois des clientes qui pensent que le maquillage n'est qu'un détail. Mais le make-up utilisé à bon escient peut vous sublimer de bien des façons. Vous n'avez pas besoin d'un grand vanity, il vous faut juste quelques produits de base.

Mon expérience

Pendant des années, j'ai travaillé dans un salon où je maquillais les clientes, car nous faisions du relooking, et j'ai fréquenté des maquilleurs qui m'ont beaucoup appris. D'ailleurs, depuis quelques mois, j'ai ouvert un pôle relooking dans mon salon où je vous donne des conseils pendant votre séance. Pour tout vous dire, quand je travaille à la télévision, je ne me fais jamais maquiller par un professionnel, je le fais moi-même. Voici quelques conseils pour être impeccable en un rien de temps.

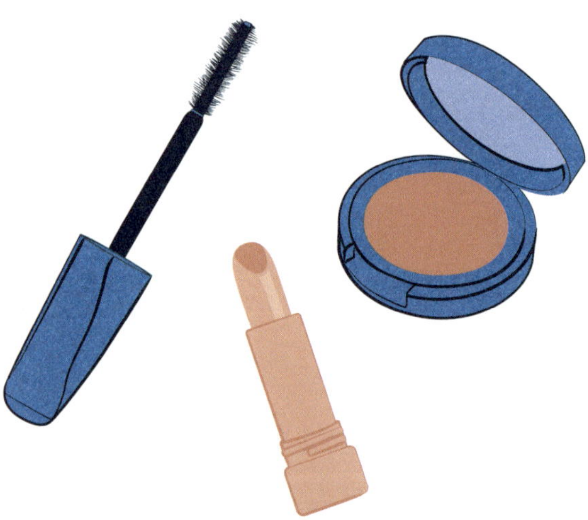

Un beau maquillage ne se voit pas, il est censé vous mettre en valeur pour être fraîche et naturelle.

Ce qu'il vous faut

- Une crème hydratante
- Une crème contour des yeux lissante
- Une base à paupières
- Une base pour le teint
- Une palette de fards ombres et clairs
- Un correcteur de teint adapté à votre carnation
- Un anticernes
- Une poudre libre
- Une poudre bronzante
- Un blush
- Un mascara
- Un baume à lèvres
- Quelques pinceaux à maquillage
- Un kit sourcils

Il est inutile d'avoir plus, vous pourrez, avec ces produits, avoir un teint parfait.

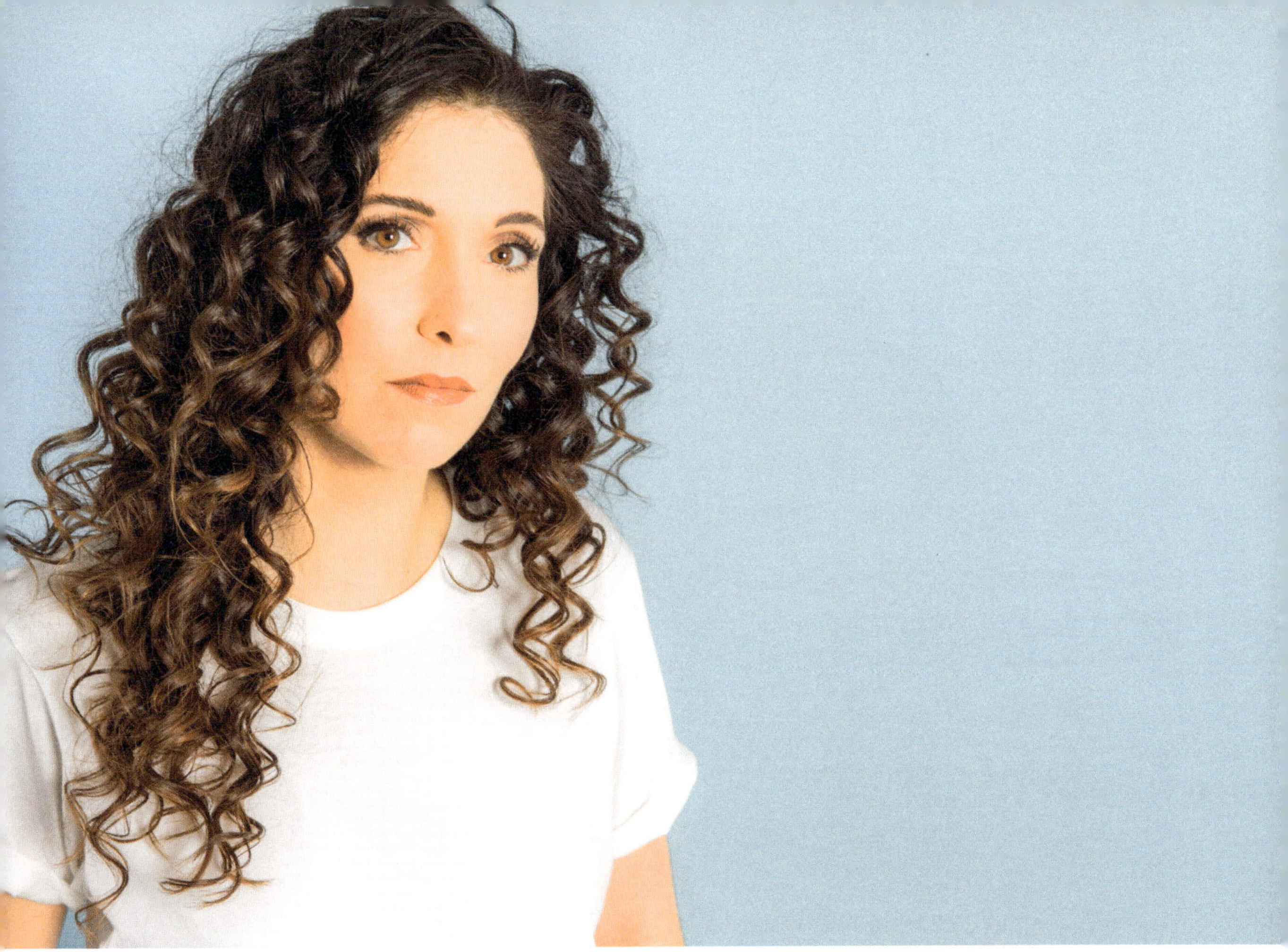

Pour un maquillage quotidien

Le correcteur va permettre de gommer vos imperfections, appliquez-en très peu sur les zones d'ombre (ailes du nez, menton, joues, front) et étirez-le vers l'extérieur. Appliquez votre poudre libre pour unifier le teint.

Et pour le regard

Si vous êtes fatiguée, mettez une pointe d'anticernes pour illuminer le regard. Ajoutez un soupçon de poudre du soleil sur les contours. Un petit peu de blush sur les joues. Du fard à sourcils pour un regard fatal, beaucoup moins dangereux que le crayon, car il ne brille pas et peut s'estomper pour un finish naturel. Appliquez une touche de fard clair sur la paupière mobile, un peu plus foncée sur le ras de cils, puis floutez le tout avec un pinceau à paupières, un peu de mascara et vous êtes au top !

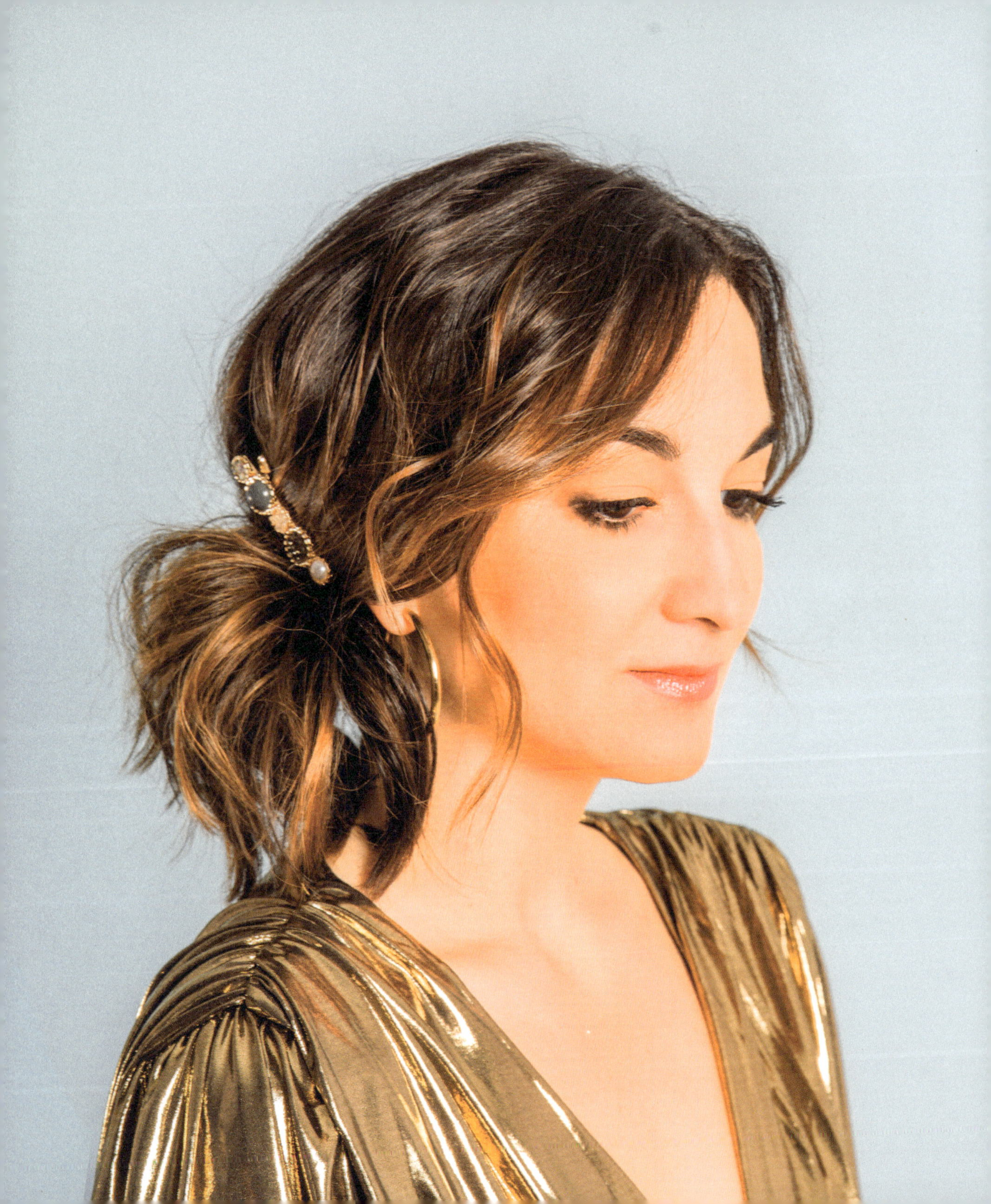

Interview de Léa Djadja

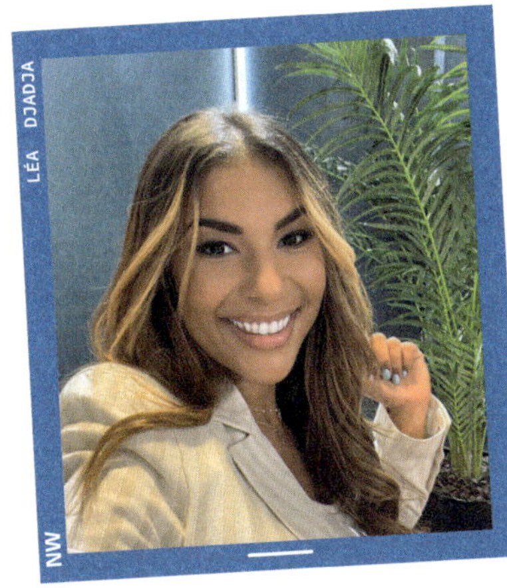

Pour la beauté, je ne pouvais pas ne pas appeler ma Léa Djadja. La maquilleuse de l'émission « Incroyables Transformations » est l'experte qu'il vous faut pour avoir bonne mine chaque jour. En suivant ses conseils simples et pratiques, vous n'aurez plus d'excuses. Un joli minois et une belle coiffure, vous allez être au top ! Alors, ma Léa, dis-nous tout...

Quel maquillage devez-vous privilégier ?

• si vous êtes brune
Un maquillage intense, chaud, qui apporte du peps, car le brun peut avoir tendance à ternir le teint. Mettez un peu de terracota, des teintes chocolat avec des pointes de bronze.

• si vous êtes blonde
Il faut de la lumière ! Du rose gold, du cuivré, du doré... Et pour favoriser un teint frais, optez pour du pêche abricot, quelque chose qui apporte de la vie.

• si vous êtes rousse
Travaillez la chaleur avec un peu de terracota, et sur les lèvres, j'adore la jouer sulfureuse avec du rouge et une pointe d'orange.

• si vous avez les cheveux blancs
Misez sur des tons neutres, c'est très élégant. Fumez les ras de cils avec une pointe de noir léger, du brun. Sur la bouche, appliquez une pointe de rose ou de caramel satiné.

Quel est le geste beauté à ne jamais zapper au quotidien ?

Il faut absolument utiliser chaque matin une crème hydratante, mettre un peu de rouge à lèvres et de l'highlighter pour illuminer son visage.

Comment prendre soin de soi quand on n'a pas le temps ?

A minima, on applique une crème de jour. Si on peut, une BB crème, qui flatte le teint, hydrate et apporte du peps.

Quels sont les indispensables à toujours avoir dans son sac ?

En ce qui me concerne, j'ai toujours avec moi du baume à lèvres au beurre de karité, un crayon marron pour les yeux et un rouge à lèvres By Terry®, ainsi qu'une eau florale de chez Clarins®.

ENTRETENIR SES SOURCILS

Lorsque vous regardez des photos de vous dans les années 2000, vous repensez à cette époque où vous vous épiliez les sourcils au maximum : les tendances ont changé, mais indépendamment de la mode, la forme des sourcils peut transformer votre visage. J'ai fait appel à mon amie Monica Bibalou, make-up artist, qui nous livre ici ses meilleurs conseils pour des sourcils parfaits.

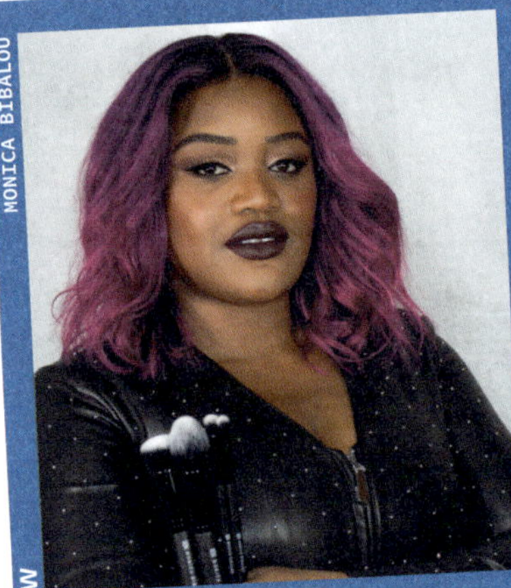

MONICA BIBALOU

NW

Pince à épiler ou passage au salon ?

Favorisez le passage au salon. Il n'y a rien de mieux que de laisser vos sourcils se faire chouchouter par des mains expertes. La pince à épiler n'est utile que pour effacer, retoucher les deux ou trois poils qui sortent de la ligne.

Un sourcil peut-il redéfinir le visage ?

Le maquillage est une question d'équilibre. Et les sourcils ont un énorme impact sur la création d'un visage équilibré. Il ne s'agit pas seulement de les garder propres et bien coiffés. Ils nous aident à paraître plus jeunes et plus dynamiques lorsqu'ils sont travaillés correctement. S'ils sont trop fins, ils peuvent changer radicalement la dynamique de votre visage, trop épais, ils peuvent noyer vos yeux dans les cheveux.

Trouver la forme idéale des sourcils selon son visage

Pour trouver le bon équilibre, optez pour une forme de sourcils opposée à la forme de votre visage.

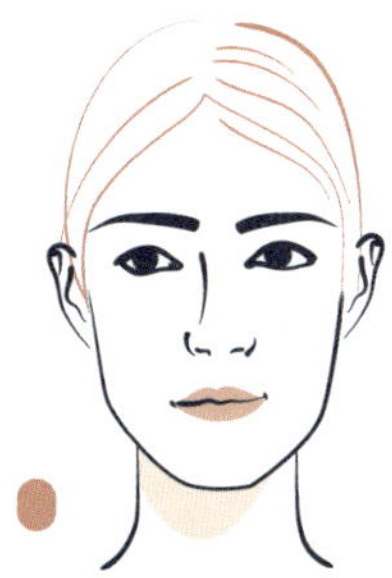

Si vous avez un visage long, vous devriez opter pour des sourcils droits et étirés pour lui ajouter de la largeur.

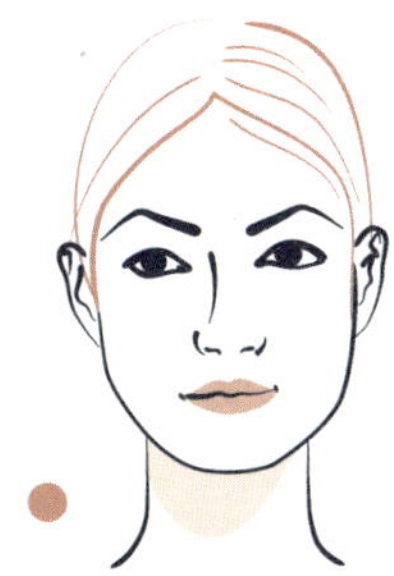

Si vous avez un visage rond (la longueur et la largeur de votre visage sont à peu près les mêmes), vous devriez opter pour une pointe de sourcils haute qui ouvrira votre visage.

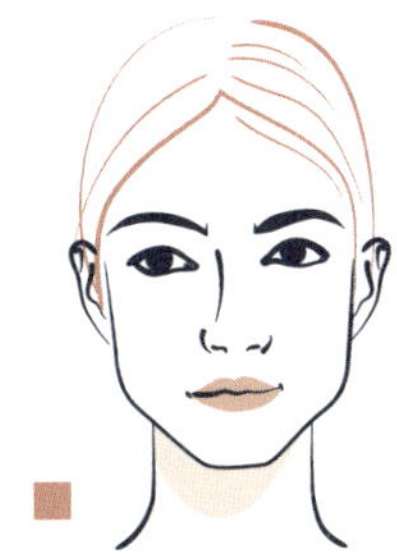

Si votre visage est carré, votre mâchoire est anguleuse, pour l'adoucir, dessinez les sourcils avec des arcs doux. Les sourcils pointus et angulaires sont à éviter.

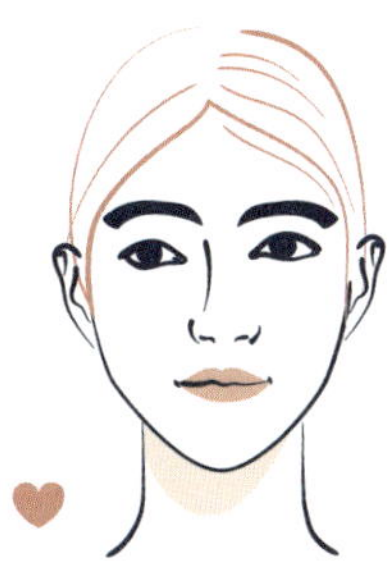

Si votre visage est en cœur, il est plus large au niveau du front qu'au niveau de la mâchoire et il a en général un menton pointu: des sourcils légèrement épais peuvent l'aider à rééquilibrer vos traits.

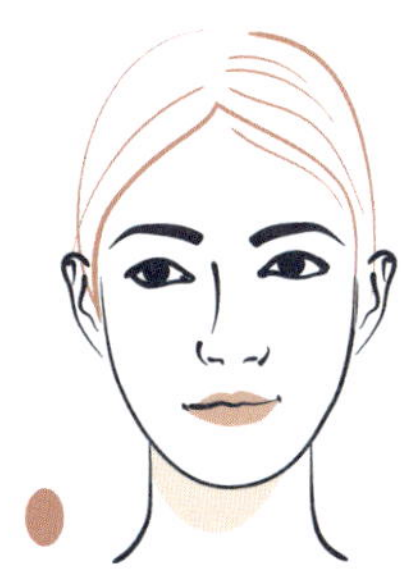

Si votre visage est ovale, il est très symétrique: gardez une légère arche en vous assurant que les sourcils commencent et se terminent au même niveau.

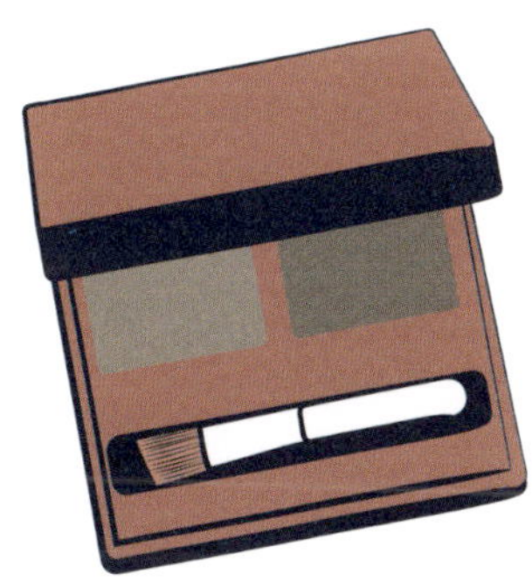

Comment avoir un tracé net ?

On peut prendre appui sur une surface dure pour éviter les tremblements. Il faut avoir de bons outils pour faire du bon travail, ça passe par une pointe de crayon bien préparée.

Quels produits (crayons, mascara à sourcils, etc.) privilégier ?

J'adore le mascara transparent ou teinté pour fixer et avoir plus d'intensité. Mais il faut avoir une belle base de poils naturels. S'il y a moins de pilosité, je privilégie les crayons à sourcils et les poudres. Je ne suis pas très fan des pommades, car elles n'ont pas le fini naturel que je recherche.

Comment trouver une couleur adaptée pour dessiner ses sourcils ?

Il faut tout simplement se référer à la couleur des racines de vos cheveux et/ou tout faire pour s'en rapprocher.

Do / Don't

L'ÉPILATION DES SOURCILS

DO Faire un diagnostic avec une esthéticienne.

DO Prendre rendez-vous à l'avance et non à la dernière minute, en cas d'indisponibilités au salon, on serait tenté d'opter pour le plan B (le faire soi-même) qui est souvent le mauvais.

DO Aller à votre rendez-vous au salon avec des sourcils qui ont beaucoup de repousses.

DON'T En s'épilant, éviter les distractions qui font faire des mimiques. Par exemple, pas de conversation téléphonique avec sa BFF*.

DON'T Plisser les yeux pendant que vous épilez vos sourcils.

DO Désinfecter les accessoires (pinces, ciseaux).

**BFF = Best friend forever, en clair votre meilleure amie.*

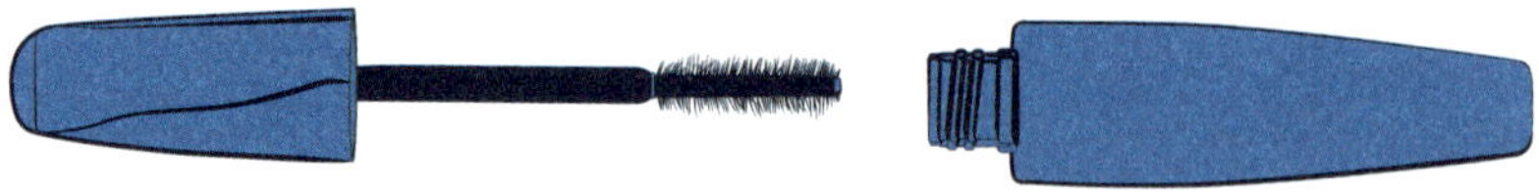

TUTORIEL

COMMENT DESSINER SES SOURCILS

1

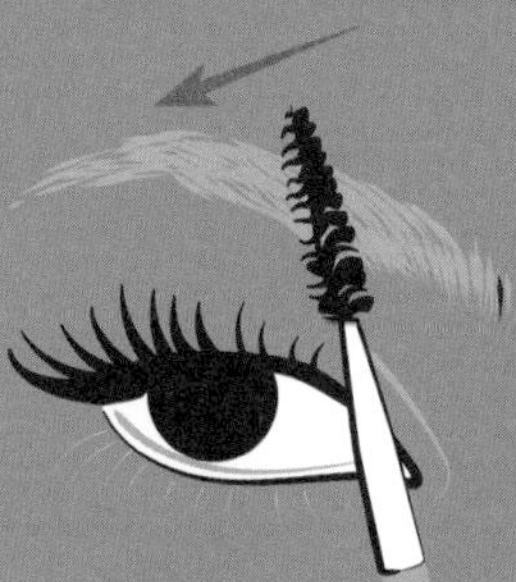

Brossez vos poils vers le bas.

2

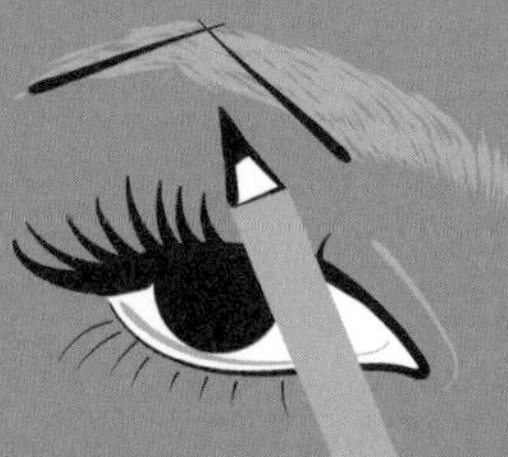

Dessinez une marque au niveau de l'arc avec la texture de votre choix...

3

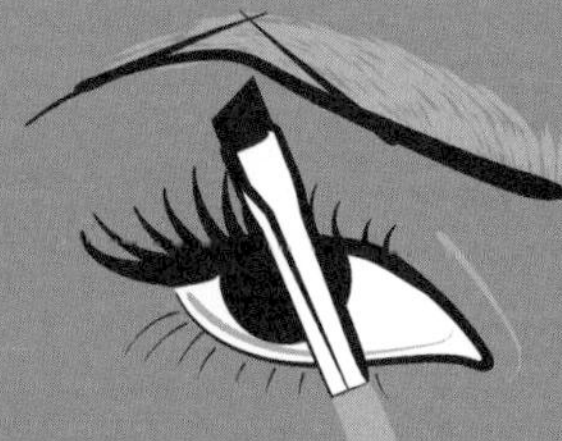

Imaginez une ligne et tracez-la de la tête du sourcil, en passant par la marque, puis en descendant en pointe.

4

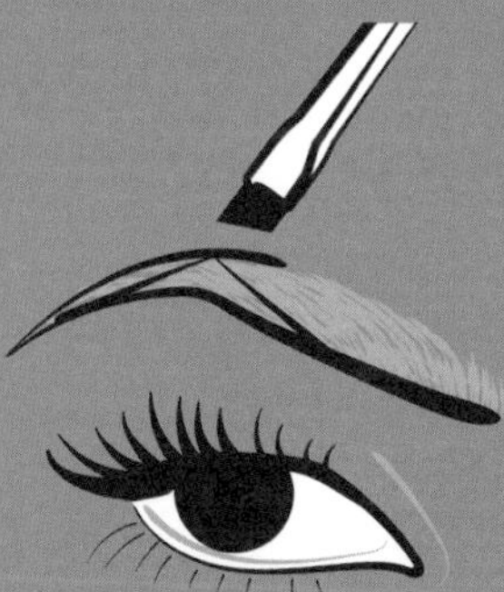

Refaites une ligne, cette fois au-dessus de la marque et en dégageant l'arcade sourcillère.

5

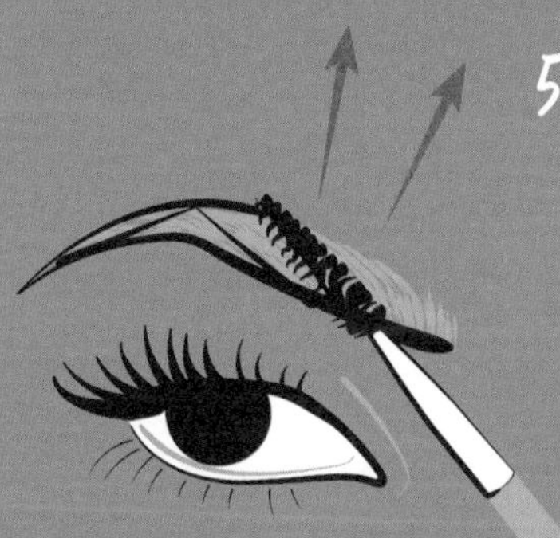

Remontez les poils vers le haut, puis combler la queue du sourcil.

6

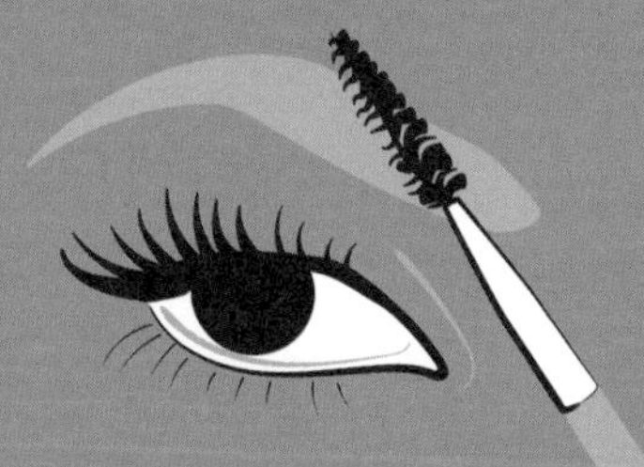

Brossez tout le sourcil pour faire fondre la matière.

MES CONSEILS MODE

La chose la plus importante, c'est le look. J'ai fréquenté Charla Carter pendant des années et elle m'a beaucoup appris. Je me suis donc entouré des meilleurs pour ouvrir un pôle conseil dans mon salon et je vais vous donner quelques bases simples à appliquer chez vous pour ne jamais faire de faux pas.

« Pour moi, la coiffure ne suffit pas, un look parfait, c'est un ensemble : coiffure, make-up, vêtements et surtout confiance en soi ! »

Charla Carter

De belles pièces et des basiques

Dans l'émission, j'ai reçu beaucoup de femmes dont le dressing était bondé de vêtements de mass-market et de mauvaise qualité. Arrêtez ! Je vous conseille vraiment de faire du tri dans vos penderies afin de ne pas être perdue dans la masse. Mais surtout, ce qu'il vous faut, ce sont de belles pièces de qualité, des basiques que vous pourrez porter en toutes circonstances et pendant des années.

Un basique, c'est économique

Par exemple, un bon jean Levi's® droit restera plus de dix ans dans votre dressing, plutôt qu'un pantalon d'une marque de fast fashion. Vous pourrez le porter en été comme en hiver, à vous de l'accessoiriser pour donner du peps à la tenue. Un jour, avec des petites tennis blanches et un pull en laine, le lendemain, avec un débardeur noir et des talons. Les pièces intemporelles confèrent toujours une allure chic sans trop d'effort. Et même si certaines coûtent plus cher, comme vous les porterez pendant des années sans avoir à les racheter sans cesse, sur le long terme, vous ferez des économies.

Les indispensables du dressing

Un jean droit, pas trop moulant, toujours élégant, en faisant un revers avec des tennis ou à porter long avec des talons.

Deux pulls, un clair et un bleu marine, pour un look toujours chic et féminin. Ils s'accordent avec tout. Le foncé donnera un look plus élégant et plus classique. Le clair sera plus féminin.

Une robe noire, comme Audrey Hepburn, elle est indémodable et intemporelle. Et je suis prêt à parier que vous en possédez déjà une. Elle allonge la silhouette, donne un côté sophistiqué et chic. On peut la porter en journée avec un blazer et le soir avec une belle paire d'escarpins.

Un T-shirt blanc. Cela peut paraître évident, mais avoir deux T-shirts blancs, coupe droite, fabriqués dans un beau coton, c'est primordial. Que vous le portiez avec un jean, en le nouant à l'avant pour un côté sexy, ou avec une petite jupe en cuir pour être rock, ça fonctionne toujours. Attention, quand il n'est plus d'un blanc immaculé, jetez-le. Prenez un coton de qualité pour qu'il dure. Il ne se déformera pas avec le temps et vous n'aurez pas de problème de transparence.

Une veste en cuir. Soyez rock ! La veste en cuir est votre meilleure amie. Elle structure la silhouette tout en lui donnant une allure cool. Attention à la longueur de la veste. Si vous n'êtes pas grande, elle peut vous tasser. Vous devez privilégier les mini-vestes qui s'arrêtent au-dessus de la taille pour allonger la silhouette. Que ce soit avec une robe, pour casser le côté classique, ou avec un pantalon de tailleur ou même un jean, la veste en cuir va avec tout. C'est un bon investissement, n'hésitez pas !

Pour les véganes, il existe aussi de jolis cuirs végétaux respectueux.

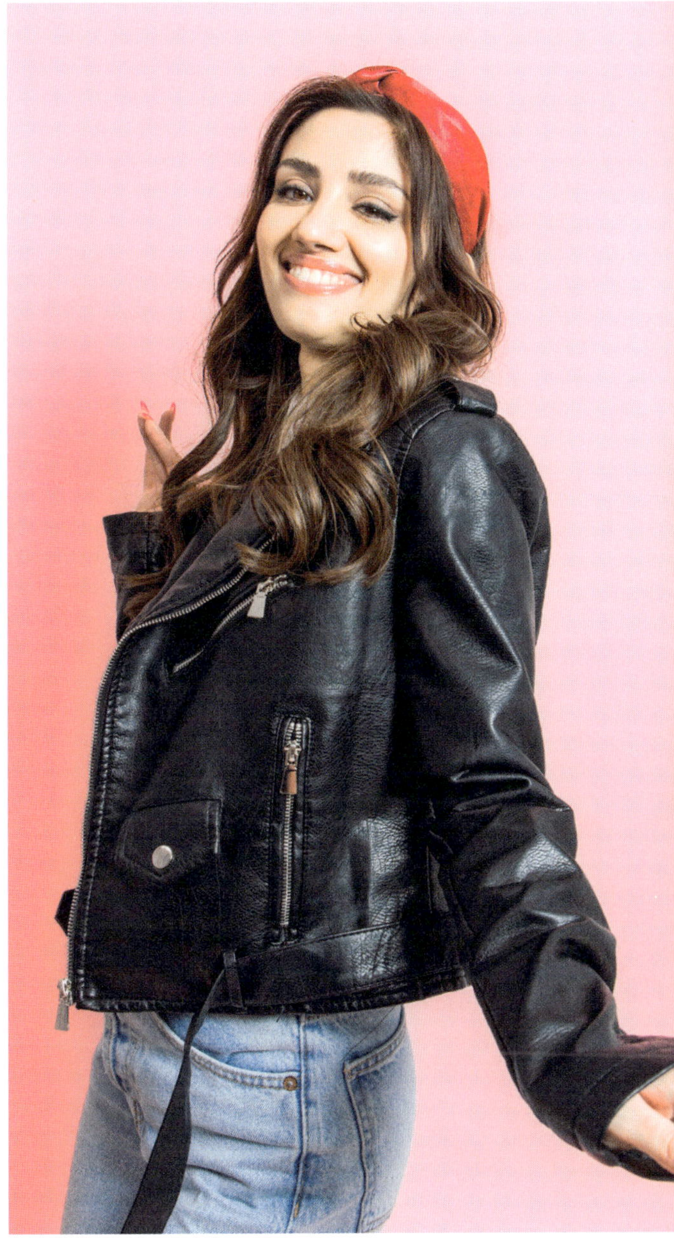

Les accessoires viennent finir votre look, sans eux, vous n'êtes pas totalement habillée !

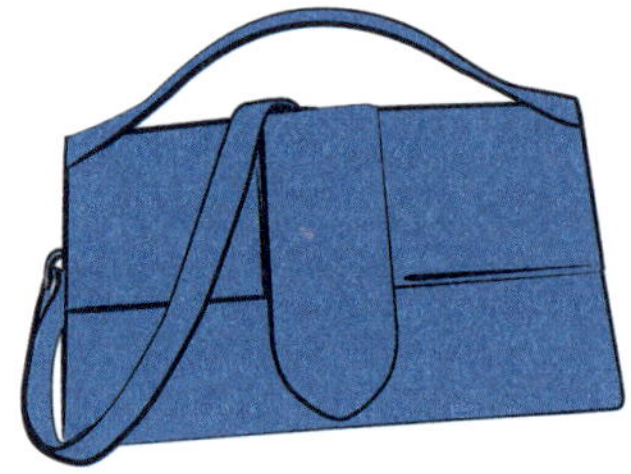

Une paire de tennis. Vous ne pouvez pas passer votre vie perchée sur des talons. Il vous faut des tennis blanches quand vous courrez chercher vos enfants ou pour aller travailler. Les tennis se marient avec un tailleur pour un look élégant, mais décontracté, avec un jean pour jouer à la maman cool, elles s'harmonisent même avec votre petite jupe préférée.

Des sandales à talons. Même si elle est moins confortable, une paire de talons est essentielle dans votre dressing. Heureusement, la mode a évolué et vous n'êtes plus contrainte de porter des talons de 15 cm comme dans les années 2000. Aujourd'hui, ils sont plus épais et moins hauts, vous pouvez donc marcher des kilomètres avec. Les talons sauvent toujours une silhouette. Avec un jean, une jupe, une robe, un tailleur, les talons donnent une note ultra glamour à votre tenue. N'hésitez pas à vous entraîner avant de les pratiquer pour éviter de marcher comme un cow-boy. Vous connaissez mon amour des talons, souvenez-vous de ma règle d'or: des petits pas et les jambes serrées. Et s'il vous plaît, posez bien le talon avant la pointe, sinon vous ressemblerez à Lucky Luke. Essayez de les choisir de qualité, ils seront plus confortables, et favorisez une couleur unie pour qu'ils aillent avec tous les looks.

Un trench-coat. Trouver un joli trench-coat est une vraie mission. Mais quand on l'a, on ne peut plus s'en passer. Faites le test, même lorsque vous avez un look des mauvais jours, enfilez un trench-coat par-dessus et vous verrez que vous vous sentirez élégante.

Un beau sac. Inutile d'aller dans une maison de luxe pour en avoir un. Il y a des marques abordables qui s'inspirent des grandes maisons. Mais si vraiment vous en rêvez, faites-le savoir à vos proches pour votre prochain anniversaire.

Un foulard est lui aussi indispensable, qu'il soit autour de votre cou, noué à votre sac ou même dans vos cheveux, il ajoute du peps à votre apparence. Ne lésinez pas, il en existe de toutes les couleurs et à tous les prix.

Des bijoux. Ils féminisent le look, mais n'en mettez pas trop au risque de ressembler à un sapin de Noël. Si vous avez des boucles d'oreilles imposantes, évitez d'ajouter un sautoir, et vice versa. Essayez de rester cohérente et d'accorder la forme des bijoux et leur taille à votre tenue. Si vous êtes en tailleur, optez pour des bijoux discrets pour rester chic. Si vous avez un look bohème avec une jolie robe imprimée, enfilez de jolis pendants chargés qui feront hippie chic.

Astuce look

Le look basique ci-contre sera parfait avec l'ajout de quelques accessoires, un joli foulard coloré en ceinture, un sac en bandoulière et un gros collier ras du cou.

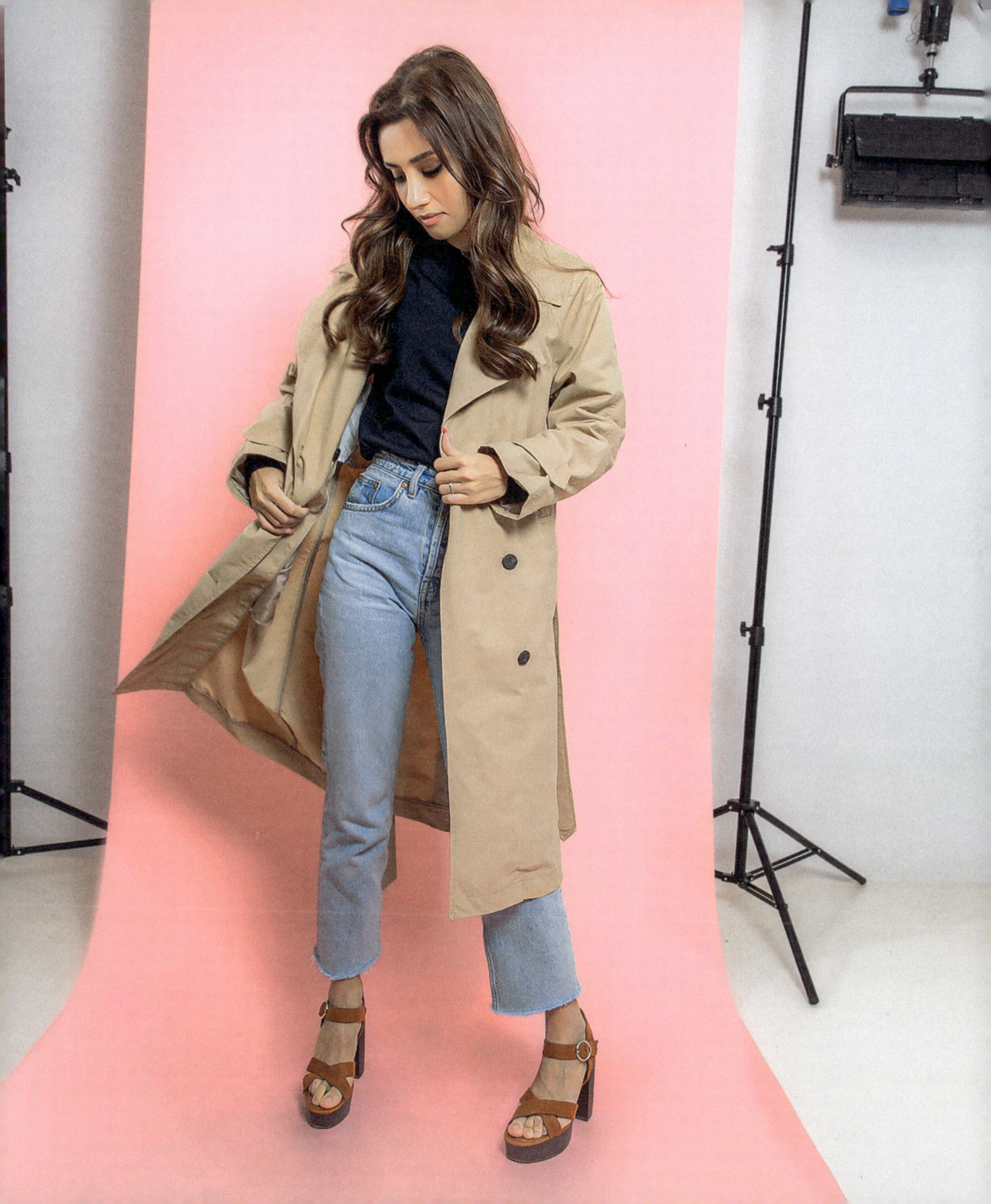

Interview de Charla Carter

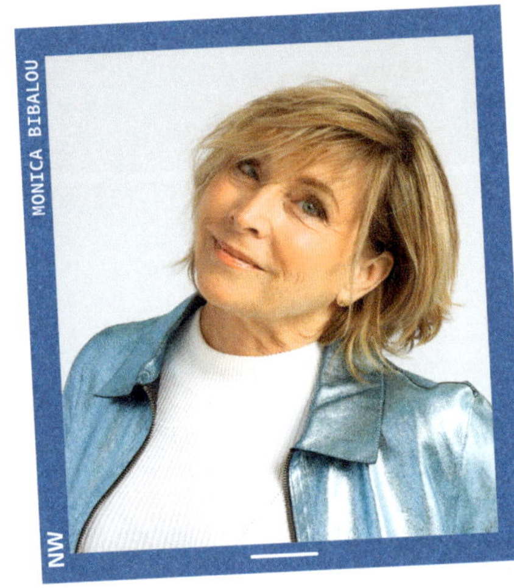

Pour vous aider à y voir plus clair sur les *do* et *don't* de votre dressing, j'ai fait appel à une experte que j'adore, et que vous adorez vous aussi ! Elle m'accompagne dans l'émission « Incroyables Transformations », la seule, l'unique, Charla ! Entre deux relookings, avec ma styliste préférée, on a réfléchi à de précieux conseils pour des tenues qui vous flatteront à coup sûr. À toi ma Charla !

Que porter si vous avez une silhouette ronde ?

Le secret absolu pour allonger une silhouette, c'est d'acheter une paire de collants noirs opaques, de les porter avec des talons ou des bottes proches des jambes. Pour ne pas avoir l'air tassé, je conseille toujours de favoriser des formes simples, architecturales. Il faut aussi éviter d'afficher trop de petits détails, comme des volants.

Si vous êtes petite ou ronde, investissez dans des vêtements bien coupés, avec de jolies matières, et évitez les superpositions.

Je favorise toujours la coupe et la matière. Il vaut mieux acheter trois vêtements plus chers par an, pendant les soldes, que d'en commander dix en ligne sur des sites de fast fashion, même s'il y a parfois des jolies choses. Ce sont des vêtements pas chers, donc par définition, la qualité est moins bonne, ils se déforment et peluchent.

Il faut aussi bannir tous les pantalons à taille trop basse, les sarouels, les gilets zippés en laine polaire.

À titre personnel, je ne suis pas fan de street wear, désolée ! Alors, on n'enfile son jogging que pour aller à la salle de sport.

Que porter si vous êtes grande ?

Vous pouvez porter beaucoup de choses. Mais si vous vous trouvez trop grande, vous pouvez couper votre silhouette en portant, par exemple, une ceinture large, elle arrête l'œil au milieu de la silhouette. Attention aux vêtements froufrou qui font un effet rideau. Tout est une question de proportions ! Vous pouvez mettre une mini-robe, mais attention à ce qu'elle n'en dévoile pas trop, car si elle est très courte, vous allez paraître démesurée. Si la robe s'arrête au-dessus des genoux, c'est flatteur. Mais tout dépend, là encore, de votre silhouette.

Que porter si vous êtes fine ?

Vous pouvez vous permettre des superpositions. Par exemple, porter une jolie chemise avec un pull col en V oversized et un pantalon droit. Mais ne portez surtout pas de slim, évitez les vêtements trop filiformes, trop stretch, ou pire, le legging. J'aime finir cette silhouette avec des bottes un peu larges.

Comment avoir un décolleté flatteur ?

C'est primordial d'investir dans de bons sous-vêtements. Pour une petite poitrine, on peut opter pour un triangle en satin, c'est très mignon si on le voit. Mais pour les poitrines plus généreuses, le plus important est d'être maintenue. On peut laisser voir le sous-vêtement s'il est dans une jolie dentelle. De manière générale, j'aime les vêtements qui suggèrent, comme un col en V oversized en cachemire, qui dévoile les formes de la poitrine et montre le décolleté sans trop en révéler.

Comment mettre en avant des fesses bombées et des hanches épaisses ?

Je vous conseille un jean en similicuir noir, moulant et taille haute. Mais moi, je mets toujours quelque chose par-dessus, pour suggérer les fesses. Une femme est beaucoup plus sexy quand ses atouts sont suggérés plutôt que dévoilés. Souvenez-vous de Jennifer Lopez dans sa sublime robe Versace en soie ceinturée, une matière flottante qui caressait ses courbes. Quand elle marchait, on pouvait imaginer ses jolies hanches.

Quelle est la règle d'or d'une tenue chic ?

Avoir une belle ceinture, un beau sac et de belles chaussures surtout. Et un beau bijou fort. J'aime les choses marquantes. Une ceinture qui a une personnalité, par sa boucle, sa matière. J'aime les manchettes. J'aime les accumulations, c'est une marque de fabrique pour une femme. Si vous avez trois beaux bracelets en or, pourquoi ne pas les porter ensemble ?

Quels sont les trois essentiels pour toi, Charla ?

Un très beau bijou, une paire de chaussures sublime presque too much qui donne du peps à n'importe quel look, et un beau pantalon en cuir bien coupé, ou en similicuir, peut faire l'affaire. Dans ma garde-robe, il n'y a que des intemporels, donc j'aime encore ce qu'il y a dedans des années après. Et avec une nouvelle ceinture ou des nouvelles chaussures, on leur donne une nouvelle vie. Et une veste en jean aussi qui casse les looks trop précieux ou trop sérieux. Tu remontes les manches, et ça rajeunit !

Comment avoir l'air sûre de soi ?

Il faut avoir une grande connaissance de soi-même, de ce qui nous va. Quand vous faites du shopping, prenez vingt pièces, passez une heure dans la cabine, essayez tout, et quand vous avez trouvé votre style, restez fidèle ! Sachez qui vous êtes côté vestimentaire, ça vous donnera une assurance folle. Les transformations que l'on fait dans l'émission ne sont pas juste superficielles, elles restaurent vraiment la confiance en soi. Et j'apprends aux femmes à marcher en talons, quoi qu'on en dise, cela donne de l'assurance.

Charla Carter

HOMME SWEET HOMME

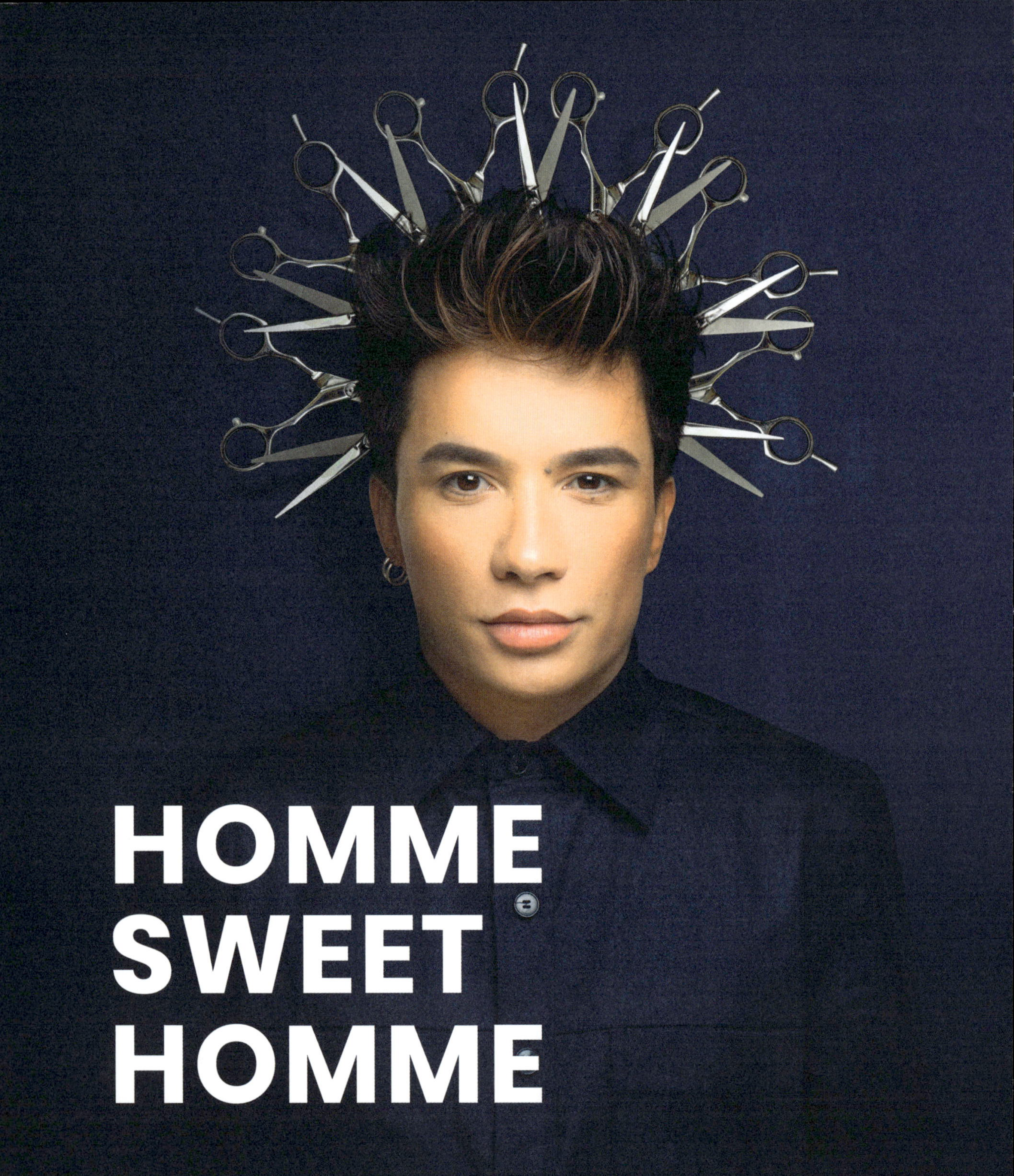

Messieurs, je ne vous ai pas oubliés, votre coiffure est comme pour les femmes le complément de votre look. Vous aussi, vous avez le droit de vous faire chouchouter, de prendre soin de vos cheveux et de votre barbe si vous en portez une, et d'entretenir leur coupe.

Mais oui, vous pouvez changer de style !

Dans l'émission « Incroyables Transformations », je reçois beaucoup d'hommes complètement perdus qui n'ont pas idée de ce qui les met en valeur et c'est dommage. Sachez qu'on peut allonger une silhouette, rajeunir un visage, changer de style, avec une seule coupe de cheveux.

Les chapitres précédents, avec les diagnostics, mais aussi les soins à utiliser, vous concernent aussi. Avant d'entrer dans le vif du sujet, allez vite faire un tour du côté du chapitre 1 afin de ne pas brûler les étapes. Oui, messieurs, je le sais, vous avez toujours tendance à aller trop vite !

Ça y est, vous avez fait votre diagnostic ?

Alors, on peut commencer. Vous avez défini vos besoins et vous savez comment prendre soin de vous, on peut y aller et parler du choix de votre coupe. Il n'y a pas de coupe démodée, il faut trouver celle qui vous met en valeur. Tout est question de volume et de texture.

Quoi que vous fassiez, il faut que votre coupe s'adapte à la forme de votre visage.

TEST AU MASCULIN

Quel type d'homme êtes-vous ?

Messieurs, avant de vous plonger dans la lecture de ce chapitre qui vous est dédié, faites donc ce test pour connaître votre profil capillaire.

1. À quelle fréquence allez-vous chez le coiffeur ?

- ☐ **A.** Toutes les semaines, car il est hors de question que votre coupe ne soit pas aussi impeccable que votre look.
- ☐ **B.** Tous les mois, ou un peu moins, car vous êtes vraiment débordé.
- ☐ **C.** Vous les avez tondus une fois l'année dernière et vous allez peut-être y retourner, car vous n'y voyez plus rien.

2. Que vous inspire l'idée d'un nouveau style ?

- ☐ **A.** Je sais déjà ce qui me va, et d'ailleurs je ne change jamais de coiffeur.
- ☐ **B.** J'essaie souvent les nouveautés, ma coupe évolue avec mon style.
- ☐ **C.** Je n'ai pas de style précis, je laisse mon coiffeur décider, chacun son métier !

3. Que pensent vos proches de votre coiffure ?

- ☐ **A.** Ils savent le temps que je consacre à ma coiffure, donc ils n'oseraient pas critiquer.
- ☐ **B.** Ça dépend des longueurs, parfois ils aiment, parfois non.
- ☐ **C.** Ils me disent que j'ai l'air d'avoir échoué sur une île et me poussent tout le temps à prendre rendez-vous chez le coiffeur.

4. Si vous étiez un acteur, vous seriez…

- ☐ **A.** Ryan Gosling, toujours nickel, toujours fidèle à lui-même.
- ☐ **B.** Bradley Cooper, désinvolte et charmant, bien coiffé sans le faire exprès.
- ☐ **C.** Matthew McConaughey, un peu cracra, mais c'est ce qui fait son charme.

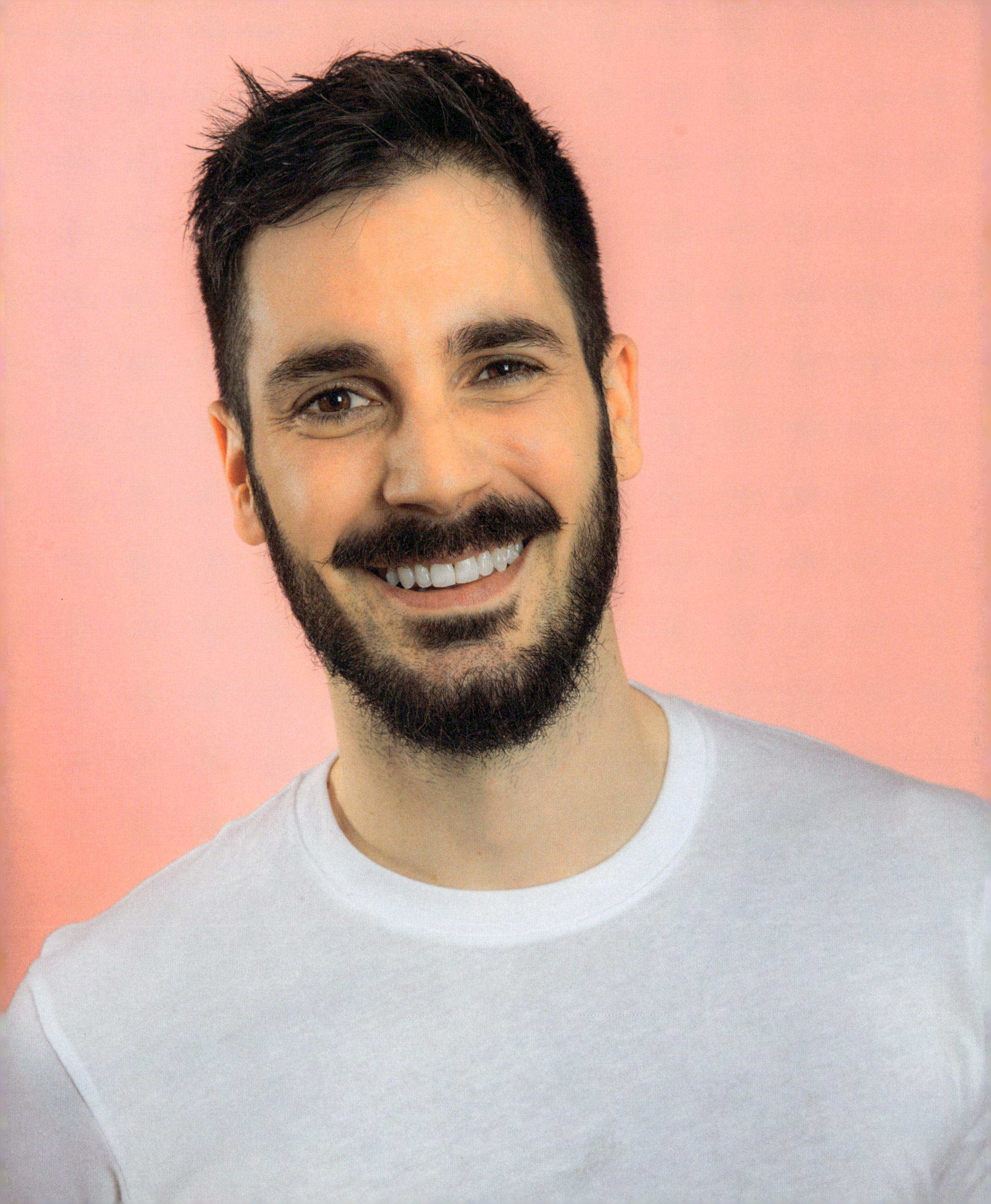

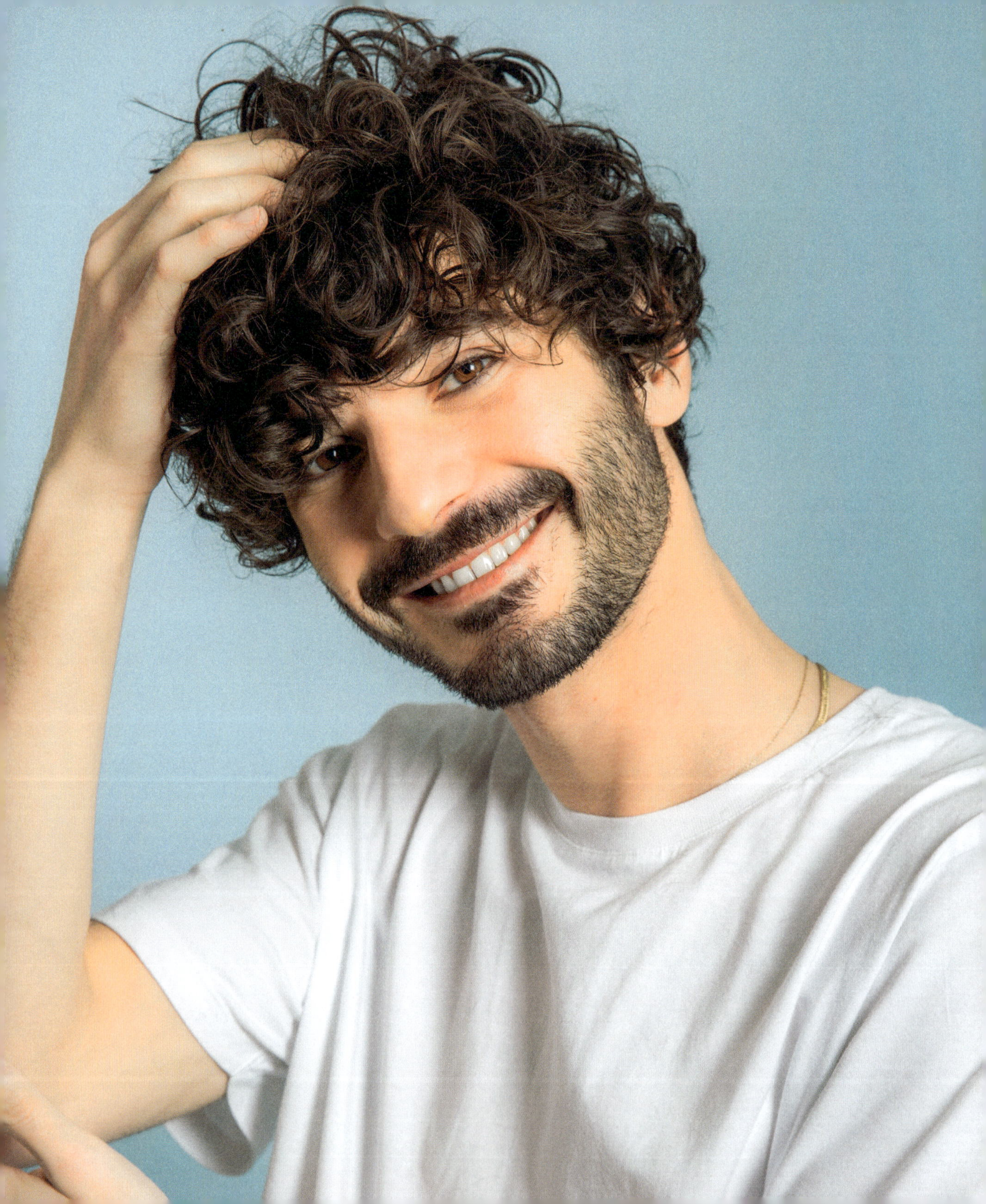

VOTRE RÉSULTAT

Comptez le nombre de **A**, de **B** et de **C** que avez obtenu.

Vous avez une majorité de A

Vous êtes une gravure de mode.
Vous savez prendre soin de vous, vous savez ce qui vous va, mais vous êtes trop souvent au salon et n'évoluez pas dans votre style. Dans les pages qui arrivent, je vous propose un brin de folie.

Vous avez une majorité de B

Vous êtes un homme pressé.
C'est simple, vous prenez toujours rendez-vous au dernier moment, parfois au risque de ne pas trouver le bon coiffeur. Vous pouvez être perdu par manque de temps. Ce livre va vous donner les clés pour retrouver votre style et prendre soin de vous.

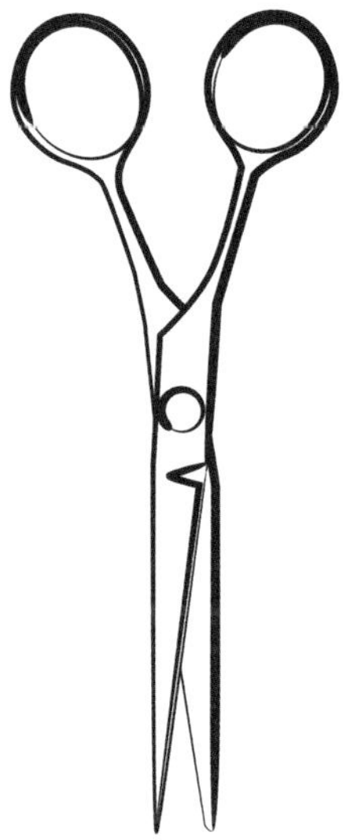

Vous avez une majorité de C

Vous êtes un peu sauvage.
Vous ne savez pas ce qu'est un démêloir, vous vous lavez les cheveux avec votre gel douche. C'est drôle, certes, mais je vais vous apprendre les bons gestes pour prendre soin de vous. Vous verrez, c'est très facile.

UNE COUPE SELON LA MORPHOLOGIE DE SON VISAGE

Comme pour les femmes, on peut affiner, élargir ou même donner de la douceur à un visage en faisant attention à ses angles de coupe. Il est donc essentiel d'identifier la forme de votre visage.

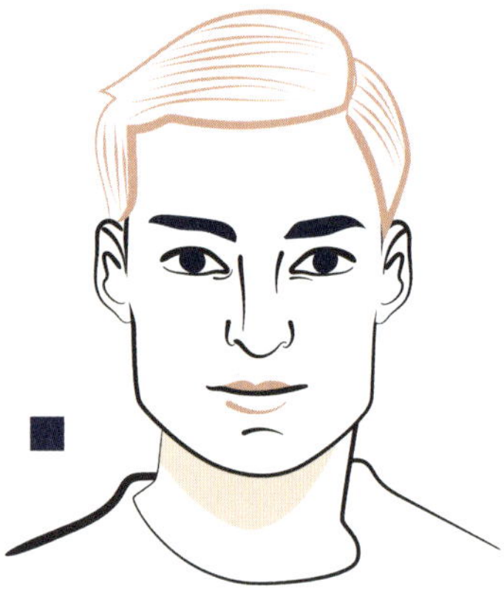

Le visage carré

Vous avez le visage carré comme Brad Pitt, Bradley Cooper ou Zac Efron.

Vous devez privilégier les coupes avec moins de volume sur les côtés pour affiner votre visage, c'est-à-dire les coupes courtes avec du volume sur le dessus, les coupes intermédiaires, mais avec les côtés plaqués, les coupes longues coiffées vers l'arrière pour éviter de trop l'élargir.

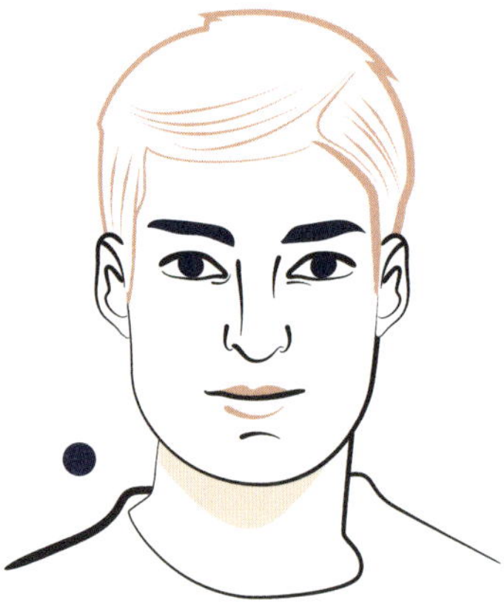

Le visage rond

Vous avez le visage rond comme Leonardo DiCaprio, Elijah Wood ou Matt Damon.

Le mieux est d'opter pour une coupe uniforme, c'est-à-dire avec des longueurs égales sur toute la tête, mais en donnant toujours un petit peu plus de volume sur le dessus pour allonger votre visage. Les coupes bien courtes avec des dégradés bas et des angles seront parfaites pour le structurer. Les cheveux longs ne sont pas conseillés, ils ne vous flatteraient pas.

Ne craignez pas d'user et d'abuser de produits coiffants, car c'est ce que font tous vos acteurs préférés. Ne pensez pas qu'ils se réveillent le matin avec une tignasse bien maîtrisée.

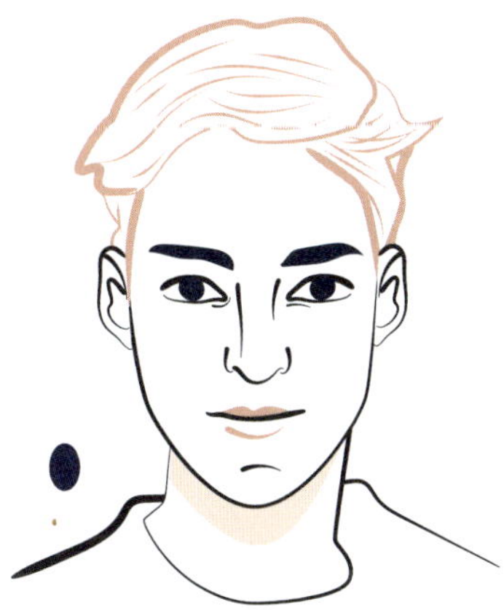

Le visage ovale

Vous avez le visage ovale comme Ryan Gosling ou Adrian Brody.

Vous pouvez tout vous permettre, car vous avez un visage assez fin. Attention à ne pas choisir une coupe avec des disproportions de volume et de longueur trop marquées entre le haut et les côtés, elle pourrait donner un effet banane.

Les cheveux longs vous attirent ?

Qui n'a pas rêvé d'avoir la chevelure de roi de Khal Drogo dans *Game of Thrones* ? Ou celle de Brad Pitt en 1994 dans *Entretien avec un vampire*, sur lequel toutes les femmes ont fantasmé, à votre grand désarroi ? Malheureusement, chaque fois que vous vous laissez pousser les cheveux, c'est un échec cuisant, vous avez l'air d'un ado attardé avec un volume raplapla. Cessez de vous les arracher, il y a des solutions. Si vous avez piqué ce livre à votre copine ou à votre meilleure amie, elle a sans doute tous les bons produits que j'ai conseillés dans sa salle de bains. Spray salin et spray booster de volume deviendront vos meilleurs alliés pour une coiffure rebelle et sexy.

Les cheveux longs demandent un peu plus d'entretien !

Mais avant de choisir de passer au long, gardez en tête que cela nécessite plus d'entretien et que vous devrez toujours les mettre en forme, même pour un effet surfeur californien ! Il faudra passer quelques minutes dans votre salle de bains pour être bien coiffé (c'est injuste, mais pensez aux filles, souvent en retard de dix minutes, maintenant, vous savez pourquoi). Dans le chapitre 2, j'explique en détail comment bien hydrater et bien prendre soin de ses cheveux.

Vous préférez les cheveux courts ?

Je vous en supplie, arrêtez la coupe tête d'œuf. Cessez de penser que vous allez être impeccable plus longtemps en ratiboisant sur les côtés comme si vous entriez en prison. Vos cheveux habillent votre visage, et quand tout est coupé à l'extrême, cela perd son charme. Beaucoup d'hommes pensent qu'en coupant court, ils seront tranquilles pour trois mois. Mais mieux vaut y retourner tous les mois et être tout le temps bien coiffé, d'autant que les tarifs pour les hommes sont vraiment plus abordables.

AVANT DE VOUS LANCER

- *Avec ou sans cheveux blancs, sachez qu'une coloration va altérer vos cheveux.*
- *Prenez conscience que sur un homme, la coloration peut vite faire artificielle.*
- *Préparez-vous aussi à assumer une nouvelle couleur.*
- *Et pour d'autres conseils, rendez-vous au chapitre 3.*

La coloration pour l'homme, oui ou non ?

La coloration pour homme est un sujet très délicat et même un choix dangereux ! Au fil des années et sur les réseaux sociaux, il m'est apparu que les hommes avaient une peur panique de vieillir. Ce qui leur donnait des envies de coloration pour ralentir les effets du temps. Qui n'a jamais croisé un homme avec une coloration qui manque de naturel et le vieillit encore plus ?

François Hollande, candidat à la présidentielle, s'était teint les cheveux pour se rajeunir et s'était retrouvé avec un noir digne de Liane Foly.

Des colorations naturelles

Aujourd'hui, vous pouvez trouver des colorations rapides et plus naturelles, spécialement conçues pour les hommes, qui ne demandent aucun entretien et couvrent les cheveux blancs par transparence. Cela agit comme un filtre, couvrant subtilement le blanc, avec un rendu naturel. Effet coup de jeune garanti !

- En grande surface, vous pouvez opter pour la gamme L'Oréal Progress Homme® ou pour Men Perfect de Schwartzkopf®, qui proposent de nombreuses teintes. Attention, si vous faites votre couleur vous-même, n'utilisez surtout pas de serviette blanche.
- En salon, foncez si votre coiffeur utilise les Color Five de L'Oréal Professional®. Je vous conseille vraiment d'aller en salon, car avec les cheveux courts, c'est toujours rapide !

Faites-vous cocooner chez le coiffeur, profitez-en pour y aller avec votre femme ou votre meilleure amie !

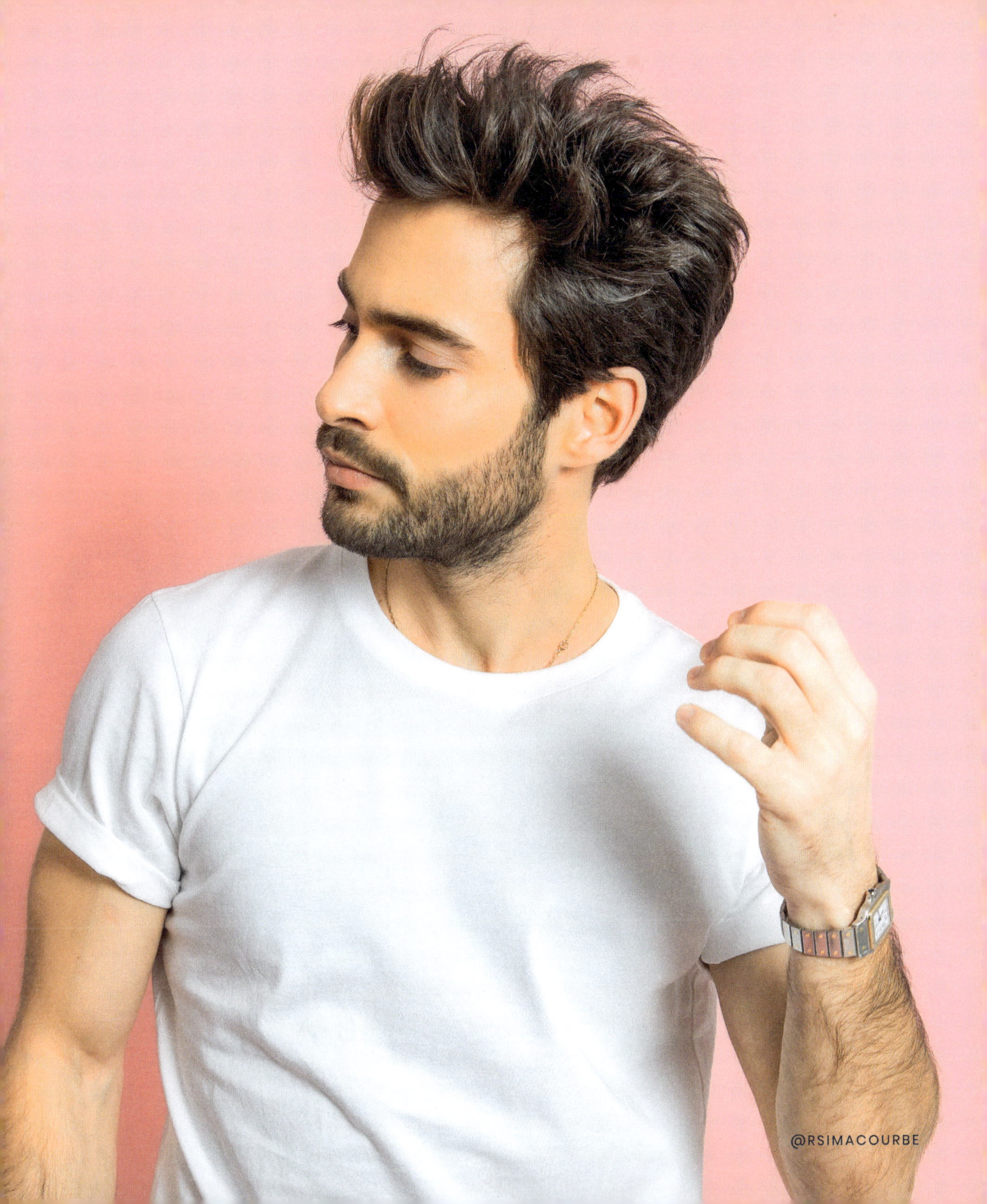
@RSIMACOURBE

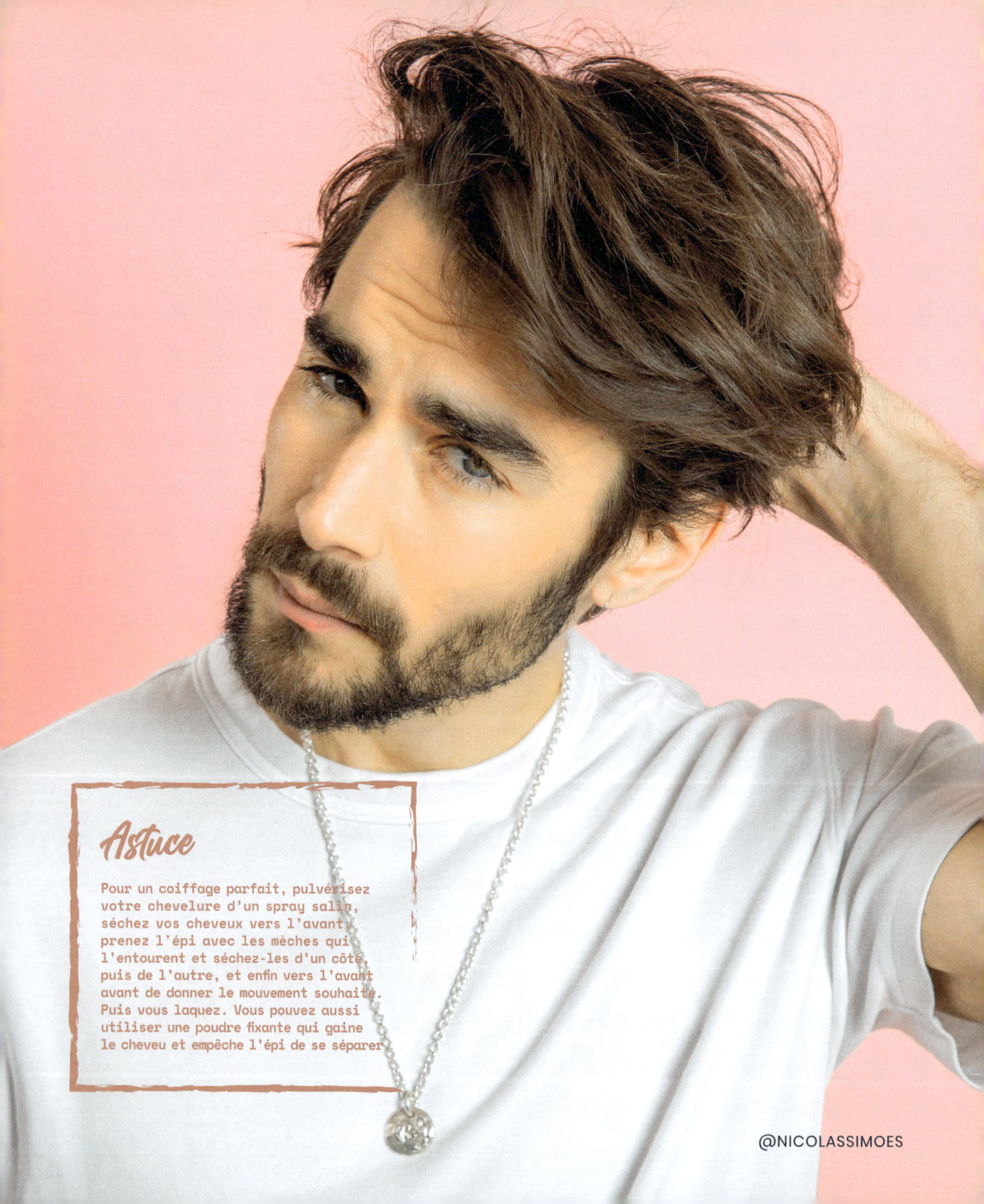

Astuce

Pour un coiffage parfait, pulvérisez votre chevelure d'un spray salin, séchez vos cheveux vers l'avant, prenez l'épi avec les mèches qui l'entourent et séchez-les d'un côté, puis de l'autre, et enfin vers l'avant avant de donner le mouvement souhaité. Puis vous laquez. Vous pouvez aussi utiliser une poudre fixante qui gaine le cheveu et empêche l'épi de se séparer

@NICOLASSIMOES

SE COIFFER AU QUOTIDIEN

Si c'est un casse-tête pour vous, suivez mes conseils !

Cire ou gel ?

Il y a deux écoles, la team cire et la team gel. Le gel a eu son heure de gloire à l'époque des boys band, mais aujourd'hui, on préfère les coiffures plus naturelles, un peu espiègles, et la cire, plus agréable au toucher.

Le gel, qui est fixant et enrobe le cheveu, est mauvais pour le bulbe et favorise la chute des cheveux, car il a un effet obstructeur. Avec tous les produits texturisants, vous pouvez vraiment vous en passer.

La cire étant souvent mate et texturisante, elle ne sèche pas, l'effet est donc plus sexy, car les cheveux ne font de paquets. Et surtout, elle n'accélère pas la chute des cheveux.

Épi : mythe ou réalité ?

Enfant, j'étais convaincu qu'on avait des épis parce qu'on dormait toujours du même côté, et qu'ils étaient très prononcés parce que nos parents ne nous avaient pas retournés pendant notre sommeil quand on était bébé. Après, j'ai dû me rendre à l'évidence : c'est génétique ! Réfléchissez, c'est étrange que votre vieil oncle ait le même épi que vous, au même endroit et dans la même direction ! Sachez que si vous avez du mal à discipliner un épi, vous n'êtes pas seul, on en a tous un. Et cessez de vous plaindre, car certains d'entre vous en ont plusieurs sur les contours de l'implantation, et même deux à l'arrière du vertex.

Il y a plusieurs manières de vivre avec vos épis. Vous pouvez les combattre toute votre vie à coups de brushing, de laque, de crêpage et de techniques de coupe pour les dissimuler, ou alors les assumer. Vous serez surpris de découvrir que lorsqu'on adapte sa coupe à ses épis, ils peuvent même mettre en valeur notre coiffage.

Masquez votre épi…

Pour dissimuler un épi dans la nuque, c'est très simple, il faut juste tondre à rebrousse-poil pour qu'il se fonde dans le dégradé.

Si votre épi est à l'avant de l'implantation, gardez un peu plus de longueurs pour avoir une meilleure prise au séchage.

… mais ne coupez pas tout !

Si votre épi est à l'arrière, arrêtez de ratiboiser les cheveux en pensant qu'on ne le verra plus, c'est pire à la repousse ! Quelques jours après la coupe, il sera encore plus rebelle et vous aurez plus de mal à le coiffer. Cherchez une coupe qui puisse le préserver, un peu plus longue, pour pouvoir le camoufler avec de la cire. Je suis certain que vous aurez beaucoup plus d'allure et pourrez garder votre coiffure plus longtemps impeccable.

N'hésitez pas à prévenir votre coiffeur de toutes les zones « minées » de votre chevelure afin qu'il ne tombe pas dans le piège et que votre coupe soit nickel.

ALOPÉCIE **ET** CALVITIE

Messieurs, vous pensiez d'abord que c'était saisonnier, mais peu à peu, l'alopécie s'étend et vous souffrez de calvitie. On y est, le mot est lâché ! C'est l'hécatombe, vous ne pensez qu'à ça. Mais on peut très bien vivre avec !

Vous n'êtes pas un cas isolé, des millions d'hommes sont touchés par la calvitie !

Si la calvitie vous complexe

Il existe, selon l'avancée du problème, différents moyens de retrouver le moral. En début de calvitie, on peut miser sur un spray booster de volume qui sert à gainer les cheveux au moment du coiffage. Il permet aussi, quand les cheveux s'affinent, d'avoir un peu plus de volume.

Si une tonsure apparaît

Vous pouvez utiliser les poudres pour calvitie, communément appelées hair fibers. Elles camouflent la calvitie et donnent du volume aux cheveux fins. C'est une solution rapide et abordable pour masquer l'alopécie. Seul bémol, il ne faut pas en abuser si on veut garder un effet naturel. Et s'il se met à pleuvoir, le charme est rompu.

La dermopigmentation

Si la poudre ne suffit pas et que vous souhaitez une solution durable, il existe une méthode que l'on utilise parfois dans l'émission, c'est la dermopigmentation, qui consiste, tel un tatouage, à poser, sur la couche superficielle de la peau, des pigments qui imitent l'apparence du cheveu.

Les implants capillaires

Si votre calvitie vous obsède vraiment, il existe un moyen radical, mais plus onéreux : les implants capillaires. Aujourd'hui, les techniques sont bien rodées, on enlève des bulbes à l'arrière du crâne et on les implante là où vous le souhaitez. Cela donne un effet très naturel, de nombreux acteurs y ont recours et vous ne vous en rendez jamais compte.

Réfléchissez donc bien avant de faire appel à un expert en greffe capillaire.

Une démarche assez longue

Vous devez prendre rendez-vous dans une clinique spécialisée dans la greffe des cheveux. Mais sachez que ce n'est pas une intervention anodine. Elle peut être un peu douloureuse, puisque vous aurez le crâne qui gonfle et des hématomes. Vous ne devrez pas dormir dessus pendant trois semaines. Puis au bout de trois mois, les greffons vont tomber, avant de mieux repousser. Avant même l'opération, la plupart du temps, on vous rase la tête, ce qui constitue un traumatisme pour certains d'entre vous. La phase postopératoire demande de la patience, car il faut attendre la chute des greffons (croûtes), puis la repousse pour voir des résultats. Autre point important à prendre en compte : si les cheveux implantés sont programmés pour tenir, cela n'empêche pas les zones annexes de votre crâne de continuer à s'éclaircir.

Les perruques pour hommes

Il y a une solution beaucoup plus économique et moins définitive que les implants, le complément capillaire. C'est une prothèse capillaire, constituée de cheveux naturels, qui se colle directement sur le crâne pour camoufler la calvitie. Vous devez la faire appliquer dans un institut spécialisé. En quelques minutes, le tour est joué, vous ressemblez à votre acteur préféré. La contrainte est qu'il faut la faire replacer en institut toutes les trois semaines, et que ce n'est pas donné. Comptez un budget de 300 à 400 euros.

MES TIPS POUR UNE BARBE NICKEL

Messieurs ! Je sais ce que vous pensez, suis-je légitime pour parler de la barbe alors que je n'en ai pas ? Mais pour en avoir rêvé toute ma vie et surtout avoir dû tailler les vôtres pendant des années pour vous rendre toujours plus beaux, je peux vraiment vous faire une thèse là-dessus.

Une belle barbe demande un entretien régulier !

Un élément essentiel de votre look

Sachez que la barbe est une part importante, voire indispensable, de votre look ! Elle donne un côté ténébreux et même sexy à votre style. Elle vous offrira aussi une allure plus mature, qui parfois vous sauvera. Alors, ne la prenez pas à la légère... Voilà des astuces simples que vous pouvez dès à présent mettre en œuvre.

Densifier une barbe avec du maquillage

Une barbe clairsemée n'est pas une fatalité ! Saviez-vous qu'il est possible de la densifier en quelques gestes, tout en gardant un résultat naturel ? Il suffit de vous munir d'un crayon ou d'une poudre à sourcils et de combler les zones les moins fournies. Estompez ensuite le tout avec un goupillon et le tour est joué !

La coloration pour barbe

Souvent, la barbe n'a pas la même couleur que les cheveux. Elle peut être plus chaude ou plus froide, et c'est normal. Si elle présente des reflets roux, sachez qu'il existe aujourd'hui des colorations spéciales pour masquer ce problème. Celles-ci conviennent à toutes sortes de barbes et leurs pigments tiennent généralement de 4 à 6 semaines. En choisissant une couleur proche de celle de vos cheveux, vous obtiendrez une barbe naturelle et vous duperez tout le monde !

La mousse à raser

C'est simple, pour un rasage net et précis, utilisez toujours une mousse à raser. C'est l'étape la plus importante de votre rasage, car elle facilite au maximum la glisse de la lame sur votre peau. Autre point important : elle protège votre visage de la lame et empêche l'apparition de boutons ou de rougeurs.

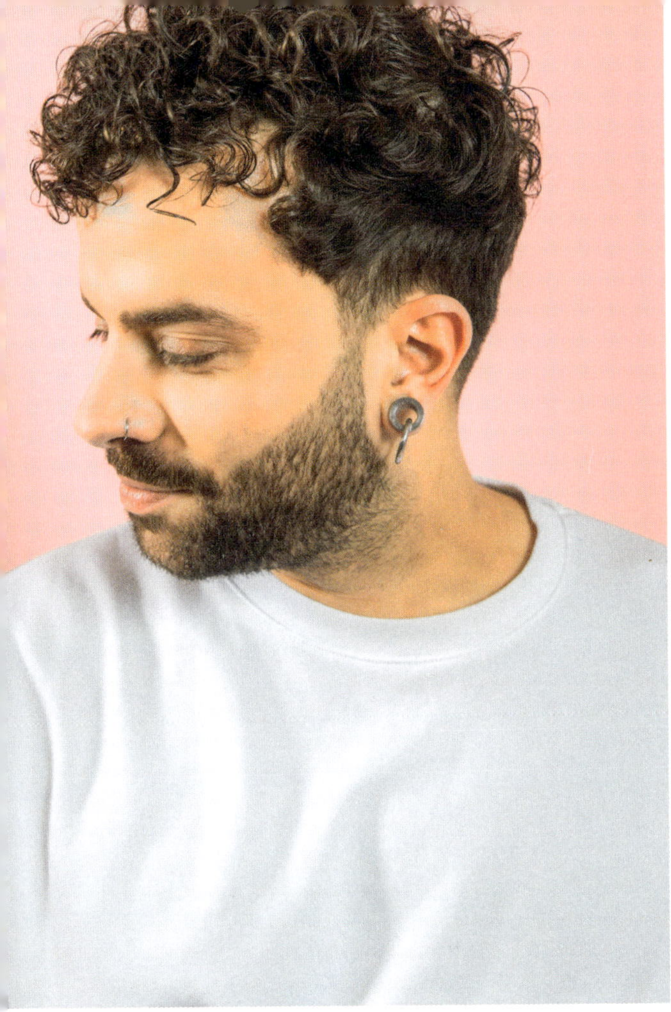

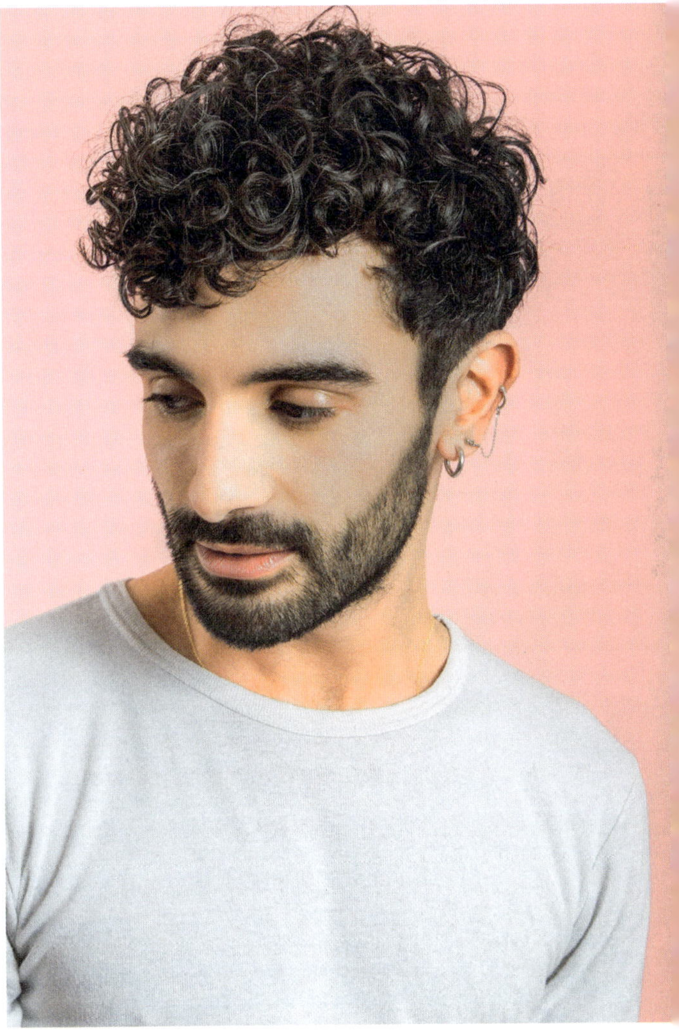

Bien dessiner les contours

Pour une barbe bien taillée, les contours doivent être maîtrisés. Les premiers à tracer se situent au niveau du cou, car un cou dégagé donne immédiatement un look plus propre à n'importe quel homme, quand c'est bien fait, évidemment ! Si vous ne savez pas où placer la démarcation, j'ai une petite astuce : posez votre doigt sur la pomme d'Adam, puis tracez une ligne horizontale juste au-dessus. Pour une barbe élégante, la partie sous cette ligne doit être rasée. Allez, tous à vos tondeuses !

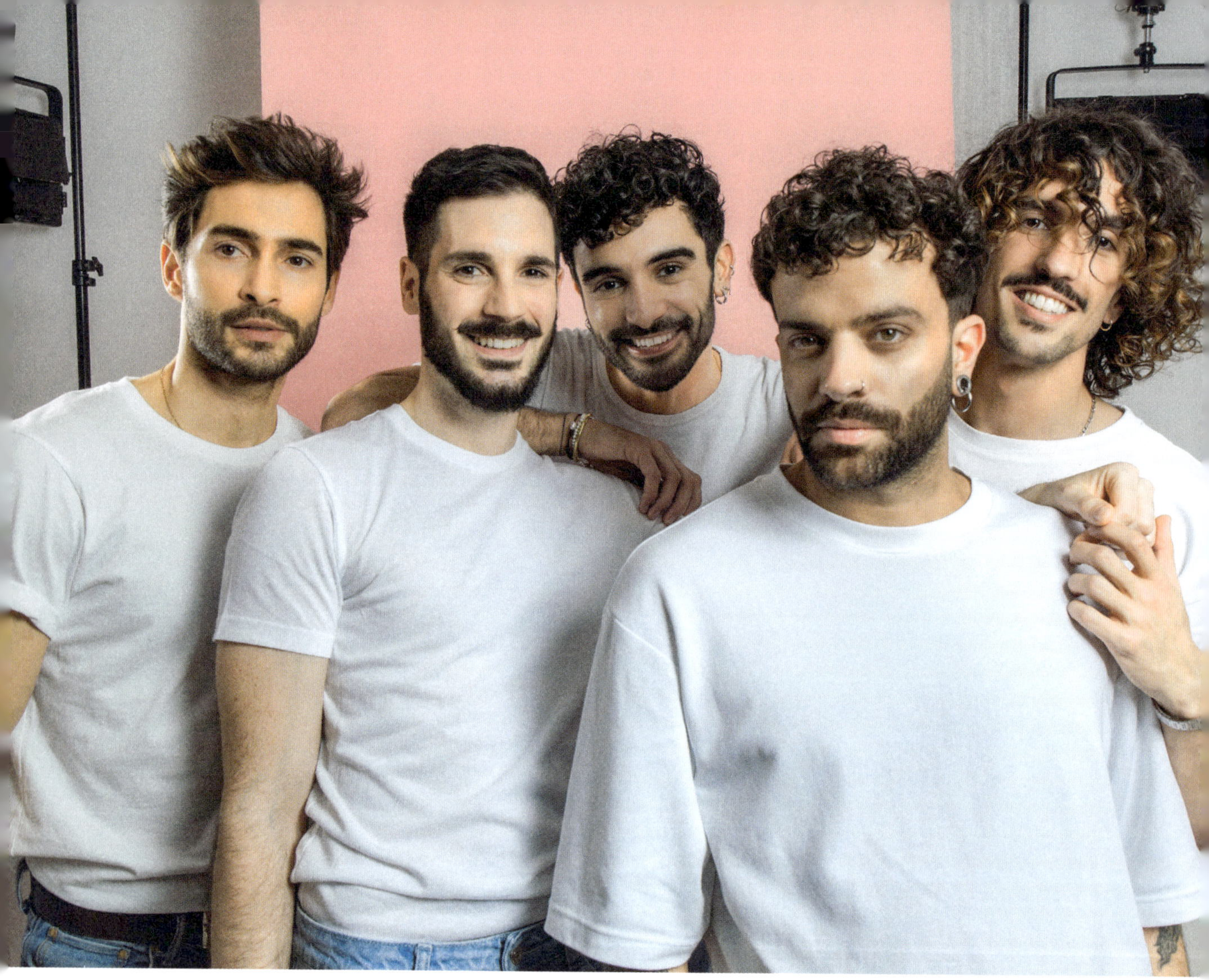

Les différents styles de barbe

Ces dernières années, la barbe est devenue hyper tendance. Comme le contouring chez les femmes, la barbe peut être votre atout sexy. Allez donc fouiller dans vos archives et retrouvez des photos de vous sans barbe, vous verrez, vous n'êtes pas le même homme !

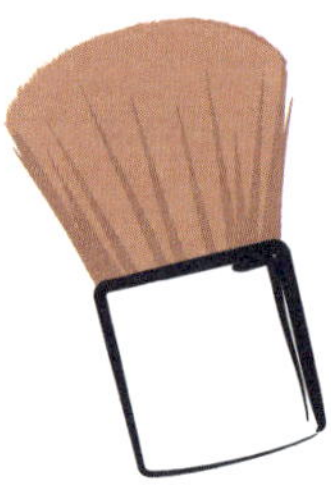

Une barbe impeccable

Info-morpho

La taille et la forme de la barbe peuvent complètement modifier votre visage et le mettre en valeur. Chaque barbe a son style, il faut donc trouver celle qui vous convient le mieux pour mettre en avant vos atouts et camoufler vos petits défauts.

1. Si vous avez un menton fuyant, presque inexistant, une barbe longue et épaisse donnera du caractère et un volume plus harmonieux à votre visage. Elle rééquilibrera les volumes.

2. Si vous souhaitez structurer votre visage (rendre vos mâchoires plus saillantes, donner du caractère à votre profil), vous opterez pour une barbe anguleuse qui donnera l'illusion que votre visage est beaucoup plus carré. Les contours doivent être nets, les poils pas trop longs. Évitez les formes douces et arrondies. La barbe anguleuse donne un aspect plus viril.

3. Si vous avez le visage marqué, creusé, optez pour une barbe arrondie, pour adoucir les traits. Une barbe dense et moelleuse, qui va défatiguer et remplumer le visage.

4. Le cas du bouc. Il a été à la mode il y a vingt ans, mais depuis les années 1990, il n'y a que Johnny Hallyday qui avait réussi à avoir l'air cool avec un bouc, les autres ressemblent à des tueurs à gages ! Il ajoute des lignes au visage et ne le rend pas harmonieux puisqu'il tire les traits.

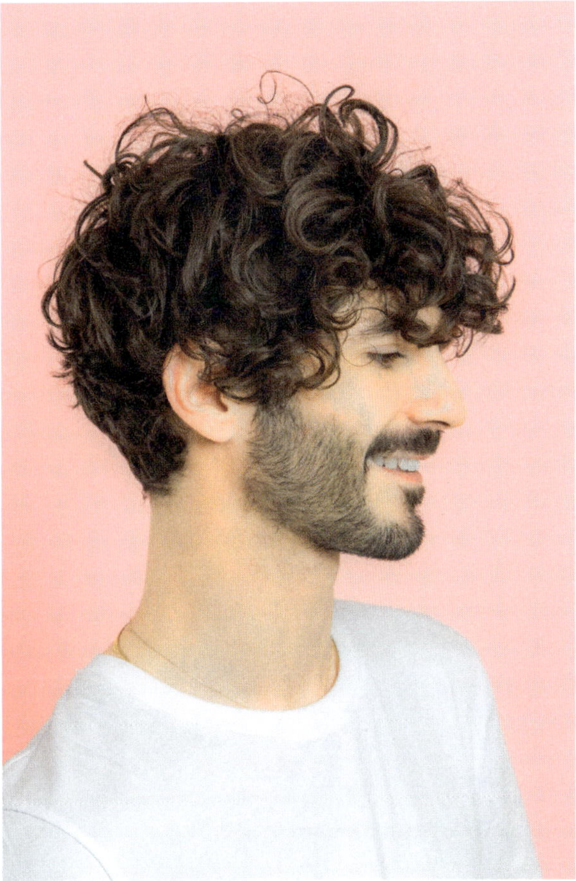

LA MOUSTACHE ET LES FAVORIS

Si vous décidez de porter la moustache et/ou les favoris, qu'on nomme aussi « les pattes », vous allez devoir expérimenter plusieurs formes et choisir celles qui conviennent à votre morphologie de moustache de façon très stylisée.

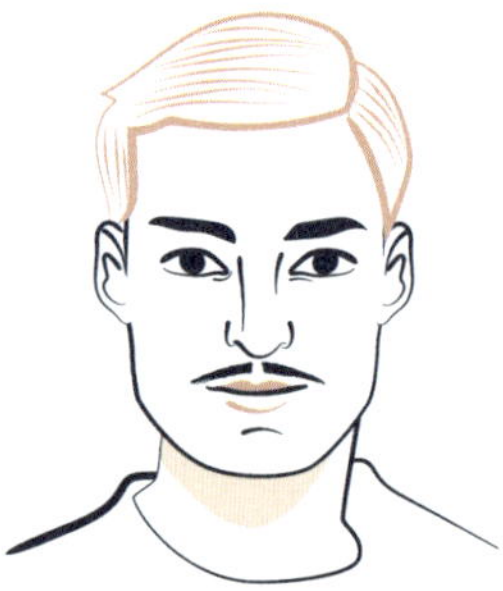

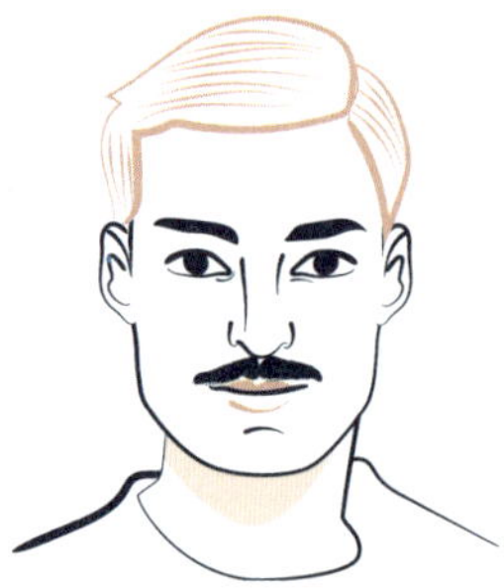

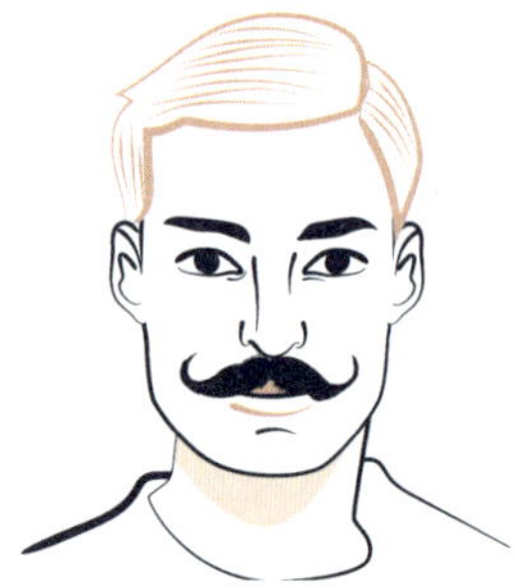

Quel style de moustache ?

Choisissez le vôtre, puis coupez, coiffez, brossez !

- **Une moustache fine.** Façon trait de crayon, elle donne un petit côté rétro.
- **Une moustache classique.** Elle met en valeur, mais n'a pas un style de fou.
- **Une moustache très fournie.** Je ne la recommande que si vous avez une bouche charnue, sinon elle risque de masquer votre lèvre supérieure.

Amusez-vous, messieurs, voyez comment vous vous sentez, ce que vos amis en pensent, et vous finirez par trouver la moustache parfaite ! Quand vous vous lancez, laissez d'abord pousser toute la zone de la barbe, puis dessinez la moustache, vous éviterez ainsi de mauvaises surprises.

Qui peut porter la moustache ?

Je pense que la moustache va à tout le monde, mais certains hommes ne savent pas bien choisir la forme. La moustache est un petit plus, elle donne un côté dandy ou un style acteur sexy des années 1960. Mais il faut bien la dessiner et surtout assumer son port. Elle donne encore plus de caractère que la barbe, car elle confère un aspect plus pointu à votre look. Faites attention à bien l'entretenir pour ne pas ressembler à José Bové !

Les favoris

Dans la saga *X-Men*, le superhéros Wolverine a des pattes à tomber, et on ne parle pas de ses griffes, mais bien des cheveux qui entourent son visage. Vous avez essayé de le copier en vous laissant pousser des favoris, et sur vous, bizarrement, on aurait dit un mauvais sosie d'Elvis Presley. Sur Hugh Jackman, ça passe crème, sur vous, c'est Jeff Tuche.

Tout dépend de votre style

Les favoris peuvent être stylés, mais ils vont avec un look particulier, un peu comme les cheveux longs. Si vous avez un look vintage, un peu rock, ou Peaky Blinders, foncez !
Si vous préférez les jeans et les tennis, les pattes seront hors sujet et on aura simplement l'impression que vous ne savez pas vous raser.

Si vous sautez le pas

Voici quelques erreurs à éviter. On ne doit jamais toucher à l'implantation naturelle autour de l'oreille. Si vous rasez, la patte va prendre une nouvelle orientation et se diriger vers l'avant du visage. Attention aussi aux pattes trop épaisses, qui pourraient rétrécir votre visage. Et surtout, renoncez à celles en pointes, cela fait bien longtemps que ce n'est plus la mode !

L'entretien de la nuque

Messieurs, je vous connais bien, je vous pratique depuis des années, et je sais que quand vous n'avez pas eu le temps de prendre rendez-vous et que vous avez plus de poils sur la nuque que sur le caillou, vous vous sentez pousser des ailes et hop, vous prenez votre tondeuse, vous vous lâchez, et vous vous retrouvez avec une nuque asymétrique qui ressemble à un pot de fleurs.

Astuce

Pour vous rafraîchir la nuque sans faire de gaffe : mettez toujours un sabot de 9 millimètres sur votre tondeuse, ou réglez-la au maximum pour éviter de faire une nuque trop marquée. Arrêtez les excès de zèle, n'allez pas couper au-delà de l'implantation naturelle de vos cheveux, sinon le résultat ne sera pas harmonieux.

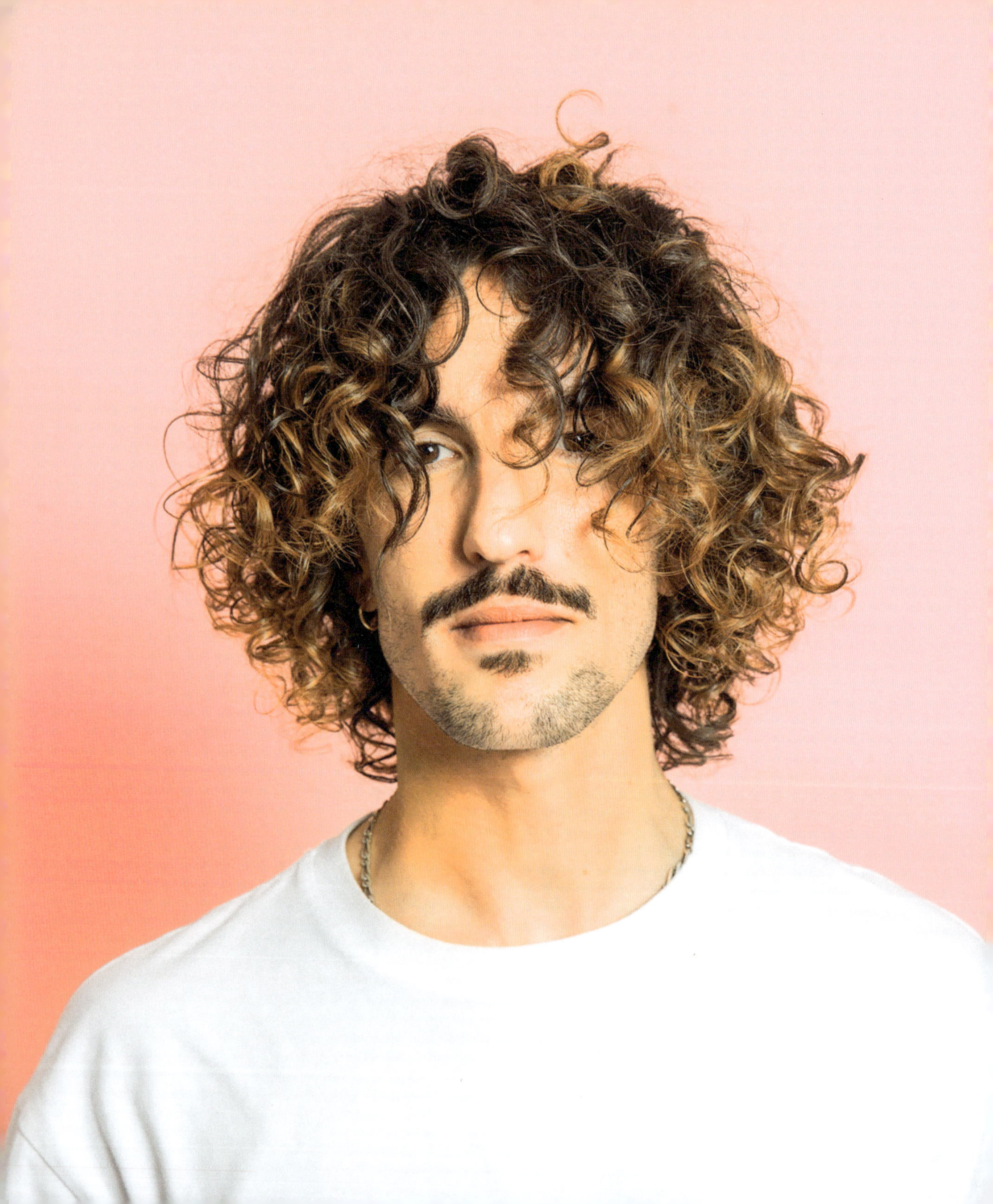

Mon autodiagnostic

MON PROFIL CAPILLAIRE

LA MORPHOLOGIE DE MON VISAGE :

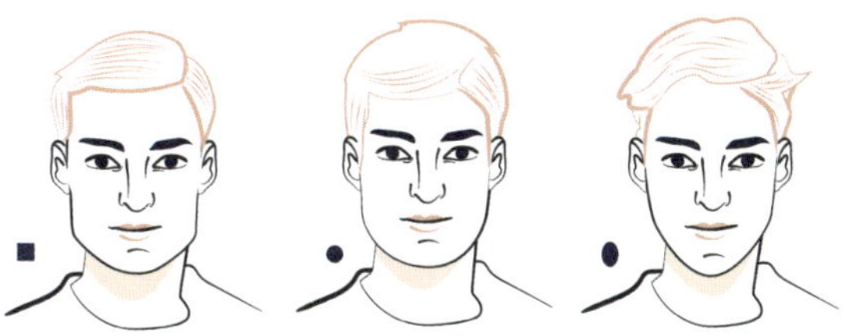

carré ☐ rond ☐ ovale ☐

LES POILS DE MON VISAGE :

- Barbe longue et épaisse ☐
- Barbe anguleuse ☐
- Barbe arrondie ☐
- Bouc ☐
- Moustache fine ☐
- Moustache classique ☐
- Moustache fournie ☐
- Ni barbe ni moustache ☐
- Favoris ☐

LA NATURE DE MES CHEVEUX :

- Type 1 = Cheveux raides ☐
- Type 2 = Cheveux souples ☐
- Type 3 = Cheveux ondulés ☐
- Type 4 = Cheveux bouclés ☐
- Type 5 = Cheveux très bouclés ☐
- Type 6 = Cheveux crépus ☐

MES COUPES DE CHEVEUX :

DATES / APPRÉCIATIONS

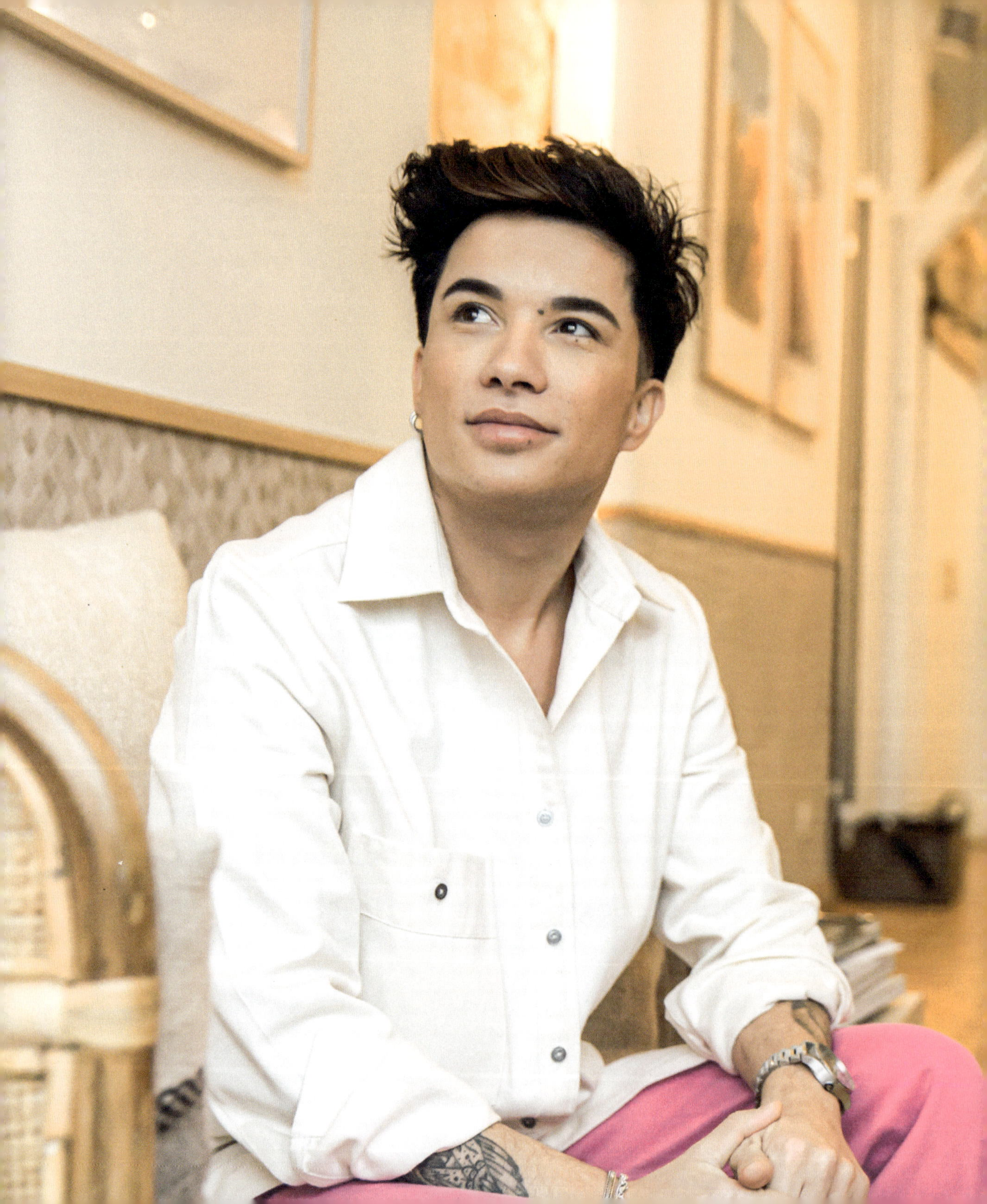

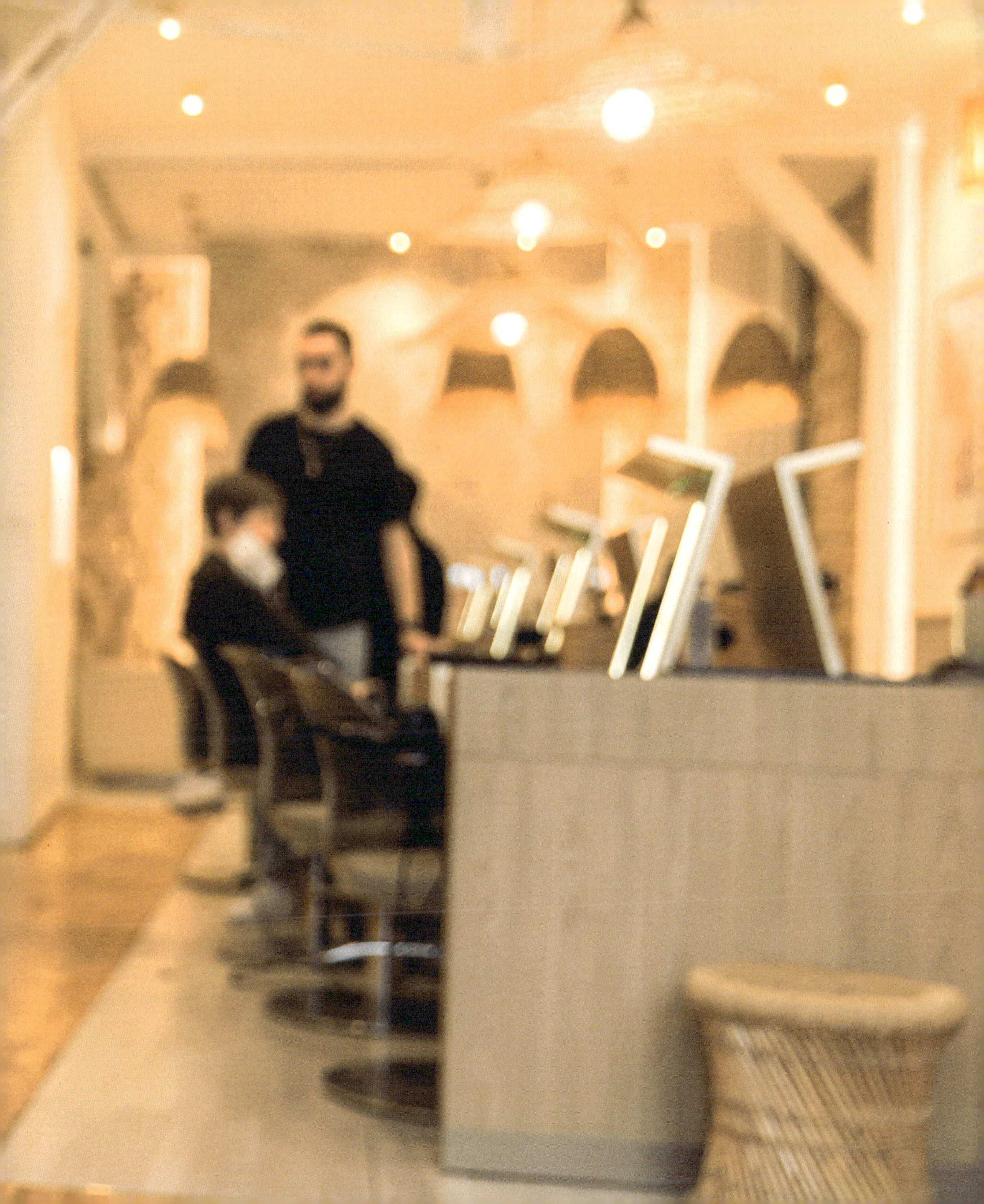

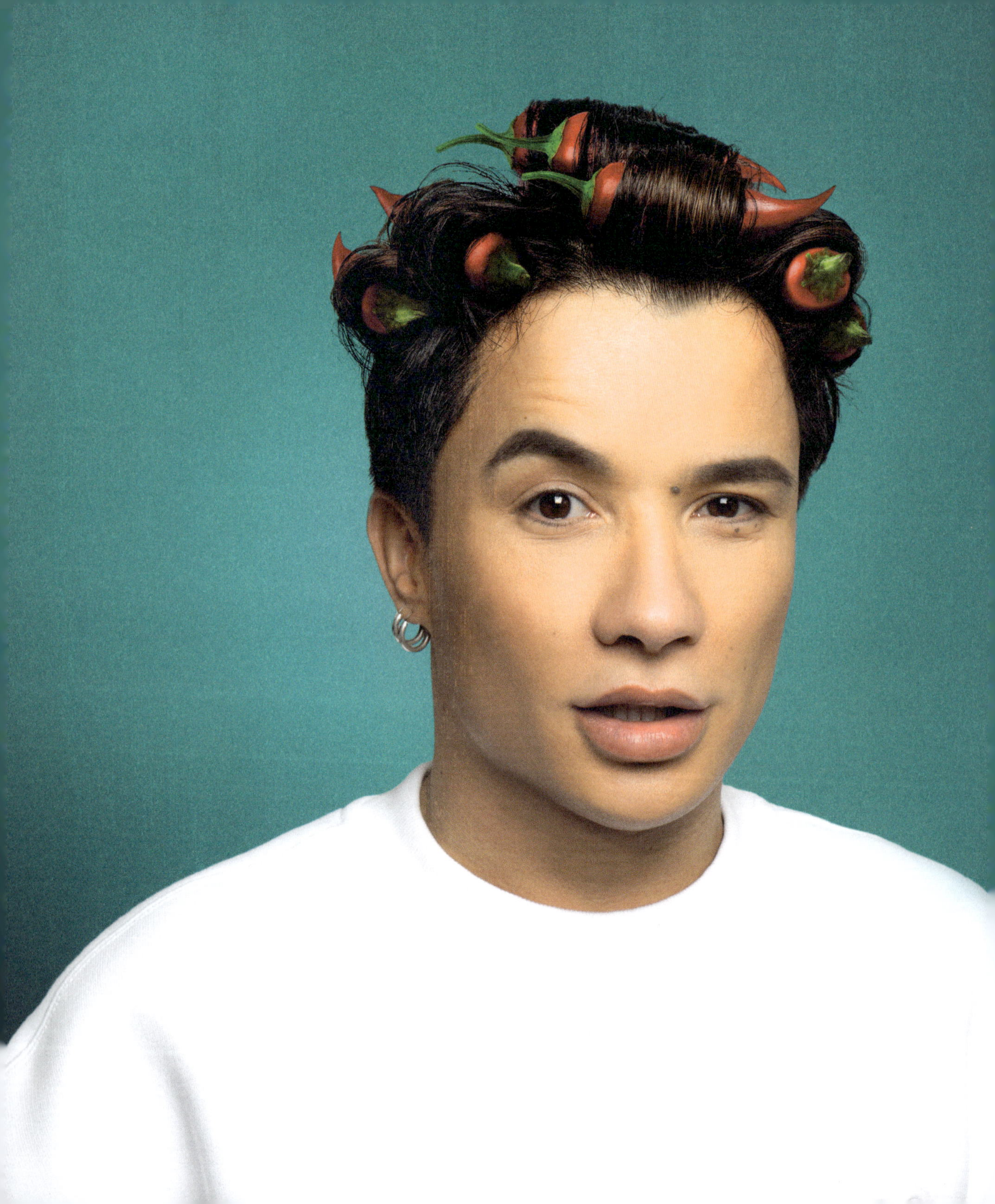

Ouf ! On arrive à la fin de ce livre et vous êtes devenu·es des pros.

La leçon à retenir est de bien se connaître et surtout de s'accepter tel·les qu'on est avant de se lancer. Alors, aimez-vous chaque jour. Prenez le temps de prendre soin de vous, car la seule personne que vous devez supporter tout au long de votre vie, c'est vous. On dit souvent qu'une personne épanouie irradie de beauté, alors soyez heureux·se, et vous serez déjà sublime à 99 %.

En tournant l'émission « Incroyables Transformations », j'ai pris conscience que tout le monde pouvait être très beau. Il suffit d'un joli vêtement, de prendre un peu soin de soi, d'avoir une coiffure flatteuse et le tour est joué. Si vous êtes complexé·e, rappelez-vous qu'il suffit d'un rien pour être canon dans le miroir. J'espère, dans ce livre, vous avoir donné les clés pour vous sublimer comme vous méritez de l'être.

J'ai écrit toutes ces pages, car je souhaitais me rapprocher de vous, vous parler personnellement, vous donner ma vision de la coiffure et vous accompagner au quotidien. Je sais que certain·es d'entre vous ne peuvent pas venir me voir au salon, mais, avec ce livre, je vous offre un peu du salon Nicolas Waldorf chez vous.

Merci de m'avoir fait confiance,
je vous dois toute ma réussite.

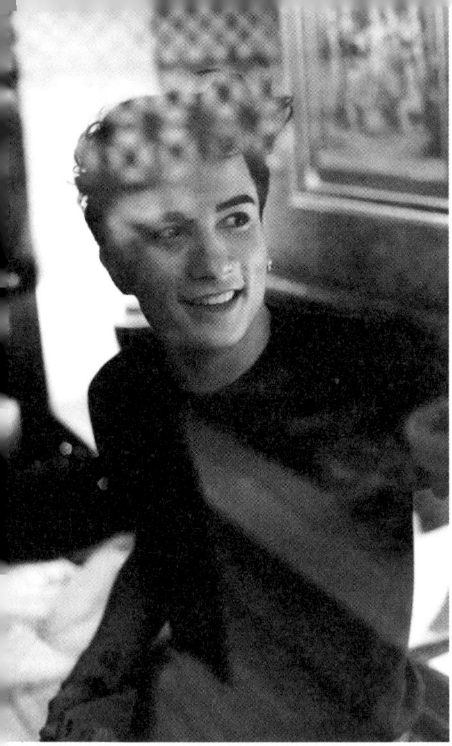

Merci !

Un grand merci à toute la team du Love qui m'a soutenu durant ce projet un peu fou et qui a surtout essayé de mettre de l'ordre dans mes pensées et travaillé avec moi, même à des heures indécentes.

La première, Élodie Petit, nous avons coécrit ce livre, main dans la main, malgré nos deux plannings de ministre et surtout nos deux caractères de diva, croyez-moi, c'était pas gagné.

Je tiens à remercier particulièrement Christopher Davin qui a toujours fait son maximum pour réaliser mes rêves, mais merci surtout de nous avoir prêté ta maison de campagne pour une retraite littéraire.

Merci à Quentin Lavogez d'être venu à notre rescousse pendant l'écriture alors que nous avions le cerveau en compote.

Merci à Corinne Cesano et à tous les membres de la maison d'édition Solar d'avoir donné naissance à ce joli livre.

Merci à ma talentueuse équipe de Nicolas Waldorf Paris, Camille, Flo, Michel, Rosie, Philippine, Jason et Bradley, vous m'inspirez chaque jour et me donnez envie de me dépasser. Je suis fier de vous.

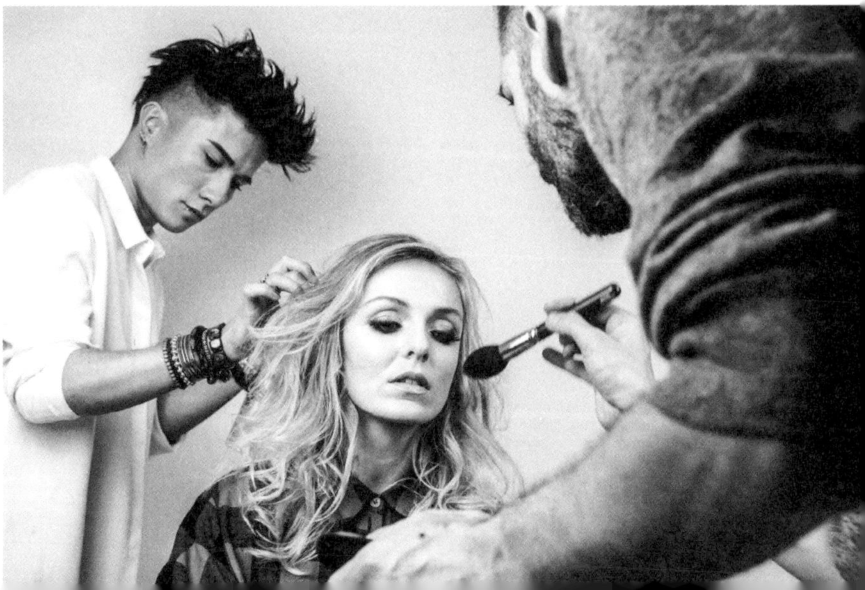

Merci à Thomas Braut et Mickael pour les photos drôlissimes qui ponctuent ce livre. Merci à Cédric qui a photographié tous mes modèles. Je remercie également Richard Bajon, Alexis Parente, la team make up, Jordan Tison, mais aussi Jordan et Nono, ainsi que Ivana qui m'a assisté et ma petite Juju la reine de la com', Mathilde aussi. Et merci à Kelly qui a organisé tout ce joyeux bazar. Merci aussi à Youmakefashion, Mademoiselle Pierre, Raphaël Simacourbe et Nicolas Simões pour leur soutien, et à Dafina, Lou, Eva, Émilie, Emma, Cheyenne, Mélanie, Michèle & Bruno, Ariane, Marie, Fred, Samantha, Marie-Caroline, Xavier, Hermès, Maxime, Johan, Marine et Jonathan pour leur apparition dans le livre.

Merci à Léa, Charla, Virginie, Tania et Katia qui supportent tous mes caprices, et à toute l'équipe d'« Incroyables Transformations », ma deuxième famille.

Mille mercis à Monica d'avoir répondu présente pour nous aider à rendre ce livre encore plus complet.

Merci à mes assistants en télé, qui ont beaucoup inspiré mes tutos coiffure, Florian Bonnemaison et Emrick Rongier.

Merci Kiki d'avoir supporté mes crises de doute et d'avoir géré mon planning durant toute cette écriture, tu es un ange, je ne pourrais plus vivre sans toi.

Je tiens à remercier Émilie qui est ma meilleure amie et DA et qui croit en moi bien plus que moi-même.

Je remercie aussi ma maman qui a soutenu chacun de mes projets fous, maman, ce livre, je te le dédie, tu es celle pour qui je me bats chaque jour, tu es toute ma vie, je t'aime !

Nicolas Waldorf

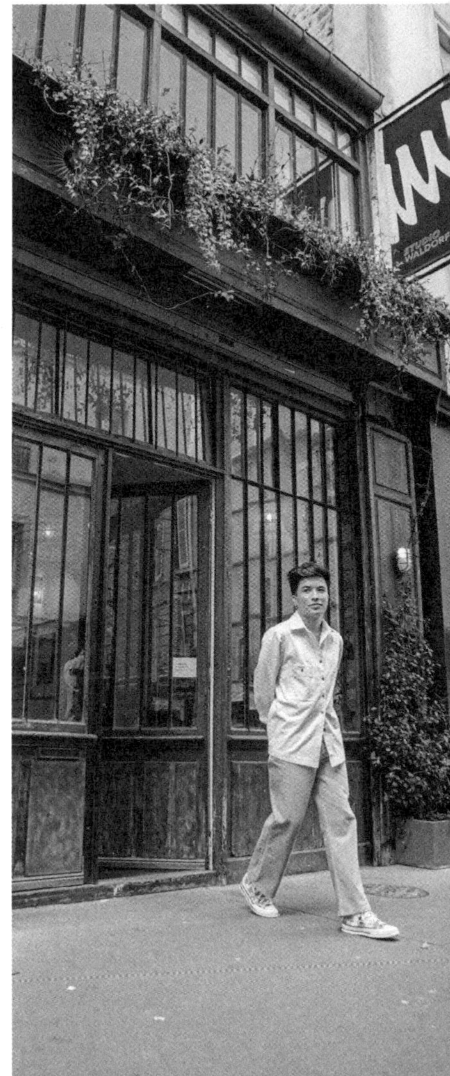

Auteurs : Nicolas Waldorf, avec Élodie Petit

Photos
Couverture et pages 14, 40, 68, 102, 164, 188 : ©Thomas Braut
Pages 7, 35, 51, 55, 65, 113 : ©Émilie Lissitzky
Toutes les autres pages intérieures : ©Cédric Odet
Nuancier : ©Charles Boitier
Incroyables Transformations : ©M6

Merci aux candidates de l'émission « Incroyables Transformations » (par ordre d'apparition) : Sabrina, page 36, Kellig, page 95, Nadia, page 109, Carla, page 136 et Olivia page 139

Merci aux modèles (par ordre d'apparition) : Dafina Lou, Eva, Émilie, Emma (main), Cheyenne, Mélanie, Michèle & Bruno, Ariane (dos), Marie, Fred, Samantha, Marie-Caroline, Xavier, Hermès, Maxime, Johan, Marine et Jonathan.

Direction : Jean-Louis Hocq
Direction éditoriale : Corinne Cesano
Édition : Françoise Caille et Iris Odier
Conception graphique, mise en page et illustrations : Lucile Matter
Correction : Pascale Braud
Fabrication : Camille Friquet

92, avenue de France – 75013 Paris
EAN : 978-2-263-17652-4
Code éditeur : L17652
Dépôt légal : mai 2022
Imprimé en France par Estimprim

SOLAR EDITIONS

MIXTE
Papier issu de sources responsables
FSC® C003309

Les couleurs

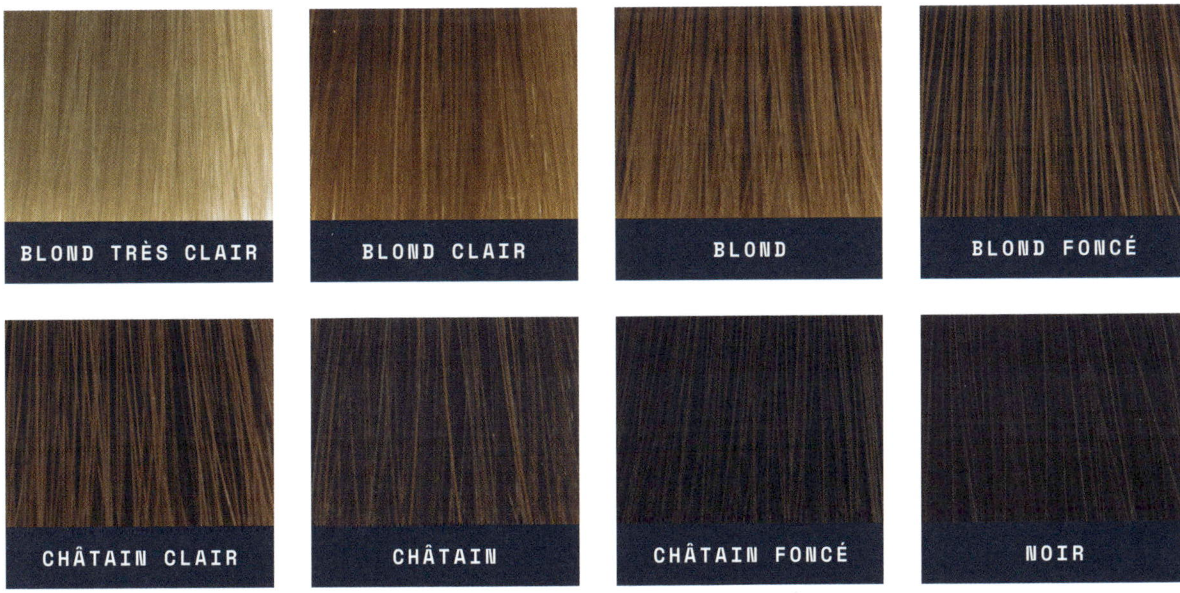

Les reflets

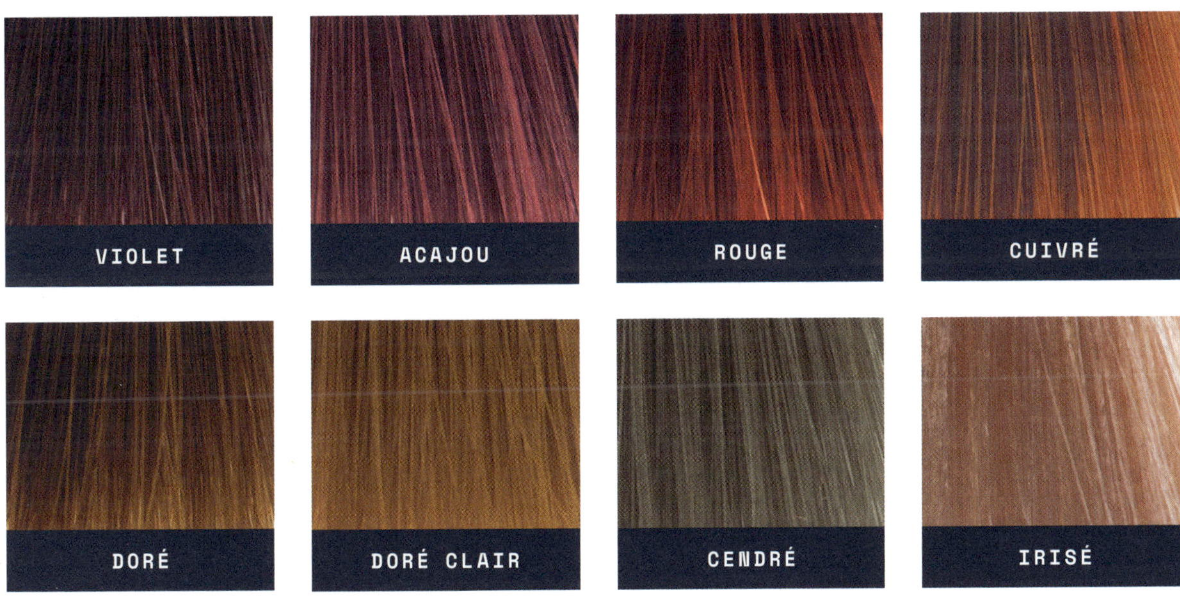

Voici un nuancier pour déterminer votre couleur de base, celle que vous avez en racines. La partie supérieure vous permet de choisir la hauteur de tons. Sur la partie inférieure, vous pouvez découvrir les reflets fondamentaux. Cela vous permet d'identifier votre couleur naturelle et, je l'espère, de trouver votre coloration idéale. Pour une utilisation optimale, mettez-vous à la lumière du jour face à un miroir. Let's go !